临床护理探索与实践

主　编　杨志敏　马玲玲　王培文
　　　　左晓星　高　霞　张　潇

副主编　臧　蕾　韩方方　连开华　董棋香
　　　　郭晓云　荆存亚　孟祥艳　徐凤蕾
　　　　李　众　邢昕昕　张文君　杨　帆
　　　　赵化省　房腾腾　马　红　田宝华
　　　　史露露　李　霞

吉林科学技术出版社

图书在版编目（CIP）数据

临床护理探索与实践 / 杨志敏等主编. —— 长春：吉林科学技术出版社, 2020.8

ISBN 978-7-5578-7578-7

Ⅰ. ①临 Ⅱ. ①杨 Ⅲ. ①护理学－研究 Ⅳ. ①R47

中国版本图书馆CIP数据核字(2020)第189111号

临床护理探索与实践

出 版 人 李 梁
图书统筹 焦少敏
责任编辑 许晶刚 张延明
封面设计 周砚喜
开 本 787mm×1092mm 1/16
字 数 319 千字
印 张 15.25
印 数 1-1500
版 次 2020年8月第1版
印 次 2021年5月第2次印刷

出 版 吉林科学技术出版社
发 行 吉林科学技术出版社
地 址 长春市净月区福祉大路5788号
邮 编 130000
编辑部电话 0431 - 81629517
印 刷 保定市铭泰达印刷有限公司

书 号 ISBN 978-7-5578-7578-7
定 价 60.00元
如有印装质量问题可寄出版社调换
版权所有 翻印必究 举报电话：0431 - 81629517

目　录

第一章 神经外科护理常规

一、神经外科一般护理常规

1. 危重者绝对卧床休息，意识障碍者抬高床头15°～30°，头偏向一侧。

2. 进食高营养食物，增加新鲜蔬菜及水果。吞咽障碍者，防止呛咳。意识障碍、吞咽困难者给鼻饲或中心静脉营养支持。

3. 密切观察意识、瞳孔生命体征、肢体活动变化及有无抽搐等。

4. 病情危重者记录出入量，备急救器械和药物。

5. 意识障碍、偏瘫、癫痫发作者加床档，防坠床。视力障碍、瘫痪、认知障碍者防碰伤、防烫伤、防跌伤和走失。

6. 尿潴留者留置导尿，尿失禁者保持会阴部清洁干燥；大便失禁者及时清除排泄物，保护肛周皮肤。

7. 室内定时通风换气，温度适宜。

8. 肢体保持功能位，定时变换体位。

9. 鼓励患者树立战胜疾病的信心，积极配合医疗和护理。

10. 正确、按时指导患者用药。

11. 介绍家庭护理技术及预防复发的注意事项。

二、危重疾病护理常规

1. 密切观察病情变化。

（1）每15～30分钟巡视一次，观察意识、瞳孔、生命体征及肢体活动等。

（2）监护仪监测，根据病情每0.5～1小时监测体征一次，病情平稳后1～2小时监测一次。

（3）观察伤口敷料是否干燥。

（4）观察各种引流管是否通畅，妥善固定，防止受压、扭曲、脱出等，记录引流物的量、颜色、性状。

（5）观察有无癫痫等。

2. 正确安置体位。

（1）全麻未清醒取平卧位、头偏向一侧；全麻清醒，血压平稳后取头高位（抬高床头15～30°），去骨瓣减压窗处禁止受压。

（2）昏迷患者取平卧位或侧卧位。

（3）有脑脊液漏者，头部要垫无菌小巾或无菌棉垫。耳漏患者应平卧位或患侧卧位。

（4）颅内压增高时取头高脚低位，有利于颈静脉回流，降低颅内压；低颅压时取平卧位，以减轻头痛。

（5）幕上开颅术后，卧向健侧，避免切口受压；幕下开颅术后，早期宜去枕侧卧；翻身时使头颈成直线，避免扭曲。

（6）有偏瘫的患者侧卧位时应尽量卧向健侧。

3. 呼吸道护理。

（1）有气管插管（口咽通气道）者若出现咳嗽反射，或麻醉清醒有吞咽反射后通知医生拔除。

（2）保持呼吸道通畅，及时吸痰，吸痰深度以引起患者咳嗽反射为宜。

（3）保暖，翻身扣背，防痰液坠积。

（4）痰液黏稠者给予超声雾化吸入。

（5）持续氧气吸入，观察呼吸的频率、幅度，有无呼吸困难、发绀、痰鸣音等。

（6）行气管切开患者，按气管切开护理常规护理。

4. 消化道护理。

（1）麻醉清醒后试喂食少量温开水，无呛咳者术后1～2天内可进食流质饮食，以后逐渐改为半流饮食。

（2）吞咽困难者及昏迷者，给予鼻饲饮食，鼻饲时床头应抬高。

（3）观察有无应激性溃疡的迹象，一旦发现消化道出血，暂禁食，留置胃管，遵医嘱胃内注入冰盐水、去甲肾上腺素、云南白药等止血，必要时全身应用止血剂或给予输血等。

（4）记录24小时出入量。

（5）保持大便通畅。

5. 泌尿系护理。

（1）用0.5%的碘附消毒尿道口，每天2次。

（2）留置尿管每周更换一次，集尿袋每日更换。

（3）观察尿液的量、颜色、性状，若出现浑浊、絮状物时应通知医生检查以判断是否出现感染。

（4）翻身或搬动患者时夹闭尿管，防止尿液逆流，发生感染。

（5）遵医嘱行膀胱冲洗，每天2次。

6. 用药护理。

（1）遵医嘱按时按量输入各种药物，观察用药后反应。

（2）20％甘露醇应20～30分钟内输完；硝普钠、尼莫地平等需限制输入速度的药物应通过输液泵或注射泵给药。

（3）保持静脉通道畅通。

7. 安全护理。

（1）对谵妄、躁动或意识障碍者使用床档、约束带等保护性用具。

（2）牙关禁闭、抽搐者用牙垫。

（3）正确执行医嘱，确保患者的医疗安全。

8. 预防并发症的护理。

（1）对眼睑不能自行闭合或眼睑闭合不全者，滴眼药水、涂眼药膏或覆盖油纱以保护角膜。

（2）口腔护理，每天2次。口唇干裂者涂以液状石蜡或润唇膏；张口呼吸者，应予以盐水纱布覆盖口唇。

（3）每1～2小时翻身一次，按摩受压处皮肤，保持皮肤、床铺清洁干燥。脊髓损伤或术后则采取轴线式翻身法。

（4）保持肢体良好的功能位。应尽早协助患者进行被动运动，2～3次／天，15～20分钟／次。

（5）给予高热量、高蛋白、富含维生素易消化的饮食。并发应激性溃疡时，给予胃肠减压，禁食水，静脉补充营养、水分。

（6）高热时测体温，每6小时一次，必要时2小时一次或4小时一次；给予药物、物理降温，或行温水擦浴，亦可以应用颅脑降温仪。同时做好皮肤护理。

三、脑脊液耳漏、鼻漏的护理常规

1. 绝对卧床，抬高床头15°～30°。

2. 头部垫无菌小巾和无菌棉垫。

3. 取平卧位或患侧卧位，禁止健侧卧位。

4. 禁止手掏或堵塞鼻腔和耳道，避免用力咳嗽、打喷嚏等动作，避免用力排便。

5. 及时用无菌棉球擦洗外耳道、鼻腔血迹、污垢，防止逆流；禁忌填塞、冲洗鼻孔、外耳道。鼻漏者禁止鼻腔吸痰、下胃管、鼻腔点药。禁忌做腰穿。

6. 遵医嘱给予抗生素。

四、气管切开护理常规

1. 严密观察呼吸，观察切开伤口局部有无出血、皮下气肿、气管套管及呼吸道内有无梗阻等。

2. 更换灭菌的内套管3～4次／天。

3. 套管口覆盖双层生理盐水浸湿的纱布。

4. 室温保持在22℃左右，相对湿度60％左右。

5. 及时吸痰，每次吸痰不超过15秒，每根吸痰管只能用一次。

6. 吸痰操作应轻柔，防止损伤气管黏膜，痰液黏稠给予雾化吸入。

7. 对昏迷患者，要随时保持头颈与躯干在同一轴线上。

8. 带气囊气管套管、呼吸机辅助呼吸的患者，应每日定时放开气囊。

9. 气管套管系带松紧适宜，以能伸进一食指为宜，并打死结。

五、脑室外引流护理常规

1. 每日更换头枕无菌小巾。

2. 引流管最高处应距侧脑室10～15厘米，保持正常的引流速度。

3. 保持引流通畅，妥善固定，观察引流液的颜色、性质、量，并记录24小时引流量。

4. 保持头部伤口干燥，如有浸湿应查明原因；如有引流管脱出，及时通知医生进行处理。

5. 对意识不清或躁动者，加强约束，避免拔管。

6. 更换体位时，先固定引流管；搬动患者时，先夹闭引流管。

7. 脑室持续引流3～7天，停止引流前可将引流袋抬高，夹闭引流管，观察24～48小时，患者无头痛、意识改变等颅压增高征象即可拔管。

8. 更换引流装置时严格执行无菌操作。

9. 引流管一旦脱出，应立即用无菌敷料覆盖创口，并及时通知医生处理。

六、经鼻垂体瘤切除术护理常规

1. 术前护理。

（1）执行神经外科疾病一般及手术护理常规。

（2）不需剃头，剪除双侧鼻毛，必要时准备右大腿外侧皮肤。

2. 术后护理。

（1）血压平稳后，取头高位或半卧位，术后绝对卧床休息1周。

（2）术后24小时后可进流质，并用漱口液漱口4次／天，连续7天；上齿龈切口用0.1％氯己定消毒，4次／天，连续7天。

（3）观察有无尿崩症，记录24小时出入量，遵医嘱及时监测血钾、钠、氯及尿比重；观察皮肤弹性，保持静脉畅通，遵医嘱补充各种电解质。

（4）如鼻孔内有清水样液体流出，遵医嘱用麻黄素液滴鼻，4次／天，连续14天；鼻腔干燥者可用消毒液状石蜡滴鼻，每日数次。

（5）视力障碍者勿随意到室外活动，术后观察视力改善情况。

（6）经口鼻蝶入路手术的患者注意：①防止颅内感染、术后3天取鼻腔填塞纱条。②若出现脑脊液鼻漏，严格卧床，观察并记录脑脊液外漏量、性质、颜色，头下铺无菌小巾，定时更换。③注意保暖，预防感冒，避免咳嗽、打喷嚏等。④不经鼻腔吸痰及插胃管，以免导致逆行感染。

（7）全休半年，卧床休息>10小时／天。

（8）饮食丰富，预防感冒和便秘。

（9）伤口禁搔抓，出院一个月后可洗头。

（10）避免重体力劳动或过强运动。

（11）若有癫痫发作的可能注意先兆症状。

（12）出院后坚持服药，随时查血药浓度。

（13）出院后三个月复查防止复发。

七、听神经瘤护理常规

1. 执行神经外科疾病一般及手术护理常规。

2. 严密观察患者神志、瞳孔、生命体征的变化，尤其是呼吸和神志的改变。

3. 有后组颅神经损伤者，术后3天禁食。进食后观察有无呛咳，如有呛咳，给予鼻饲；有三叉神经损伤者，面部感觉丧失，进食时防止烫伤。

4. 有吞咽困难、咳嗽无力者，按时翻身、叩背，随时吸痰，定时做雾化吸入。气管切开患者按气管切开护理常规护理。

5. 术后一周出现患侧面部带状疱疹时，遵医嘱用药。

6. 术后伴有面神经、三叉神经损害，眼睑闭合不全，容易发生角膜溃疡，滴眼药水或涂眼药膏5～6次／天，并覆盖纱布。

八、脑动脉瘤护理常规

1. 术前护理。

（1）绝对卧床，避免刺激，适当给予镇静剂。

（2）密切观察生命体征及意识变化。

（3）合理饮食，保持排便通畅。

（4）尿失禁者留置导尿管。

（5）避免用力打喷嚏或咳嗽。

（6）伴发癫痫者，防止发作时受外伤；保持呼吸道通畅，同时给予吸氧，记录抽搐时间，遵医嘱给予抗癫痫药。

2. 术后护理。

（1）监测患者意识、瞳孔、生命体征变化。

（2）持续低流量给氧。观察肢体活动及感觉情况并与术前对比。

（3）遵医嘱用药：甘露醇减轻脑水肿，或泵入尼莫地平以减轻脑血管痉挛。

（4）保持引流通畅，观察引流液的色、量及性质。

（5）保持呼吸道通畅。

（6）避免情绪激动及剧烈活动。

（7）摄入高蛋白食物。

（8）减少刺激，防止癫痫发作。

（9）清醒患者床头抬高30°，利于减轻脑水肿。

（10）准确记录出入量，保证出入量平衡。

九、精神障碍护理常规

1. 按神经外科疾病一般护理常规。

2. 保持病房空气流通，安静整洁，减少言语刺激，确保患者舒适。

3. 控制高热量食物，多食绿色蔬菜和新鲜水果。饮食应定时、定量。

4. 进行各项操作时应向患者做好解释工作，并认真观察病情和治疗，发现异常及时报告医生，详细记录和交接班。

5. 加强巡视，患者有专人看护。对意识不清、运动性兴奋或抑郁状态等重点患者严加防范，以防意外事件发生。

6. 加强基础护理。

十、面肌痉挛护理常规

1. 术前护理。

（1）术前同外科手术前一般护理。

（2）在侧耳后向上、向下、向后各备皮约8厘米。

2. 术后护理。

（1）密切观察生命体征、意识、瞳孔变化。

（2）观察有无继发性出血。

（3）去枕平卧4～6小时，头偏一侧，保持呼吸道通畅。

（4）麻醉清醒4小时后，喂水观察有无呛咳。术后第一日进流食，逐渐过渡至正常饮食。

（5）如术后有明显低颅压症状，去枕平卧1～2天。术后2～3天可缓慢坐起，如头晕不适立即平卧，反复锻炼至症状消失。

（6）观察有无颅内感染、切口感染。

（7）术后观察记录面肌抽搐时间、强度、频率。

（8）告知患者完全恢复需要3个月时间。

十一、椎管内肿瘤护理常规

1. 术前护理。

（1）肢体瘫痪者预防压疮。

（2）防止跌倒、烫伤、冻伤等外伤。

（3）疼痛时遵医嘱给予镇痛剂。

（4）尿失禁者留置导尿管，便秘患者给予缓泻剂，大小便失禁者保持局部皮肤清洁。

2. 术后护理。

（1）高颈段手术后勿左右扭动颈部，用马蹄枕或沙袋固定头部，枕、背部各置毛巾垫1个，双人轴线翻身，1次／2小时。

（2）监测生命体征变化，尤其注意呼吸情况。

（3）观察引流管内液体的颜色及引流量，保持引流管的通畅，勿打折、脱出。

（4）注意伤口有无渗血。

（5）遵医嘱适当给予镇痛药。

（6）术后留置导尿管者第1天开始试夹闭尿管，4小时开放1次，夹闭后有排尿反射时拔除导尿管。

（7）便秘者可给予缓泻剂，并保持会阴部的清洁。

（8）协助并指导患者进行功能锻炼。

十二、癫痫护理常规

1. 术前护理。

观察病情，及时发现癫痫发作，做好发作前、发作时及发作后护理。

2. 术后护理。

（1）严密监测生命体征，观察意识和瞳孔的变化。

（2）安置于监护病房，安好床挡，密切观察有无癫痫再发作。

（3）有发作及时通知医师，并记录抽搐的时间、程度。

（4）备抢救物品、抗癫痫药等。

（5）遵医嘱给予抗癫痫药物，预防癫痫的发作。

（6）遵医嘱及时应用镇痛剂缓解症状。

十三、帕金森护理常规

1. 术前护理。

（1）防止坠床、跌倒或自伤。如有吞咽困难、饮水呛咳者，预防窒息。

（2）督促患者正规系统地服药，勿中断。

2. 术后护理。

（1）取头高位15°～30°，去枕头偏一侧，保持呼吸道通畅。观察生命体征、意识、瞳孔变化。

（2）观察胸部植入脉冲发生器处皮肤，是否有出血、红肿，伤口禁忌热疗。

（3）麻醉清醒后取平卧位或健侧卧位，胸部植入脉冲发生器侧上肢制动6小时，禁止在植入侧肢体测量血压。

（4）避免大幅度扭动颈部，以免电极移位及防止局部皮下血肿的形成。

（5）术后卧床时即可开始功能锻炼，从小关节到大关节逐渐被动活动。

（6）饮食：①术后4小时可少量饮水。②术后12小时流质饮食。③24小时后逐渐恢复低蛋白易消化的饮食。④增加富含粗纤维的食物，少食含铁丰富食物。

（7）向患者及家属说明终身服用美多芭的必要性。

十四、先天性枕骨大孔区畸形护理常规

1. 术前护理。

（1）卧床休息，加强保护，防止跌伤。

（2）观察并记录患者睡眠中呼吸的次数，以便术后了解手术效果。

2. 术后护理。

（1）平卧或侧卧位，用马蹄形沙袋固定头部，禁止随意扭动，轴线翻身。

（2）监测呼吸变化，床旁备气管切开包。

（3）使用脱水药物。

（4）鼓励主动咳痰，黏稠不易咳出时可作雾化吸入或吸痰。

（5）同时要注意保暖，避免受寒，以免发生肺炎。

（6）防止压疮。

（7）术后2周后患者可以下床活动，颈部以颈托固定，并有专人扶持，防跌倒。活动适量，循序渐进。

第二章　颅脑疾病护理

第一节　颅内压增高

一、概述

颅内压（intracranial pressure，ICP）是指颅腔内容物对颅腔壁所产生的压力。颅腔是由颅骨形成的半封闭体腔，成年后颅腔的容积固定不变，为1400～1500ml。颅腔内容物主要包括脑组织、脑血液、脑脊液，三者与颅腔容积相适应，使颅内保持一定的压力。颅内压通常以侧卧位时腰段脊髓蛛网膜下腔穿刺所测得的脑脊液压力为代表，也可以通过颅内压监护系统直接测得。

颅内压增高（increased intracranial pressure）是神经外科常见的临床综合征。是由颅脑疾病等多种病理损害发展至一定阶段，使颅腔内容物体积增加或颅腔容积缩小，超过颅腔可代偿的容量，导致颅内压持续超过正常上限，出现头痛、呕吐和视盘水肿三个主要表现的综合征。

二、病因和病机

引起颅内压增高的原因可分为如下五大类。

1. 颅内占位性病变挤占了颅内空间，如颅内血肿、脑肿瘤、脑脓肿等。
2. 脑组织体积增大，如脑水肿。
3. 脑脊液循环和（或）吸收障碍所致梗阻性脑积水和交通性脑积水。
4. 脑血流过度灌注或静脉回流受阻，见于脑肿胀、静脉窦血栓等。
5. 先天性畸形使颅腔的容积变小，如狭颅症、颅底凹陷症等。

三、临床表现

1. 头痛　颅内压增高最常见症状之一，以早晨或晚间较重，部位多在额部及颞部，可从颈枕部向前方放射至眼眶。头痛程度随颅内压的增高而进行性加重。当用力、咳嗽、弯腰或低头活动时常使头痛加重。头痛性质以胀痛和撕裂痛为多见。

2. 呕吐　头痛剧烈时可伴有恶心和呕吐。呕吐呈射性，有时可导致水电解质紊乱和体重减轻。

3. 视神经盘水肿　是颅内压增高重要客观体征之一。表现为视神经盘充血，边缘模糊不清，中央凹陷消失，视盘隆起，静脉怒张。若视神经盘水肿长期存在，则视盆颜色苍白，视力减退，视野向心缩小，称为视神经继发性萎缩，颅内压增高不能及时解除，视力恢复困难，甚至失明。

头痛、呕吐和视神经盘水肿是颅内压增高典型表现，称为颅内压增高"三主征"。颅内压增高的三主征各自出现的时间并不一致，可以其中一项为首发症状。内压增高还可引起一侧或双侧展神经麻痹和复视，但无定位诊断价值。

4. 意识障碍及生命体征变化　疾病初期意识障碍可出现嗜睡，反应迟钝。严重病例，可出现昏睡、昏迷，伴有瞳孔散大、对光反应消失、发生脑疝，去脑强直。生命体征变化为血压升高、脉搏徐缓、呼吸不规则、体温升高等病危状态甚至呼吸停止，终因呼吸循环衰竭而死亡。

5. 其他症状和体征　小儿病人可有头增大、头皮和额眶部浅静脉扩张、颅缝增宽或分离、前囟饱满隆起。头颅叩诊时呈破罐音（Macewen征）。

四、常见并发症

1. 脑水肿　内压增高可直接影响脑的代谢及血流量从而产生脑水肿。

2. 库欣（Cushing）反应　当颅内压增高接近动脉舒张压时，出现血压升高、脉搏减慢、脉压增大，继之出现潮式呼吸、血压下降、脉搏细弱，最终呼吸、心跳停止导致死

3. 神经源性肺水肿　因颅内压增高，导致全身血压反应性增高，使左心室负荷加重，产生左心室舒张不全，左心房及肺静脉压力增高，引起肺毛细血管压力增加与液体外渗，形成肺水肿。

4. 胃肠功能紊乱及消化系统出血　由于颅内压增高，使全身血管收缩，消化道黏膜缺血而产生溃疡。严重者可出现穿孔和出血。

5. 脑疝　颅内压增高时，因内压力分布不均，部分脑组织将挤进与之相邻的小脑幕孔、枕骨大孔处，而形成脑疝。它是颅内压增高最严重的并发症。

五、治疗原则

（一）非手术治疗

适用于颅内压增高原因不明，或虽已查明原因但仍需非手术治疗者，或作为手术前准备。主要方法如下：

1. 限制液体入量　颅内压增高明显者，摄入量应限制在每日1500～2000ml。

2. 降低颅内压　使用高渗性脱水剂（如20％甘露醇），使脑组织间的水分通过渗透作用进入血液循环再由肾脏排出，达到减轻脑水肿和降低内压的目的。若能同时使用利尿性脱水剂如呋塞米，降低颅内压效果会更好。

3. 激素治疗　应用肾上腺皮质激素可稳定血-脑脊液屏障，预防和缓解脑水肿，降低颅内压。

4. 冬眠低温疗法　降低脑的新陈代谢率，减少脑组织的氧耗量，防止脑水肿的发生与发展。

5. 辅助过度换气

6. 预防或控制感染。

7. 镇痛等对症处理遵医嘱应用镇痛剂，但禁用吗啡、哌替啶等，以免抑制呼吸。

（二）手术治疗

手术去除病因是最根本和最有效的治疗方法。如手术切除颅内肿瘤、清除颅内血肿、处理大片陷性骨折等。有脑积水者行脑脊液分流术，将脑室内的液体通过特殊导管引入蛛网膜下腔、腹腔或心房。若难以确诊或虽确诊但无法切除者，可行侧脑室体外引流术或病变侧颞肌下减压术等来降低颅内压。

六、护理评估

1. 按中医整体观念，运用望、闻、问、切的方法评估病证、舌象、脉象及情志状态。

2. 术前评估。

（1）了解病人的年龄及有无脑外伤、颅内炎症、脑肿瘤及高血压等病。

（2）评估病人有无呼吸道梗阻、便秘、剧烈咳嗽、癫痫、高热等。

（3）评估头痛的部位，性质、程度、持续时间及有无因肢体功能障碍而影响自理能力。

（4）评估病人是否因呕吐影响进食，有无水电解质紊乱及营养不良；有无视力障碍、偏瘫或意识障碍等。

（5）了解CT或MRI等检查是否证实颅脑损伤或占位性病变等。

（6）评估病人及家属对疾病的认知和适应程度。

3. 术后评估　了解手术类型，注意病人生命体征、意识、瞳孔及神经系统症状和体征，判断颅内压变化情况。观察伤口及引流情况，判断有无并发症发生。

七、一般护理

1. 体位　床头抬高15°～30°，以利于颅内静脉回流，减轻脑水肿。昏迷病人取侧卧位，便于呼吸道分泌物排出。

2. 给氧　持续或间断给氧，降低$PaCO_2$，使脑血管收缩，减少脑血流量，降低颅内压。

3. 饮食与补液　不能进食者，成人每日补液量控制在1500～2000ml，其中等渗盐水不超过500ml。保持每日尿量不少于600ml。控制输液速度，防止短时间内输入大量液体加重脑水肿。神志清醒者给予普通饮食，但需适当限盐。

4. 维持正常体温和防治感染　高热可使机体代谢率增高，加重脑缺氧，故应及时给予有效的降温措施。遵医嘱应用抗生素预防和控制感染。

5. 加强生活护理　适当保护病人，避免意外损伤。

八、健康教育

1. 颅内压增高病人应避免剧烈咳嗽，便秘、提重物等，防止颅内压骤然升高而诱发脑疝。

2. 应进食清淡、营养丰富，低盐低脂、易消化的饮食。

3. 告知病人若出现经常头痛，并进行性加重，伴有呕吐，经一般治疗无效，应及时到医院检查，以排除颅内压增高。

4. 对有神经系统后遗症的病人，要针对不同的心理状态进行心理护理，调动他们的心理和躯体的潜在代偿能力，鼓励其积极参加各项功能训练，如肌力训练、步态平衡训练、排尿功能训练等，最大限度地恢复其生活能力。

第二节　脑　疝

一、概述

颅内占位病变导致颅内压增高到一定程度时，颅内各分腔之间的压力不平衡，脑组织从高压区向低压区移位，部分脑组织被挤入颅内生理孔隙中，导致脑组织、血管及神经等重要结构受压和移位，出现严重的临床症状和体征，称为脑疝（brain herniation）。脑疝是颅内压增高的危象和引起死亡的主要原因。

根据移位的脑组织及其通过的硬脑膜间隙和孔道，可将脑疝分为以下常见的三类：

1. 小脑幕切迹疝　又称叶钩回疝，是位于小脑幕切迹缘的叶海马回、钩回通过小脑幕切迹被推移至幕下。

2. 枕骨大孔疝　又称小脑扁桃体疝，是小脑扁桃体及延髓经枕骨大孔被推挤向椎管内。

3. 大脑镰下疝　又称扣带回疝，是一侧半球的扣带回经镰下孔被挤入对侧分腔。

二、病因和病机

颅内任何部位占位性病变发展到严重程度均可导致颅内各分腔压力不均而引起脑疝。常见病因有：

1. 外伤所致各种颅内血肿，如硬脑膜外血肿、硬脑膜下血肿及脑内血肿。

2. 各类型脑出血、大面积脑梗死。

3. 颅内肿瘤尤其是颅后窝、中线部位及大脑半球的肿瘤。

4. 颅内脓肿、颅内寄生虫病及各种肉芽肿性病变。

5. 医源性因素，对于颅内压增高病人，进行不适当的操作如腰椎穿刺，可因放出脑脊液过多过快，使各分腔间的压力差增大，而促使脑疝形成。

三、临床表现

不同类型的脑疝各有其临床特点，在此仅简述小脑幕切迹疝及枕骨大孔疝的临床表现。

（一）小脑幕切迹疝

1. 颅内压增高的症状。

（1）剧烈头痛，其程度进行性加重伴烦躁不安。

（2）与进食无关的频繁喷射性呕吐。

（3）急性脑疝病人视神经盘水肿可有可无。

2. 瞳孔改变 是颅内压增高导致脑疝重要指征之一，双侧瞳孔是否等大、等圆及对光反射是否灵敏，如果两侧瞳孔大小多变、不等圆、对光反射差或出现分离现象，常表示脑干损伤；如果一侧或双侧瞳孔散大、对光反射消失，甚至眼球固定，表示病情危重。叶沟回疝时，由于疝入脑组织直接压迫中脑或动眼神经经常出现瞳孔不等大；病侧瞳孔可先缩小后逐渐扩大，对光反射迟钝或消失。枕骨大孔疝常呈现双侧瞳孔先缩小后逐渐散大至对光反射迟钝、消失。

3. 意识改变 患者的意识由清醒转为混乱或嗜睡时，应高度警惕。一般早期呈现出烦躁不安，注意力涣散，继而出现反应迟钝或消失等意识障碍进行性加重的表现。

4. 运动障碍 表现为病变对侧肢体的肌力减弱或麻痹，病理征阳性。脑进展时可致双侧肢体自主活动消失，严重时可出现去脑强直发作，这是脑干严重受损的信号。

5. 生命体征紊乱 表现为心率减慢或不规则，血压忽高忽低，呼吸不规则、大汗淋漓或汗闭，面色潮红或苍白。体温可高达41℃以上或体温不升。最终因呼吸循环衰竭面致呼吸停止，血压下降，心脏停搏。

（二）枕骨大孔疝

由于脑脊液循环通路被堵塞，常出现颅内压增高，病人剧烈头痛，频繁呕吐，颈项强直，强迫头位的表现。

四、诊断

仔细询问病史症状与体征，由此做出初步诊断。发现有视神经盘水肿及头痛、呕吐三主征，颅内压骤然增高，进行性剧烈的头痛、进行性瘫痪及视力进行性减退等症状时，都应考虑到有颅内病变可能。对于临床疑诊病例，应及时选择恰当的辅助检查，以利早期诊断和治疗。

五、治疗原则

病人一旦出现典型的脑疝症状，立即给予脱水治疗以降低颅内压，确诊后尽快手术去除病因。若难以确诊或虽确诊但病变无法切除者，可通过脑脊液分流术、侧脑室外引流术或病变侧颞肌下、枕肌下减压术等姑息性手术来降低颅内压。

六、护理评估

1. 按中医整体观念，运用望、闻、问、切的方法评估病证、舌象、脉象及情志状态。
2. 详细了解发病经过，脑疝形成的原因、时间。
3. 评估病人全身情况，有无意识障碍瞳孔改变、呼吸困难、肢体偏瘫及伴随症状。
4. 通过观察CT扫描片中中线偏移的多少来确定脑疝的严重程度及发病的部位。
5. 了解病人家庭情况。

七、一般护理

1. 病人立即平卧，头部抬高15°～30°。
2. 遵医嘱快速静脉滴入甘露醇等脱水剂，并观察脱水效果。
3. 保持呼吸道通畅，及时吸痰，充分给氧。
4. 准备气管插管盘及呼吸机，对呼吸功能障碍者，行人工气管插管，必要时行气管切开术。
5. 密切观察生命体征、意识、瞳孔变化。
6. 紧急做好术前特殊检查及术前准备。
7. 留置导尿管，并记录尿量。

八、健康教育

1. 向患者讲解脑疝的相关知识，原因及症状，以及相关促发因素。
2. 指导病人避免用力咳嗽和用力排便等。
3. 保持呼吸道通畅。
4. 发生脑疝及时进行急救处理。
5. 做好家属的心理疏导。

第三节　头皮损伤

头皮损伤均由直接外力造成，损伤类型与致伤物种类密切相关。钝器常造成头皮挫伤、不规则裂伤或血肿，锐器大多造成整齐的裂伤，发辫卷入机器则可引起撕脱伤。单纯头皮损伤一般不会引起伤员严重后果，但在颅脑损伤的诊治中不可忽视，因为：①根据头皮损伤的情况可推测外力的性质和大小，而且头皮损伤的部位常是着力部位，而着力部位对判断脑损伤的位置十分重要；②头皮血供丰富，伤后极易失血，部分伤员尤其是小儿可因此导致休克；③虽然头皮抗感染和愈合能力较强，但处理不当，一旦感染，便有向深部蔓延引起颅骨骨髓炎和颅内感染的可能。

一、头皮血肿

（一）概述

头皮血肿通常位于皮下组织、帽状腱膜下或骨膜下，不同的部位和范围有助于损伤机制的分析，并可对颅脑损伤做初步的估计。根据血肿发生的部位深浅程度不同，分为皮下、帽状腱膜下和骨膜下血肿三种类型。

1. 皮下血肿　位于表皮层和帽状腱膜层之间，受皮下纤维纵隔的限制，血肿体积小，张力高，压痛明显。

2. 帽状腱膜下血肿　头皮受到斜向暴力时，头皮产生滑动，造成此层的血管破裂，引起出血。由于无纤维间隔，故血肿弥散，可波及全头，张力低，疼痛轻。

3. 骨膜下血肿　出血多来源于板障出血或骨膜剥离。范围限于骨缝，质地较硬。

（二）病因和病机

1. 外伤　当近于垂直的暴力作用在头皮上由于有颅骨的衬垫常致头皮挫伤或头皮血肿严重时可引起挫裂伤。

2. 新生儿产伤　新生儿头皮血肿是产科较常见的产伤之一，是由于胎儿娩出时颅骨和母体骨盆相摩擦或受挤压致颅骨骨膜损伤和骨膜下血管破裂，血液积聚在骨膜与颅骨之间而形成。

（三）临床表现

1. 皮下血肿　血肿范围比较局限，中心较软而有波动，周边因水肿浸润变硬而相对隆起，形成清楚的边界，血肿表面常有擦、挫伤。

2. 帽状腱膜下血肿　血肿范围广泛，严重时遍及整个头颅穹窿部，血肿边界与帽状腱膜附着边缘一致。前界至眉弓、后界达上项线和两侧可至颞弓或耳上方。肿胀区触之有明显的波动感。

3. 骨膜下血肿　血肿范围以颅缝为界，血肿位于骨膜与颅骨外板之间。婴幼儿骨膜下血肿如不及时处理，常形成坚硬的骨性外壳或骨化，因而，这种头皮血肿可看成颅骨骨折的一种间接征象。

（四）诊断

1. 头颅X线片检查　皮下血肿因其体积小、张力高、压明显，周边较中心区硬，易误认为颅骨凹陷性骨折。头颅X线片检查可了解有无合并颅骨骨折。

2. CT检查。

（五）常见并发症

1. 血肿感染　头发及头皮屑隐藏污垢和细菌，发生开放伤后，容易引起感染。

2. 休克　头皮损伤后出血较多，头皮血肿较大，易发生休克，在临床工作中应该引起重视。

（六）治疗原则

早期冷敷，24～48小时后热敷。血肿较小者，1～2周可自行吸收，无须特殊处理；血肿较大者，可在48小时后穿刺抽吸加压包扎，而骨膜下血肿严禁加压包扎。

（七）护理评估

1. 按中医整体观念，运用望、闻、问、切的方法评估病证、舌象、脉象及情志状态。

2. 详细了解受伤过程、时间，是否出现昏迷、恶心呕吐等情况。

3. 观察患者意识、瞳孔、生命体征及神经系体征变化。

（八）一般护理

1. 按外科及本系统疾病一般护理常规执行。

2. 保持病室环境干净、舒适、整洁、安静、温湿度适宜。

3. 密切观察病人意识瞳孔及生命体征的变化。

4. 患者常因意外受伤、局部疼痛，易产生恐惧心理，应热情接待患者，给予及时妥善的治疗处理，以减轻患者恐惧。

（九）健康教育

1. 注意休息，避免过度劳累。

2. 限制烟酒及辛辣刺激性食物。

3. 如原有症状加重，不明原因发热应及时就诊。

4. 避免挠抓伤口，待伤口痊愈后方可洗头。

5. 形象受损者，可暂时戴帽、戴假发修饰，必要时可行整容、美容术。

二、头皮裂伤

（一）概述

头皮裂伤多因锐器所致，其伤口较平直，创缘整齐，除少数锐器可进入颅内造成开放性脑损伤外，大多数裂伤仅限于头皮，虽可深达骨膜，但骨常完整。因钝器或头部碰撞造成的头皮裂伤多不规则，创缘有挫伤痕迹。常伴颅骨骨折或脑损伤。

（二）病因和病机

头皮裂伤常因钝器打击头部造成。此类损伤往往都有不规则伤口，伴有挫伤。伤口内多有毛发、泥等异物嵌入。

（三）临床表现

头皮裂伤为开放性的头皮损伤，患者自觉局部刺痛、伴有不同程度的出血，出血量依裂伤大小及深浅有所不同。浅层裂伤，常因断裂血管不能随皮下组织收缩而自凝，故出血量较帽状腱膜全层裂伤者多。

（四）诊断

头皮裂伤往往合并颅骨骨折或脑损伤，故这种患者应做全面的神经系统检查和CT扫描，以明确是否有颅脑损伤。

（五）常见并发症

1. 感染　头皮裂伤的伤口内常伴有头发、泥沙等异物，如未及时彻底清除，易发生感染的可能。

2. 脑脊液或脑组织外溢　应按开放性脑损伤处理。

（六）治疗原则

处理的原则为尽早实行清创缝合，即使伤后已达24小时，只要无明显感染征象，仍可彻底清创，进行一期缝合。常规应用抗生素和TAT。缝合时应将帽状腱膜同时缝合，以利止血。对于局部头皮缺损直径小于3～4cm的，可将帽状腱膜下层游离后缝合；或形同S形、三叉形松解切口，以利缝合。头皮缺损过大的可行皮瓣转移或移植术修复。由于头皮抗感染能力强，一期缝合时限可适当延长至伤后48～72小时。

（七）护理评估

1. 按中医整体观念，运用望、闻、问、切的方法评估病证、舌象、脉象及情志状态。

2. 详细了解受伤过程、时间，受伤当时有无口鼻、外耳道出血或脑脊液漏发生。

3. 观察患者意识、瞳孔、生命体征及神经系体征变化。

4. 了解病人家庭情况。

（八）一般护理

1. 按外科及本系统疾病一般护理常规执行。
2. 保持病室环境干净、舒适、整洁、安静、温湿度适宜。
3. 观察患者意识、瞳孔、生命体征及神经系体征变化。
4. 病情观察。

（1）观察患者有无面色苍白、皮肤湿冷，血压下降、脉搏细速等休克症状的发生，一旦发生，应立即通知医生，建立静脉通道，做好休克的相关护理。

（2）评估患者疼痛程度，向患者解释疼痛发生的机制，伤后48小时内冷敷可减轻疼痛，必要时可适当给予止痛药物。

（3）观察伤口有无渗血、渗液及红肿热痛等感染征象。

（4）观察患者意识、瞳孔，生命体征。如患者出现意识加深，一旦瞳孔散大等，提示有硬膜外血肿发生，应立即通知医生，及时行CT检查确诊。

（九）健康教育

1. 向病人讲解疾病相关知识，树立其战胜疾病的信心。
2. 保持室内空气新鲜，减少陪护及探视人员，因密集的人员流动，增加感染机会，也影响病人休息。
3. 如有脑脊液外漏者，应劝告病人勿挖耳、抠鼻，也勿屏气用力排便、咳嗽或打喷嚏。严禁堵塞、冲洗耳鼻，防止脑脊液反流入颅内造成内感染。
4. 嘱病人进高蛋白、高热量、高维生素、易消化吸收的饮食；限制烟酒、辛辣刺激性的食物。
5. 病人出院后如有不适及时就医，定期复诊。

三、头皮撕脱伤

（一）概述

头皮撕脱伤是最严重的头皮损伤。由于皮肤、皮下组织和帽状膜三层紧密连接，所以在强烈的牵扯下，往往将头皮自帽状腱膜下间隙全层撕脱。撕脱范围与受到牵扯的头发面积相关，严重者整个头皮甚至连前部的额肌、部分骨膜一起撕脱，使颅骨裸露。

（二）病因和病机

头皮撕脱伤几乎均因发辫卷入转动的机器所致。

（三）临床表现

头皮撕脱的范围，严重时可达整个帽状腱膜的覆盖区，前至上眼睑和鼻根，后至发际，两侧累及耳郭，甚至面颊部。患者常因剧烈疼痛和大量出血，而发生休克。但较少合并颅骨骨折或脑损伤。

（四）诊断

头皮损伤因发辫卷入转动的机器，使头皮自帽状腱膜下或连同骨膜一并撕脱。

（五）常见并发症

1. 感染　急性头皮感染多为伤后初期处理不当所致，常发生于皮下组织，局部有红、肿、热、痛，耳前、耳后或枕下淋巴结有肿大及压痛，由于头皮有纤维隔与帽状腱膜相连，故炎症区张力较高，患者常疼痛难忍，并伴全身畏寒，发热等中毒症状，严重时感染可通过血管侵入颅骨或颅内。

2. 休克　头皮撕脱伤由于创面大，出血多，剧烈疼痛极易发生休克。故应密切观察生命体征，建立静脉通道，遵医嘱补液，必要时补充血容量。

（六）治疗原则

头皮撕脱伤应根据伤后时间、撕脱是否完全、撕脱头皮的条件、颅骨是否裸露、创面有无感染征象等情况采用不同的方法处理。

1. 若皮瓣尚未完全脱离且血供尚好，可在细致清创后原位缝合。

2. 如皮瓣已完全脱落，但完整，无明显污染，血管断端整齐，且伤后未超过6小时，可在清创后试行头皮血管（颞浅动、静脉或枕动、静脉）吻合，再全层缝合撕脱的头皮。如因条件所限，不能采用此法，则需将撕脱的头皮瓣切薄成类似的中厚皮片，置于骨膜上，再缝合包扎。

3. 如撕脱的皮瓣挫伤或污染较重已不能利用，而骨膜尚未撕脱，又不能作转移皮瓣时，可取腹部或大腿中厚皮片作游离植皮；若骨膜已遭破坏，颅骨外露，可先作局部筋膜转移，再植皮。

4. 伤后已久，创面已有感染或经上述处理失败者，只能行创面清洁和更换敷料，待肉芽组织生长后再行邮票状植皮。如颅骨裸露，还需作多处颅骨钻孔至板障层，等钻孔处长出肉芽后再植皮。

5. 常规使用抗生素和TAT预防感染。

（七）护理评估

1. 按中医整体观念，运用望、闻、问、切的方法评估病证、舌象、脉象及情志状态。

2. 详细了解受伤过程、时间。

3. 观察患者意识、瞳孔、生命体征及神经系体征变化。

4. 了解病人家庭情况。

（八）一般护理

1. 按外科及本系统疾病一般护理常规执行。

2. 保持病室环境干净、舒适、整洁、安静、温湿度适宜。

3. 观察患者意识、瞳孔、生命体征及神经系体征变化。

4. 术后麻醉未清醒时给予去枕平卧，头偏向一侧。待麻醉清醒后，可抬高头部。有利于静脉回流，从而减轻头部水肿。头部应垫软海绵垫，变换头部受压部位1次／h，切不可让某一部位头皮长时间受压，影响再植头皮血供，发生压疮、再植头皮坏死。

5. 给予高蛋白、高热量。多维生素的流质和半流质饮食，应少食多餐，保证足够的营养供给，必要时给静脉高营养，促进再植头皮成活。

6. 患者除头皮全部撕脱外，连同部分眉毛、上睑、部分耳郭一并撕脱，头皮再造加压包扎和耳郭修补后，可致静脉回流不畅，出现水肿。因此应加强护理，睡眠时眼睛应盖上纱布，取半卧位，遵医涂抗生素眼膏或滴眼药水，伤侧耳郭置于悬空位置，以减轻水肿。

7. 患者大多为年青女性，伤前面容姣好，而头皮又是人体美的重要标志。伤后心理创伤大，担心术后不能再长头发，面部遗留疤痕影响面容，家人及朋友嫌弃，使患者情绪低落、悲观，对生活失去信心。因此，我们应注意观察患者情绪变化，以亲切和蔼的态度，同情、关心患者，交代家属暂不要提及头发、瘢痕、费用等敏感性的问题，耐心解释病人提出的有关问题，消除不良因素。增加病人对医务人员的信赖感，帮助她重新树立起生活的信心。

（九）健康教育

1. 向病人讲解疾病相关知识，树立其战胜疾病的信心。

2. 保持室内空气新鲜、减少陪护及探视人员，因密集的人员流动，增加感染机会，也影响病人休息。

3. 嘱病人进高蛋白、高热量、高维生素、易消化吸收的饮食；限制烟酒、辛辣刺激性的食物。

4. 病人出院后如有不适及时就医，定期复查。

第四节　颅骨骨折

颅骨骨折（skull fracture）指颅骨受暴力作用致颅骨结构的改变。颅骨骨折的重要性不在于骨折本身，而在于颅腔内的并发损伤。骨折所造成的继发性损伤比骨折本身严重得多，由于骨折常同时并发脑、脑膜、颅内血管及神经的损伤，并可能导致脑脊液漏，因此必须予以及时处理。

颅骨骨折按骨折部位分为颅盖骨折和颅底骨折；按骨折形态分为线性骨折和凹陷性骨折；按骨折是否与外界相通分为开放性骨折和闭合性骨折。闭合性颅脑损伤中有颅骨骨折者占15%~20%。

一、颅盖骨折

（一）概述

颅盖骨折按形态可分为线形骨折和凹陷骨折两种。前者包括颅缝分离，较多见，后者包括粉碎骨折。线形骨折几乎均为颅骨全层骨折，个别仅为内板断裂。骨折线多为单一，也可多发，呈线条状或放射状，宽度一般为数毫米，偶尔可达1cm以上。

凹陷骨折绝大多数为颅骨全层回陷，个别仅为内板内陷。陷入骨折片周边的骨折线呈环状或放射状。婴幼儿颅骨质软，着力部位可产生看不到骨折线的乒乓球样凹陷。

（二）病因和病机

颅骨遭受外力时是否造成骨折，主要取决于外力大小、作用方向和致伤物与颅骨接触的面积以及颅骨的解剖结构特点。外力作用于头部瞬间，颅骨产生弯曲变形；外力作用消失后，颅骨又立即弹回。如外力较大，使颅骨的变形超过其弹性限度，即发生骨折。

颅盖骨折的性质和范围主要取决于致伤物的大小和速度：致伤物体积大，速度慢，多引起线性骨折；体积大，速度快，易造成凹陷骨折；体积小，速度快，则可导致圆锥样凹陷骨折。外力作用于头部的方向与骨折的性质和部位也有很大关系：垂直打击于颅盖部的外力常引起着力点处的凹陷或粉碎骨折；斜向外力打击于颅盖部，常引起线形骨折。此外，伤者年龄、着力点的部位、着力时头部固定与否与骨折的关系也很密切。

（三）临床表现

1. 线性骨折发生率最高，局部压痛、肿胀，病人常伴有局部骨膜下血肿。

2. 凹陷性骨折好发于额、顶部，多为全层凹陷，局部可扣及下陷区，部分病人仅有内板凹陷，若骨折片损伤脑功能区，可出现偏瘫、失语等神经系统定位体征。

（四）诊断

1. 颅盖骨折依靠头颅X线摄片确诊，凹陷性骨折者可显示骨折片陷入颅内的深度。

2. 范围较大和明显的凹陷骨折，软组织出血不多时，触诊多可确定。

3. 小的凹陷骨折易与边缘较硬的头皮下血肿混淆，需经X线平片或CT骨窗相方能鉴别。

（五）常见并发症

1. 癫痫　凹陷骨折因骨片陷入内，使局部脑组织受压或产生挫裂伤，临床上可出现相应的病灶症状和局限性癫痫。

2. 颅内压增高　如并发颅内血肿，可产生颅内压增高症状。

3. 颅内出血　凹陷骨折刺破静脉窦可引起致命的大出血。

（六）治疗原则

线形骨折本身不需要处理。但如骨折线通过脑膜血管沟或静脉窦时，应警惕发生硬脑膜外血肿的可能。对凹陷骨折是否需要手术，意见尚不一致。目前一般认为，凡：①凹陷深度>1cm；②位于重要功能区；③骨折片刺入脑内；④骨折引起瘫痪、失语等功能性障碍或局限性癫痫者，应手术治疗，将陷入的骨折片撬起复位，或摘除碎骨片后作颅骨成形。非功能区的轻度凹陷，或无脑受压症状的静脉窦处凹陷骨折，不应手术。

（七）护理评估

1. 按中医整体观念，运用望、闻、问、切的方法评估病证、舌象、脉象及情志状态。
2. 了解受伤经过，包括暴力大小、方向，初步判断是否伴有脑组织损伤。
3. 观察有无脑损伤引起的癫痫、意识障碍及视力障碍。
4. 伤后观察是否有脑脊液外漏。
5. 了解病人家庭情况。

（八）一般护理

1. 按外科及本系统疾病一般护理常规执行。
2. 保持病区环境安静、舒适，空气新鲜，减少不必要的人群流动，防止感染
3. 卧床休息，保证充足的睡眠，必要时给氧。
4. 根据病情需要，鼓励病人多食高营养易消化食物，吃饭速度要慢，避免呛咳。
5. 病情观察。
（1）严密观察生命体征，及时发现病情变化。
（2）有癫痫发作的患者应注意观察发作前的征兆、持续时间及发作类型。
（3）颅内继发性损伤病人可合并脑挫伤、颅内出血，因继发性脑水肿导致颅内压增高。脑脊液外漏可推迟颅内压增高症状的出现，一旦出现颅内压增高的症状，救治更为困难。因此，应严密观察病人的意识、生命体征、瞳孔及肢体活动等情况，以及时发现颅内压增高及脑疝的早期迹象。
（4）早期发现继发颅神经损害，及时处理。
（5）保护患者安全，对于癫痫和躁动不安的患者，给予专人护理。
6. 必要时遵医嘱应用抗生素、破伤风抗毒素和抗癫痫药物，观察用药后疗效。
7. 稳定患者情绪，帮助患者正确面对疾病，积极配合康复训练。

（九）健康教育

1. 向病人讲解疾病相关知识。
2. 保持生活、工作环境的空气新鲜流通，远离有刺激性的化学气体。

3. 嘱病人卧床休息，保证充足的睡眠，根据体力，适当活动。

4. 颅脑外伤后发生癫痫极为常见，外伤后两年内发生最多，以后逐减，遵医嘱服用抗癫痫药物。发作时要注意患者安全，注意保护头部及四肢，保持呼吸通畅。

5. 语言交流障碍患者，可采用渐进教学法，根据失语不同类型及程度，给予正确指导。

6. 指导病人正确面对颅骨骨折，颅骨骨折达到骨性愈合需要一定时间，线性骨折，一般成人需2～5年，小儿需1年。颅骨缺损者应避免局部碰撞，以免损伤脑组织。

7. 嘱咐病人在伤后半年左右做颅骨成形术。适当锻炼，抵御外邪。

二、颅底骨折

（一）概述

颅底骨折绝大多数为线形骨折。由于颅底结构上的特点，横行骨折线在颅前窝可出眶顶达到筛板甚至伸延至对侧，在颅中窝常沿岩骨前缘走行甚至将蝶鞍横断。纵向骨折线邻近中线者，常在筛板、视神经孔、破裂孔、岩骨内侧和岩裂直达枕骨大孔的线上，靠外侧者则常在眶顶、圆孔和卵圆孔的线上，甚至将岩骨横断。

（二）病因和病机

颅底骨折大多由颅盖骨折延伸而来，少数可因头部挤压伤或着力部位于底水平的外伤所造成。如果暴力强度较大、受力面积较小，使受力点呈锥形内陷，内板首先受到较大牵张力而折裂。如果外力继续作用，则外板也将随之折裂，形成凹陷性骨折或粉碎性骨折。当外力引起颅骨整体变形较严重，受力面积又较大时，可不发生凹陷性骨折，而在较为薄弱的颞骨鳞部或颅底引发线性骨折，局部骨折线往往沿外力作用的方向和颅骨脆弱部分延伸。

（三）临床表现

颅底骨折依骨折的部位可分为颅前窝、颅中窝和颅后窝骨折，临床表现主要有：耳、鼻出血或脑脊液漏；脑神经损伤；皮下或黏膜下瘀血斑。

1. 颅前窝骨折　骨折出血可经鼻流出，或进入眶内在眼睑和球结膜下形成瘀血斑，俗称"熊猫眼"或"眼镜征"。脑膜撕裂者，脑脊液可沿额窦或筛窦再经鼻流出形成脑脊液鼻漏。气体经额窦或筛窦进入颅内可引起颅内积气。常伴嗅神经损伤。

2. 颅中窝骨折　血液和脑脊液经蝶窦流入上鼻道再经鼻孔流出形成鼻漏。若骨折线累及骨岩部，血液和脑脊液可经中耳和破裂的鼓膜由外耳道流出，形成耳漏；如鼓膜未破，则可沿耳咽管入鼻腔形成鼻漏。骨岩部骨折常发生面神经和听神经损伤。如骨折线居内侧，亦可累及视神经、动眼神经、滑车神经、三叉神经和展神经。靠外侧的颅中窝骨折可引起颞部肿胀。

3. 颅后窝骨折　在乳突和枕下部可见皮下淤血（Battle征），或在咽后壁发现黏膜下瘀血。骨折线居内侧者可出现舌咽神经、迷走神经、副神经和舌下神经损伤。

（四）诊断

1. 与颅盖骨折不同，颅底骨折的诊断主要依靠临床表现，头颅X线平片的价值有限。

2. CT扫描对颅底骨折有诊断意义，通过对窗宽和窗距的调节（骨窗相）常能显示骨折部位，还能发现颅内积气。

（五）常见并发症

1. 颅内低压综合征　若脑脊液外漏多，可使内压过低而导致颅内血管扩张，出现颅内低压综合征。

2. 颅内感染　颅底开放性损伤时，合并脑脊液漏，可导致颅内感染。

3. 颈动脉-海绵窦瘘或大量鼻出血　颅底骨折偶尔可伤及颈内动脉，造成颈动脉-海绵窦瘘或大量鼻出血。

（六）治疗原则

颅底骨折如为闭合性，骨折本身无特殊处理。合并脑脊液漏时，须预防颅内感染，不可堵塞或冲洗，不做腰穿，取头高位卧床休息，避免用力咳嗽、打喷嚏和擤鼻涕，给予抗生素。绝大多数漏口会在伤后1～2周内自行愈合。如超过1个月仍未停止漏液，可考虑行手术修补硬脑膜，以封闭瘘口。对伤后视力减退，疑为碎骨片挫伤或血肿压迫视神经者应争取在12小时内行视神经探查减压术。

（七）护理评估

1. 按中医整体观念，运用望、闻、问、切的方法评估病证、舌象、脉象及情志状态。

2. 了解受伤经过，包括暴力大小、方向、病人当时有无意识障碍，初步判断是否伴有脑组织损伤。

3. 有时由于伤情的影响不宜立即做颅底位X线检查，故临床判断极为重要，尤其是伤后随即出现的口鼻出血、外耳道溢血，而局部又无暴力痕迹，应估计有颅底骨折的可能。

4. 伤后早期耳、鼻有血性液溢出，应区别是鼻道或外耳道裂伤所致的出血还是混有脑脊液，以判断是否有脑脊液外漏。

5. 了解病人家庭情况。

（八）一般护理

1. 按外科及本系统疾病一般护理常规执行。

2. 严格消毒隔离，防止交叉感染，最好将病人安排在单人病房，同时限制、减少探视暗护人员，病室要早晚开窗通风，保持室内空气流通、清新，每日紫外线消毒两次，每次30分钟。

3. 卧床休息，有脑脊液漏的病人头偏向患侧，尽量少搬动。保持呼吸道通畅，必要时给氧。

4. 饮食应营养丰富、易消化。富含高蛋白和丰富的维生素，多吃蔬菜、水果等，不宜进食刺激性和坚硬，需用力咀嚼的食物，进食速度宜慢，避免呛咳。

5. 病情观察。

（1）脑脊液漏：病人鼻腔、耳道流出淡红色液体，可疑为脑脊液漏。但需要鉴别血性脑脊液与血性渗液。可将血性液滴于白色滤纸上，若血迹外周有月晕样淡红色浸渍圈，则为脑脊液漏；或行红细胞计数并与周围血的红细胞比较，以明确诊断。另外，还应区分血性脑脊液与鼻腔分泌物。根据脑脊液中含糖而鼻腔分泌物中不含糖的原理，用尿糖试纸测定或葡萄糖定量检查以鉴别是否存在脑脊液漏。在鼻前庭或外耳道口松松地放置于棉球，随湿随换，记录24小时浸湿的棉球数，以估计脑脊液外漏量。有时颅底骨折虽伤及骨岩部，且骨膜及脑膜均已破裂但鼓膜尚完整时，脑脊液可经耳咽管流至咽部进而被病人咽下，故应观察并询问病人是否经常有腥味液体流至咽部。

（2）颅内继发性损伤：应严密观察病人的意识、生命体征、瞳孔及肢体活动等情况，以及时发现颅内压增高及脑疝的早期迹象。

（3）颅内低压综合征：若脑脊液外漏多，可使颅内压过低而导致颅内血管扩张，出现剧烈头痛、眩晕、呕吐、厌食、反应迟钝、脉搏细弱、血压偏低。头痛在立位时加重，卧位时缓解。若病人出现颅压过低表现，可遵医嘱补充大量水分以缓解症状。

（4）促进颅内外漏道尽早闭合：病人取半坐卧位，头偏向患侧，借重力作用使脑组织移至颅底，促使脑膜形成粘连而封闭漏口，待脑脊液漏停止3～5日后可改平卧位。如果脑脊液外漏多，应取平卧位，头稍抬高，以防颅内压过低。

（5）保持局部清洁：每日2次清洁、消毒外耳道、鼻腔或口腔，注意消毒棉球不可过湿以免液体逆流入颅。劝告病人勿挖鼻、抠耳。

（6）预防颅内逆行感染：脑脊液漏者，禁忌堵塞、冲洗鼻腔、耳道和经鼻腔、耳道滴药，禁忌作腰椎穿刺。脑脊液鼻漏者，严禁从鼻腔吸痰或放置鼻胃管。注意有无颅内感染迹象，如头痛、发热等。

（7）避免颅内压骤升：嘱病人勿用力屏气排便、咳嗽、擤鼻涕或打喷嚏等，以免颅内压骤然升降导致气颅或脑脊液逆流。

6. 遵医嘱应用抗生素和破伤风抗毒素，观察用药后疗效。

7. 做好心理护理，有脑神经损伤导致视力、听力、感觉损害以及面部周围性瘫痪者，护理人员要关心、体贴患者，帮助他们树立战胜疾病的信心。

（九）健康教育

1. 向病人讲解疾病相关知识。

2. 保持室内空气新鲜、减少陪护及探视人员，因密集的人员流动，增加感染机会，也影响病人休息。

3. 病人绝对卧床休息2～4周，过早的下床活动，不利于疾病恢复。头向患侧卧，使耳漏液自行流出，说服病人勿挖耳、报鼻，也勿屏气用力排便、咳嗽或打喷嚏，严禁堵塞、冲洗耳鼻，防止脑脊液反流入颅内或气体进入颅内造成颅内感染。

4. 预防便秘，长期卧床，肠动减弱，导致大便秘结，告诉病人多吃蔬菜及水果，必要时给缓泻剂。教会病人床上排便的方法，以防止长期卧床难以排便

5. 嘱病人出院后如有不适及时就医，定期复诊。适当锻炼，抵御外邪。

第五节　脑损伤

脑损伤是指脑膜、脑组织、脑血管及脑神经在受到外力作用后所发生的损伤。

脑损伤的发生机制比较复杂。一般认为，造成脑损伤的基本因素有两种。

（1）外力：外力作用于头部，由于颅骨内陷和迅即回弹或骨折引起的脑损伤，这种损伤常发生在着力部位；

（2）惯性力：头部遭受外力后的瞬间，脑与颅骨之间的相对运动造成的损伤，这种损伤既可发生在着力部位，也可发生在着力部位的对侧，即对冲伤。

脑损伤分为原发性损伤和继发性损伤两大类。本节介绍原发性脑损伤，包括脑震荡和脑挫裂伤。继发性脑损伤包括脑水肿、脑肿胀和颅内血肿等。

一、脑震荡

（一）概述

脑震荡是由轻度脑损伤所引起的临床综合征候群，其特点是头部外伤后短暂意识丧失，旋即清醒，除有近事遗忘外，无任何精神系统缺损表现。无肉眼可见的神经病理改变，但在显微镜下可见神经组织结构紊乱。

（二）病因和病机

关于脑震荡的发生机制，至今尚有争议。一股认为脑震荡引起的意识障碍主要是脑干网状结构受损的结果。这种损害与颅脑损伤时脑脊液的冲击（脑脊液经脑室系统骤然移动）、外力打击瞬间产生的颅内压力变化、脑血管功能紊乱、脑干的机械性牵拉或扭曲等因素有一定关系。

（三）临床表现

1. 伤后立即出现短暂的意识障碍，持续数秒或数分钟，一般不超过30分钟。有的

仅表现为瞬间意识混乱或恍惚，并无昏迷。

2. 可出现皮肤苍白、出汗、血压下降、心动徐缓、呼吸微弱、肌张力减低、各生理反射迟钝或消失等自主神经和脑干功能紊乱的表现。

3. 清醒后大多不能回忆受伤当时及伤前近期的情况，而对往事记忆清楚，称为逆行性遗忘。

4. 常有头痛、头昏、失眠、耳鸣、恶心、呕吐、心悸、畏光、情绪不稳、记忆力减退等症状，一般持续数日、数周，少数持续时间较长。

5. 神经系统检查无阳性体征。如作腰椎穿刺，颅内压力和脑脊液在正常范围。CT检查颅内无异常。

（四）诊断

1. CT检查　颅内应无高密度出血灶。

2. 脑脊液检查　无红细胞。

（五）常见并发症

1. 颅内高压　颅脑损伤可引起颅内血，颅内血肿致颅腔内容物体积增加，引起颅内压升高。

2. 脑疝　颅脑损伤可引起颅内压升高如不进行处理，任其加剧，最终会发生脑疝。脑疝是颅内压增高引起的一种危象。由于颅内压力的不平衡（如一侧血肿引起），脑组织的一部分发生移位，并被挤到内生理性孔道，使部分脑组织、神经核血管受压，产生相应症状。脑疝的及时发现和处理是关键。

3. 癫痫发作　外伤性癫痫是指颅脑损伤后造成的癫痫发作，各型颅脑损伤均可引起，但以开放性损伤合并癫痫的概率高。治疗以应用抗癫痫药物为主。

（六）治疗原则

脑震荡不需要特殊治疗，一般卧床休息1~2周，可适当给予镇痛、镇静药物。多数病人2周内恢复正常，预后良好。

（七）护理评估

1. 按中医整体观念，运用望、闻、问、切的方法评估病证、舌象、脉象及情志状态。

2. 伤后有无立即出现意识丧失，有无逆行性遗忘。

3. 受伤后需进一步观察的内容，以尽早发现继发病变。

4. 观察患者意识、瞳孔、生命体征及神经系体征变化。

5. 了解病人家庭情况。

（八）一般护理

1. 按外科及本系统疾病一般护理常规执行。

2. 保持病室环境干净、舒适、整洁、安静、温湿度适宜。

3. 疼痛明显者遵医嘱适当给予镇静、镇痛药物，以保证病人充足的睡眠。

4. 少数病人可能合并存在颅内血肿，故应密切观察其意识状态、生命体征及神经系统体征。

5. 缓解病人焦虑情绪。对少数症状迁延者，加强心理护理，帮助其正确认识疾病。

（九）健康教育

1. 向病人讲解疾病的相关知识。

2. 留院观察24小时，向家属交代有迟发颅内血肿可能。

3. 嘱病人保证充足睡眠，适当进行体能锻炼（气功、太极拳等），避免过度用脑和劳累。

4. 解除思想上对所谓"后遗症"的紧张和忧虑，保持心情愉快。

5. 加强营养，多食健脑食品（如动物脑、果子、核桃等）。

6. 向家属交代病情及可能的变化，下次复查CT的时间。

二、脑挫裂伤

（一）概述

脑挫伤指脑组织遭受破坏较轻，软脑膜尚完整者；脑裂伤指软脑膜、血管和脑组织同时有破裂，伴有外伤性蛛网膜下腔出血。两者常同时并存，临床上又不易区别，故常合称为脑挫裂伤。通常脑表面的挫裂伤多在暴力打击的部位和对冲的部位，尤其是后者，总是较为严重并常以额、前端和底部为多。

（二）病因和病机

脑挫裂伤轻者软脑膜下有散在的点状或片状出血灶。重者有软脑膜撕裂，脑皮质和深部的白质广泛挫碎、破裂、坏死，局部出血，甚至形成血肿，在显微镜下，伤灶中央为血块，四周是碎烂或坏死的皮质组织及出血灶。

（三）临床表现

脑挫裂伤病人的临床表现可因损伤部位、范围、程度不同而相差悬殊。轻者仅有轻微症状，重者深昏迷，甚至迅即死亡。

1. 意识障碍　是脑挫裂伤最突出的症状之一。病人伤后立即出现昏迷，其程度和持续时间与损伤程度、范围直接相关。绝大多数超过半小时，持续数小时、数日不等，严重者长期持续昏迷。

2. 头痛、恶心、呕吐　是脑挫裂伤最常见的症状。疼痛可局限于某一部位（多为着力部位），亦可为全头性疼痛，间歇或持续，在伤后1～2周内最明显，以后逐渐轻，可能与蛛网膜下隙出血、内压增高或脑血管运动功能障碍相关。伤后早期的恶心、呕吐可因受伤时第四脑室底的呕吐中枢受到脑脊液冲击、蛛网膜下隙出血对脑膜的刺激或前庭系统受刺激引起，较晚发生的呕吐大多由于颅内压变化而造成。

3. 生命体征 轻度和中度脑挫裂伤病人的血压、脉搏、呼吸多无明显改变。严重脑挫裂伤，由于出血和水肿引起颅内压增高，可出现血压上升、脉搏徐缓、呼吸深慢，危重者出现病理呼吸。

4. 局灶症状和体征 依损伤的部位和程度不同而异。若伤及脑皮质功能区，伤后立即出现相应的神经功能障碍症状或体征，如语言中枢损伤出现失语，运动区损伤出现锥体束征、肢体抽搐、偏瘫等。但发生在额叶前端"哑区"的损伤，可无神经系统受损的症状和体征。

5. 颅内压增高和脑疝 因继发脑水肿和颅内出血所致。可使早期的意识障碍或偏瘫程度加重，或意识障碍好转后又加重。

原发性脑干损伤是脑挫裂伤中最严重的特殊类型，常与弥散性脑损伤并存。病人常因脑干网状结构受损、上行激活系统功能障碍而持久昏迷。伤后早朝出现严重的生命体征紊乱，表现为呼吸节律紊乱、心率及血压波动明显；双侧瞳孔时大时小，对光反应无常，眼球位置歪斜或同向凝视；也可四肢肌张力增高，伴单侧或双侧锥体束征，严重者去大脑强直。

（四）诊断

根据伤后立即出现的意识障碍、局灶症状和体征及较明显的头痛、恶心、呕吐等，脑挫裂伤的诊断多可成立。但由于此类病人往往因意识障碍而给神经系统检查带来困难，加之脑挫裂伤最容易发生在额极、颞极及其底面等"亚区"，病人可无局灶症状和体征，因而确诊常需依靠必要的辅助检查。

1. 影像学检查 CT检查是首选项目，可了解脑挫裂伤的部位、范围及周围脑水肿的程度，还可了解脑室受压及中线结构移位等。MRI检查有助于明确诊断。

2. 腰椎穿刺检查 腰椎穿刺脑脊液中含大量红细胞，同时可测量颅内压或引流血性脑脊液，以减轻症状。但颅内压明显增高者禁忌腰穿。

（五）常见并发症

1. 昏迷病人易发生的并发症 昏迷病人生理反应减弱或消失，全身抵抗力下降，易发生多种并发症。如压疮、呼吸道感染、失用综合征、泌尿系感染、暴露性角膜炎。

2. 蛛网膜下腔出血 因脑裂伤所致，病人可有头痛、发热、颈项强直表现。

3. 消化道出血 多因下丘脑或脑干损伤引起的应激性溃疡所致，大量使用皮质激素也可诱发。

4. 外伤性癫痫 任何部位的脑损伤均可能导致癫痫，尤其是大脑皮层运动区受损。可采用苯妥英钠预防发作。癫痫发作时使用地西泮10~30mg静脉缓慢注射，直至控制抽搐为止。

5. 颅内压增高和脑疝。

（六）治疗原则

以非手术治疗为主，防治脑水肿，减轻脑损伤后的病理生理反应，预防并发症。经非手术治疗无效或颅内压增高明显，甚至出现脑疝迹象时，应及时手术去除内压增高的病因，以解除脑受压。手术方法包括脑挫裂伤灶清除、额极或颞极切除、去骨瓣减压术或颞肌下减压术。

（七）护理评估

1. 按中医整体观念，运用望、闻、问、切的方法评估病证、舌象、脉象及情志状态。

2. 详细了解受伤过程，如暴力大小、方向、性质、速度。

3. 评估病人受伤后有无意识障碍，其程度及持续时间，有无逆行性遗忘；受伤当时有无口鼻、外耳道出血或脑脊液漏发生；是否出现头痛、恶心、呕吐、呼吸困难等情况。

4. 了解现场急救和转送过程。

5. 了解病人既往健康状况。

6. 了解X线、CT及MRI的检查结果，以判断脑损伤的严重程度及类型。

7. 了解病人及家属的心理反应及对病人的支持能力和程度。

（八）一般护理

1. 按外科及本系统疾病一般护理常规执行。

2. 保持病室环境干净、舒适、整洁、安静、温湿度适宜。

3. 意识清醒者取斜坡卧位，以利于颅内静脉回流。昏迷或吞咽功能障碍者取侧卧位或侧俯卧位，以免呕吐物、分泌物误吸，保持呼吸道通畅，及时吸痰给氧，必要时行气管插管或气管切开。

4. 加强营养　创伤后的应激反应可产生严重分解代谢，使血糖增高、乳酸堆积，后者可加重脑水肿。因此，必须及时、有效补充能量和蛋白质以减轻机体损耗。早期可采用肠外营养，待肠蠕动恢复后，无消化道出血者尽早行肠内营养支持，以利于胃肠功能恢复和营养吸收。昏迷病人通过鼻胃管或鼻肠管给予每日所需营养，成人每日总热量在9.2～11.3kJ（2200～2700cal）。当病人肌张力增高或发作时，应预防肠内营养液反流导致误吸。

5. 严密观察病情　脑挫裂伤病人早期病情变化较大，应由专人护理，有条件者应送入重症监护病室，密切观察其意识、瞳孔、生命体征和肢体活动变化，必要时应作颅内压监护或及时复查CT。

6. 安慰病人，保持情绪安定，避免焦躁、恐惧等不良情绪。

（九）健康教育

1. 对恢复过程中出现头痛、耳鸣、记忆力减退的病人，给予适当解释和宽慰，使其树立信心，帮助病人尽早自理生活。

2. 指导坚持服用抗癫痫药物至症状完全控制后1～2年，逐步减量后才能停药，不可突然中断服药。癫痫病人不能单独外山、登高、游泳等，以防意外。

3. 积极康复训练。脑损伤后遗留语言、运动或智力障碍，在伤后1～2年内有部分恢复的可能。提高病人自信心，协助病人制订康复计划，进行语言、运动、记忆力等方面的训练，以提高生活自理能力及社会适应能力。

4. 嘱定期来医院复查。

第六节　颅内血肿

颅内血肿是颅脑损伤中最常见、最严重的继发病变，发生率约占闭合性颅脑损伤的10％和重型颅脑损伤的40％～50％。如不能及时诊断处理，多因进行性颅内压增高，形成脑疝而危及生命，早期发现和及时处理可很大程度上改善预后。

颅内血肿按症状出现时间分为急性血肿（3日内）、亚急性血肿（3日以后到3周内）和慢性血肿（超过3周）。按部位则分为硬脑膜外血肿、硬脑膜下血肿和脑内血肿。

一、硬脑膜外血肿

（一）概述

硬脑膜外血肿是指血液积聚于颅骨与硬脑膜之间的血肿，约占外伤性内血肿的30％，大多属于急性型。可发生于任何年龄，但小儿少见。

（二）病因和病机

硬脑膜外血肿最多见于颞部、额顶部和顶部。因脑膜中动脉主干撕裂所致的血肿，多在颞部，可向额部或顶部扩展；前支出血，血肿多在额顶部；后支出血，多在颞顶部。由上矢状窦破裂形成的血肿在其一侧或两侧。横窦出血形成的血肿多在颅后窝或骑跨于颅后窝和枕部。

急性硬膜外血肿常见于青壮年颅骨线性骨折患者，慢性硬膜外血肿致伤因素与急性者相同，不同者在于患者伤后能够较长时间耐受血肿，并且临床症状表现十分缓慢。

（三）临床表现

1. 意识障碍　进行性意识障碍为颅内血肿的主要症状，其变化过程与原发性脑损伤的轻重和血肿形成的速度密切相关。临床上常见三种情况：

（1）原发脑损伤轻，伤后无原发昏迷，待血肿形成后开始出现意识障碍（清醒昏迷）。

（2）原发脑损伤略重，伤后一度昏迷，随后完全清醒或好转，但不久又陷入昏迷（昏迷中间清醒或好转→昏迷）

（3）原发脑损伤较重，伤后昏迷进行性加重或持续昏迷。

因为硬脑膜外血肿病人的原发脑损伤一般较轻，所以大多表现为（1）（2）两种情况。

2. 颅内压增高　病人常有头痛、恶心、呕吐等颅压增高症状伴有血压升高、呼吸和脉搏缓慢等生命体征改变。

3. 瞳孔改变及脑疝的表现　颅内血肿所致的颅压增高达到一定程度，便可形成脑疝。幕上血肿大多先形成小脑幕切迹疝，除意识障碍外，出现瞳孔改变：早期因动眼神经受到刺激，患侧瞳孔缩小，但时间短暂，往往不被察觉；随即由于动眼神经受压，患侧瞳孔散大；若病疝继续发展，脑干严重受压，中脑动眼神经核受损，则双侧瞳孔散大。与幕上血肿相比，幕下血肿较少出现孔改变，而容易出现呼吸紊乱甚至骤停。

4. 神经系统体征。

（1）患者伤后立即出现全瘫或偏瘫。

（2）去大脑强直表现为全身肌紧张加强、四肢强直、脊柱反张后挺等。

（四）诊断

根据头部受伤史，伤后当时清醒，以后昏迷，或出现有中间清醒（好转）期的意识障碍过程，结合X线平片显示骨折线经过脑膜中动脉或静脉窦沟，一般可以早期诊断。

CT扫描示颅骨内板与硬脑膜之间的双凸镜形或弓形高密度影，常伴有颅骨骨折和颅内积气。

（五）常见并发症

1. 颅内压增高　是最常见的并发症。由于疾病使颅腔内容物体积增加，导致颅内压持续在2.0kPa（200mmH$_2$O）以上，颅内压增高会引发脑疝危象。

2. 脑疝　是最危急的并发症。是颅内压升高到一定程度，部分脑组织发生移位，挤入硬脑膜的裂孔或就骨大孔，压迫附近的神经、血管和脑干，产生一系列生命体征变化，随时危及生命。

3. 癫痫发作　颅脑损伤后容易继发癫痫。

4. 其他并发症　如应激性溃疡、坠积性肺炎、泌尿系感染、压疮等。

（六）治疗原则

1. 手术治疗。

（1）手术适应证：

1）有明显颅内压增高症状和体征。

2）CT扫描提示明显脑受压的颅内血肿。

3）幕上血肿量＞40ml、颞区血肿量＞20ml、幕下血肿量＞10ml。

（2）手术方法：可根据CT扫描所见采用骨瓣或骨窗开颅，清除血肿，妥善止血。血肿清除后，如硬脑膜张力高或疑有硬脑膜下血肿时，应切开硬脑膜探查。对少数病情危急，来不及做CT扫描等检查者，应直接手术钻孔探查，再扩大成骨窗清除血肿。钻孔顺序可根据损伤方式和机制、瞳孔散大侧别、头部着力点、颅骨骨折部位等来确定，一般先在瞳孔散大侧部骨折线处钻孔，可发现60%～70%的硬脑膜外血肿。

2. 非手术治疗。

凡伤后无明显意识障碍，病情稳定，CT扫描所示幕上血肿量＜40ml，幕下血肿量＜10ml，中线结构移位＜1.0cm者，可在密切观察病情的前提下，采用非手术治疗。

（七）护理评估

1. 按中医整体观念，运用望、闻、问、切的方法评估病证、舌象、脉象及情志状态。

2. 观察患者意识、瞳孔、生命体征及神经系体征。

3. 有无呼吸道梗阻。

4. 详细了解既往史，有无心血管、周围血管疾病及糖尿病等。

5. 通CT过扫描片、MRI检查，判断出血部位及范围。

6. 了解病人家庭情况

（八）一般护理

1. 按外科及本系统疾病一般护理常规执行。

2. 保持病室环境干净、舒适、整洁、安静、温湿度适宜。

3. 疼痛明显者遵医嘱适当给予镇静、镇痛药物，以保证病人充足的睡眠。

4. 饮食宜清淡，营养丰富，禁忌肥甘甜腻，辛辣食物，以高蛋白质、低脂、低盐为原则。

5. 密切观察其意识瞳孔、生命体征及神经系统体征。

6. 急诊入院诊断明确有手术指征者，应立即做好急诊术前准备。

7. 术前护理。

（1）绝对卧床休息，取头高位，减少不必要的搬动。

（2）昏迷病人应禁食，保持呼吸道通畅，给予氧气吸入。

（3）密切观察生命体征、意识、瞳孔变化，发现异常，立即通知医师。当患者出现头痛剧烈、呕吐加剧、躁动不安等典型症状时立即通知医生并迅速输入20%甘露醇250ml，同时做好术前准备工作。

（4）定时翻身拍背，保持皮肤清洁干燥；尿潴留者应留置导尿管；便秘者，协助排便。

8. 术后护理。

（1）取平卧位，头部略抬高，偏向一侧。

（2）清醒病人，鼓励进食，注意防止呛咳；昏迷无消化道出血者尽早行鼻饲饮食或肠内营养支持。

（3）病情观察：

1）观察生命体征、意识、瞳孔变化。

2）对术后置引流管的病人应注意观察引流量、色、性质的变化。

3）遵医嘱给予脱水药物，降低颅内压；观察尿量，防止发生水电解质紊乱，遵医嘱补液；按时给予降压药物，保持血压稳定并观察药物疗效。

4）观察有无恶心、呕吐、剧烈头痛等颅内再次出血征象，及消化道出血的表现。

5）定时翻身拍背，保持皮肤清洁干燥，预防坠积性肺炎及压疮的发生。留置导尿的病人定期做膀胱功能训练，做好会阴部护理。

（4）对症护理：高热患者行药物及物理降温，必要时给亚低温治疗；眼睑闭合不全者注意保护眼睛，如涂眼药膏等，防止角膜溃疡。

（5）康复：根据患者情况，制定语言、运动、智力等康复训练。

（九）健康教育

1. 向病人讲解疾病的相关知识。

2. 加强营养，增强体质。

3. 嘱病人保证充足睡眠，避免过度劳累。

4. 按医嘱服药，不得擅自停药，出院后1个月门诊随访。

5. 指导家属协助患者进行瘫痪肢体的功能锻炼。

6. 颅骨缺损的患者要戴好帽子外出，并有家属陪护，防止发生意外，告知其颅骨修补一般需在术后的半年后。

二、硬脑膜下血肿

（一）概述

硬膜下血肿是指出血积聚在硬膜下腔，它是最常见的颅内血肿，占颅内血肿的40%左右。其中急性硬膜下血肿发生率最高，其次慢性型，亚急性次之。

（二）病因和病机

急性和亚急性硬脑膜下血肿的出血来源主要是脑皮质血管，大多由对冲性脑挫裂伤所致，好发于额极、颞极及其底面，可视为脑挫裂伤的一种并发症，称为复合型硬脑膜下血肿。另一种较少见的血肿是由于大脑表面回流到静脉窦的桥静脉或静脉窦本身撕裂所致，范围较广，可不伴有脑挫裂伤，称为单纯性硬脑膜下血肿。

慢性硬脑膜下血肿的出血来源和发病机制尚不完全清楚。好发于老年人，多有轻微头部外伤史。部分病人无外伤，可能与营养不良、维生素C缺乏、硬脑膜出血性或血管性疾病等相关。此类血肿常有厚薄不一的包膜。

（三）临床表现

急性和亚急性硬脑膜下血肿主要表现如下。

1. 意识障碍　伴有脑挫裂伤的急性复合型血肿病人多表现为持续昏迷或昏迷进行性加重，亚急性或单纯型血肿则多有中间清醒期。

2. 颅内压增高　血肿及脑挫裂伤继发的脑水肿均可造成颅内压增高，导致头痛、恶心、呕吐及生命体征改变。

3. 瞳孔改变　复合型血肿病情进展迅速，容易引起脑疝而出现瞳孔改变，单纯型或亚急性血肿瞳孔变化出现较晚。

4. 神经系统体征　伤后立即出现的偏瘫等征象，因脑挫裂伤所致。逐渐出现的体征，则是血肿压迫功能区或脑疝的表现。

慢性硬脑膜下血肿进展缓慢，病程较长，可为数月甚至数年。临床表现差异很大，大致可归纳为如下三种类型：

（1）以颅压增高症状为主，缺乏定位症状。

（2）以病灶症状为主，如偏瘫、失语、局限性癫痫等。

（3）以智力和精神症状为主，表现为头昏、耳鸣、记忆力减退、精神迟钝或失常。第（1）（2）种类型易与颅内肿瘤混淆，第3种类型易误诊为神经症或精神病。

（四）诊断

根据有较重的头部外伤史，伤后即有意识障碍并逐渐加重，或出现中间清醒期，伴有颅压增高症状，多表明有急性或亚急性硬脑膜下血肿。CT扫描可以确诊，急性或亚急性硬脑膜下血肿表现为脑表面新月形高密度、混杂密度或等密度影，多伴有脑挫裂伤和脑受压。

慢性硬脑膜下血肿容易误诊漏诊，应引起注意。凡老年人出现慢性颅压增高症状、智力和精神异常或病灶症状，特别是曾经有过轻度头部受伤史者，应想到慢性硬脑膜下血肿的可能，及时施行CT或MRI检查，当可确诊。CT显示脑表面新月形或半月形低密度或等密度影，MRI则为短T_1，长T_2信号影。

（五）常见并发症

1. 血肿复发。

（1）年龄大，脑萎缩严重，术后脑组织膨胀不满意，难以有效地消除无效腔，易于复发。

（2）有凝血机制障碍者术后易于复发。

（3）血肿的密度与术后复发率密切相关。

2. 脑脊液漏　脑脊液漏是指外伤后脑脊液从外耳道、鼻腔或开放创口流出，是颅脑损伤严重的并发症。

3. 颅骨缺损　颅骨缺损是手术中去骨瓣减压所致。

（六）治疗原则

1. 急性或亚急性硬膜下血肿　由于病情发展急重，一旦确诊，应立即手术治疗。

2. 慢性硬膜下血肿　保守治疗，一旦出现颅内压增高症状，应立即行手术治疗。

3. 手术治疗　可有以下几种方法，①钻孔引流术；②骨窗或骨瓣开颅术；③肌下减压或去骨片减压术。

急性和亚急性硬脑膜下血肿的治疗原则与硬脑膜外血肿相仿。需要强调的是，硬脑膜外血肿多见于着力部位，而硬脑膜下血肿既可见于着力部位，也可见于对冲部位。所以，如果因病情危急或条件所限，术前未做CT确定血肿部位而只能施行探查时，着力部位和对冲部位均应钻孔，尤其是额、颞极及其底部，是硬脑膜下血肿的最常见部位。此外，此类血肿大多伴有脑挫裂伤，术后应加强相应的处理。

慢性硬脑膜下血肿病人凡有明显症状者，即应手术治疗，且首选钻孔置管引流术：血肿较小者顶结节处一孔即可，较大者在额部再错一孔，切开硬脑膜和血肿的壁层包膜，经骨孔置入导管于血肿腔内，用生理盐水反复冲洗直至流出液清亮为止。保留顶结节钻孔处的导管，引流2~3天，多可治愈。

（七）护理评估

1. 按中医整体观念，运用望、闻、问、切的方法评估病证、舌象、脉象及情志状态。

2. 详细了解受伤过程，如暴力大小、方向、性质、速度。

3. 评估有无意识障碍，是否出现头痛、恶心、呕吐、呼吸困难等情况。

4. 了解病人既往健康状况。

5. 了解病人及家属的心理反应。

（八）一般护理

1. 按外科及本系统疾病一般护理常规执行。

2. 保持病室环境安静、温湿度适宜，急性期卧床休息，取头高足低位，躁动者加床栏。

3. 安慰病人，保持情绪安定，避免焦躁、恐惧等不良情绪。

4. 饮食宜清淡，营养丰富，术后暂禁食，在神志清楚、吞咽功能恢复后可进流质，并逐渐改为半流质及普通饮食。

5. 密切观察其意识、瞳孔、生命体征及神经系统体征，预防脑疝及血肿复发。

6. 躁动患者及癫痫发作患者应注意安全防护，遵医嘱予抗癫痫药物，防止因癫痫发作引起血肿增大。

7. 慢性硬膜下血肿行硬膜下钻孔引流术后去枕卧位或头低脚高，直到拔出引流管，有利于瘀血引出。

8. 保持呼吸道通畅，昏迷患者头偏向一侧，及时吸痰必要时尽早行气管切开术。

9. 对症护理

（1）有脑脊液漏者绝对平卧，严禁填塞耳鼻，勿用力排便、咳嗽、打喷嚏；合并有高热昏迷、颅内压增高、脑疝等护理参照相应章节。

（2）加强基础护理，注意口腔、皮肤、会阴部清洁。

（3）保持良好肢体的功能位置，鼓励主动运动，预防肌肉萎缩。

（九）健康教育

1. 向病人及家属讲解疾病的相关知识。

2. 心理指导　清醒脑损伤病人应尽早自理生活。对恢复过程中出现头痛、耳鸣、记忆力减退的病人，给予适当解释和宽慰，使其树立信心。

3. 控制外伤性癫痫　坚持服用抗癫痫药物至症状完全控制后1～2年，逐步减量后才能停药，不可突然中断服药。癫痫病人不能单独外出、登高、游泳等，以防意外。

4. 康复训练　脑损伤后遗留语言、运动或智力障碍，在伤后1～2年内有部分恢复的可能。提高病人自信心，协助病人制订康复计划，进行语言、运动、记忆力等方面的训练，以提高生活自理能力及社会适应能力。

5. 嘱定期来医院复查。

6. 去骨瓣术后颅骨缺损的病人告知其行修补术的时间。

三、脑内血肿

（一）概述

脑内血肿分为两种类型。

1. 浅部血肿　出血均来自脑挫裂伤灶，多伴有颅骨凹陷性骨折或严重的脑裂伤，好发于额叶和颞叶，常与硬脑膜下和硬膜外血肿并存。

2. 深部血肿　多见于老年人，血肿位于白质深处，脑表面可无明显挫伤。

（二）病因和病机

急性或亚急性脑内血肿常见于对冲性脑挫裂伤，其次为直接打击的冲击上或凹陷性骨折引起。迟发性外伤性脑内血肿多见于中、老年患者，发病高峰常在脑挫裂伤后3天内或清除其他脑内血肿突然减压后。血肿初期仅为一血凝块，4～5天后血肿开始液化，变为棕祸色陈旧血液，至2～3周后，血肿表面开始有包膜形成。

（三）临床表现

脑内血肿与伴有脑挫裂伤的复合性硬脑膜下血肿的症状很相似，而且事实上两者常同时存在。主要表现为颅内压增高、以进行性加重的意识障碍为主，若血肿累及重要脑功能区可出现偏瘫、失语、癫痫等局部症状。

（四）诊断

CT检查在挫裂伤灶附近或脑深部白质内见到圆形或不规则高密度血肿影，周围有低密度水肿区。

（五）常见并发症

1. 外伤性癫痫　是指继发于颅脑损伤后的癫痫性发作，可发生在伤后的任何时间，早者于伤后即刻出现，晚者可在头伤痊愈后多年后开始突然发作。

2. 脑外伤后综合征　颅脑损伤后神经、精神障碍。

3. 其他并发症　压疮、肺部感染、泌尿系统感染、暴露性角膜炎、关节挛缩等。

（六）治疗原则

脑内血肿的治疗与硬脑膜下血肿相同，多采用骨瓣或骨窗开颅，在清除硬脑膜下血肿和明显挫碎糜烂的脑组织后，大多数脑内血肿即已显露，将之一并清除。对少数脑部血肿，如颅压增高显著，病情进行性加重，也应考虑手术，根据具体情况选用开颅血肿清除或钻孔引流术。

（七）护理评估

1. 按中医整体观念，运用望、闻、问、切的方法评估病证、舌象、脉象及情志状态。

2. 生命体征、意识状态及瞳孔的变化。

3. 神经功能缺损的程度及脑疝的前驱症状。

4. 有无呼吸道梗阻。

5. 有无焦虑等不良情绪。

6. 自理能力及生活习惯。

（八）一般护理

1. 急诊手术按急诊患者术前护理，术前及术后护理按神经外科围术期护理常规。

2. 病情观察　严密观察意识、瞳孔、生命体征，如有异常及时通知医生。脑内血肿位于后凹者，因后颅窝空隙较小，少量血肿即可引起猝死，应严密观察呼吸变化及是否出现颈强直症状。继发性颅脑损伤者不可轻易使用止痛剂、降压药、止吐药等，以免掩盖病情情变化。

3. 躁动患者及癫痫发作患者应注意安全防护，遵医嘱予抗癫痫药物，防止因癫痫发作引起血肿增大。

4. 保持呼吸道通畅，昏迷患者头偏向一侧，及时吸痰必要时尽早行气管切开术。

5. 昏迷及瘫痪患者保持肢体功能位，加强口腔护理、皮肤护理、翻身等，预防肺部感染及压疮的发生。

6. 高热患者行药物及物理降温，必要时给亚低温治疗。

7. 眼睑闭合不全者注意保护眼睛，如涂眼药膏等，防止角膜溃烂。

8. 根据患者情况，制定语言、运动、智力等康复训练。

（九）健康教育

1. 向病人及家属讲解疾病的相关知识。

2. 饮食宜清淡而营养丰富，避免过度劳累。

3. 指导家属协助病人做好各项基础护理，普及健康知识。

4. 告知长期卧床病人并发症的预防措施。

5. 告知其来医院复查的时间。

第七节　开放性颅脑损伤

一、概述

开放性颅脑损伤是指由锐器或严重钝器打击或由火器穿透造成头皮，颅骨、硬膜和脑组织直接或间接与外界相通的创伤，并使颅腔与外界直接沟通。

它的主要特点为：

（1）伤口内有脑组织碎块或脑脊液流出；

（2）颅内有异物留存，包括帽片、头发、皮肤、颅骨碎片、枪弹或弹片，其他致伤凶器等。

按致伤物的不同分为：非火器伤与火器伤。两者均易造成内感染和出血、急性脑水肿、颅内压增高及较晚发生的癫痫等。

虽然它们的损伤机制、病理改变均有不同，但治疗原则都为尽早作清创手术，关闭颅腔，变开放伤为闭合伤。

火器性颅脑开放伤是指由锐器或钝器严重打击造成的开放性颅脑损伤。常见的锐器为刀、斧、锥、剪、钉或匕首。火器性颅脑损伤在战时常见，平时亦有发生，仅次于四肢伤，但死亡率居首位。损伤后的脑组织功能障碍，颅内血肿，合并伤及继发的颅内感染是死亡的主要原因。

二、病因和病机

非火器性颅脑开放伤致伤物可分为两类。一类是锐器，如刀、斧、钉、锥、针等；另一类为钝器，如铁棍、石块、树枝等。

1. 锐器前端尖锐锋利，容易切过或穿透头皮、颅骨和脑膜，进入组织。有尖端的锐器常引起穿刺伤，伤口形态与致伤物的横截面相似。

2. 钝器的致伤机制可因致伤物的种类而不同，如铁棍、树枝等穿入颅内，脑损伤情况类似锐器伤，而石块等击中头部造成的开放伤，其损伤机制则类似闭合性颅脑损伤中的加速伤。

火器伤所致的开放性颅脑损伤的致伤物以枪弹和弹片多见。致伤物由颅骨或颜面射入，停留于颅腔内成为非贯通伤（盲管伤）；致伤物贯通颅腔，有入口和出口，入口脑组织内有许多碎骨片，出口骨缺损较大称为贯通伤；致伤物与颅骨和脑呈切线性擦过，脑内无致伤物称为切线。现代枪弹速度快，穿透力强，易造成贯通伤；弹片不规则，穿透力弱，易造成非贯通伤。

三、临床表现

1. 头部伤口　非火器所致的开放性颅脑损伤，伤口往往掺杂有大量异物如头发、布片、泥沙和碎骨片等，有脑脊液和脑组织从伤口溢出，或脑组织由硬脑膜和颅骨缺损处向外膨出。火器所致开放性脑损伤可见弹片或弹头所形成的伤道。

2. 脑损伤症状　与闭合性脑损伤区别不大，病人出现意识障碍、生命体征改变。伤及皮质功能区或其邻近部位时，局灶症状和体征明显，如瘫痪、感觉障碍、失语、偏盲等。外伤性癫痫发生率较高。

3. 颅内压增高与脑疝　开放性脑损伤在一定程度上缓和了颅内压增高，但大部分并存凹陷性骨折，骨折片镶嵌重叠和硬脑膜裂口较小时，仍然会出现明显内压增高甚至脑疝。

4. 失血性休克　伤口大量出血者，可出现休克征象。

四、诊断

开放伤的诊断比较容易，根据受伤情况，体检可做出判断。但对于颅骨骨折、脑组织损伤、颅内异物的诊断还需依靠X线和CT检查。

1. 一般摄颅骨正位和侧位X线平片，必要时摄切线位片，可以了解颅骨骨折的类型和范围，明确异物的种类、数目、大小和位置，内是否有骨碎片。如有异物嵌顿入颅腔内，可根据其进入的深度和位置，推测可能损伤的结构，作为手术的参考。

2. CT可以确定脑损伤的部位和范围及是否继发内血肿、脑水肿或脑肿胀，对存留的骨折片或异物做出精确的定位。

五、常见并发症

1. 外伤性颅内动脉海绵窦瘘 典型症状为搏动性突眼，眼球运动障碍，球结膜充血水肿。

2. 外伤性动脉性鼻出血 颅底骨折伤及颈内动脉，蝶腭动脉或筛动脉可引起难以制止的动脉性鼻出血

3. 脑膨出 一般可分早期脑膨出（1周内）和晚期脑膨出（1周以上）。

4. 脑脓肿 是脑穿透伤常见并发症和后期死亡原因之一。早期彻底清创是预防脓肿发生的关键措施。

5. 外伤性癫痫 多见于颅脑穿透伤后，任何时期均可发生，但以伤后3～6个月发病率最高。早期发作与脑挫伤，脑水肿，血肿及凹陷骨折有关。晚期发作多因脑脓肿，脑疤痕和脑萎缩等引起。临床以局限性发作为主，亦可呈大发作。

6. 颅骨缺损 开放性颅脑伤清创术后可遗留有颅骨缺损。一般伤口愈合后3个月可修补，感染过的伤口需延至伤后半年以上。

7. 颅脑伤后综合征 颅脑伤后，不少病人可留有某些神经方面或精神方面障碍的表现统称为颅脑损伤综合征。病人主诉经常有头晕，头痛，恶心，厌食，疲劳，易激动，耳鸣，多汗，心悸，记忆力减退，精神萎靡，失眠，性功能减退，月经失调等。症状时轻时重，与精神情绪状态有一定关系，病人主诉常多见于神经系统阳性体征。

六、治疗原则

1. 现场紧急救治 积极抢救病人生命。
（1）保持呼吸道通畅。
（2）保持循环稳定，积极防治休克。
（3）妥善保护伤口或膨出脑组织。

2. 争取在6～8小时内施行清创术，在无明显污染并应用抗生素的前提下，早期清创的时限可延长到72小时。彻底清除异物，硬脑膜应严密缝合，如有困难，可取自体帽状膜或肌筋膜修补。

3. 积极预防感染 应用抗生素及TAT预防感染。

七、护理评估

1. 按中医整体观念，运用望、闻、问、切的方法评估病证、舌象、脉象及情志状态。

2. 评估创伤局部情况 伤口的部位、大小、数目、性质。伤口是否整齐或参差不齐，是否存在静脉窦破裂引起大量出血，穿通路径是否横过重要结构，有无脑脊液外漏。有无头发、泥沙及其他污物，有无骨折片外露，有无致伤物嵌顿于骨折处或颅内。

3. 意识评估 评估有无意识障碍及其程度、持续时间。如病人受伤当时无昏迷随

后转入昏迷，或意识障碍呈进行性加重，在急性期可能为血肿或脑肿胀，慢性期可能为脓肿。

4. 评估生命体征　生命体征是否平稳，重伤者多数伤后立即出现呼吸、脉搏、血压的变化，大量失血可导致休克发生。

5. 颅内压评估　评估有无头痛、恶心、呕吐及脑膨出等颅内压增高症状，早期常因颅内血肿、急性脑水肿和脑内感染引起，晚期主要由于脑脓肿所致。

6. 评估颅内感染情况　观察有无头痛、呕吐、颈项强直、高热及脉速等颅内感染的毒性反应。

7. 脑损伤症状评估　评估脑有无偏瘫、失语、偏身感觉障碍及视野缺损等症状，当损伤位于脑功能区累及脑神经时，可引起不同程度的神经损害。

八、一般护理

（一）术前护理

1. 按外科及本系统疾病一般护理常规执行。

2. 保持病室环境干净、舒适、整洁、安静、温湿度适宜。

3. 饮食护理　急行手术者应即刻禁饮禁食，择期手术者术前8小时禁食禁饮。

4. 病情观察　严密观察病人意识状态、生命体征、瞳孔、神经系统病证等，结合其他临床表现评估颅内血肿或脑水肿的进展情况。

5. 完善术前准备　交叉配血或自体采血，进行抗生素皮试，备术中术后用药。遵医嘱术前用药，带入术中用药。剃头、备皮、剪指甲、更换清洁病员服。

6. 心理护理　针对个体情况进行针对性心理护理，对清醒患者解释手术的必要性、手术方式、注意事项、教会患者自我放松的方法。

（二）术后护理

1. 按外科及本系统疾病一般护理常规执行。

2. 体位：全麻清醒前取去枕平卧位，头偏向一侧：全麻清醒后手术当日取半靠卧位，床头抬高15°～30°。烦躁患者床旁加床档，适当约束防止患者受伤。

3. 饮食护理：术后6小时内禁食禁饮，恢复期多食高蛋白食物。

4. 术后送ICU病房严密观察病情变化，如有异常及时报告医师处理。

5. 保持呼吸道通畅，充分给养。防止肺部感染，定时翻身，拍背，吸痰。

6. 继续实施降低颅内压措施，遵医嘱及时应用抗癫痫药，做好安全护理，防止发作时受伤。

7. 做好创口及引流管的护理，注意有无颅内再出血和感染迹象。

8. 加强基础护理。

（三）急救护理

1. 紧急救治　首先争分夺秒地抢救心跳呼吸骤停、开放性气胸、大出血等危及病人生命的伤情。无外出血表现而有休克征象者，应查明有无头部以外部位损伤，如合并内脏破裂等，并及时补充血容量。

2. 保持呼吸道通畅　及时清除口、鼻腔分泌物。禁用吗啡止痛，以防抑制呼吸。

3. 伤口处理　有脑组织从伤口膨出时，外露的脑组织周围用消毒纱布卷保护，再用纱布架空包扎，避免脑组织受压。对插入颅腔的致伤物不可贸然撼动或拔出，以免引起颅内大出血。遵医嘱使用抗生素和TAT。

4. 病情观察　密切观察病情变化，及时发现和处理并发症。如病人意识障碍进行性加重，出现喷射性呕吐、瞳孔散大，应警惕脑疝可能。

九、健康教育

1. 向病人讲解疾病的相关知识。

2. 加强营养，进食高热量、高蛋白、富含纤维素、维生素的饮食。发热时多饮水。

3. 神经功能缺损者应继续坚持功能锻炼，进行辅助治疗（高压氧、针灸、理疗、按摩中医药、助听器等）。

4. 避免搔抓伤口，可用75%乙醇消毒伤口周围，待伤口痊愈后方可洗头。颅骨缺损者注意保护骨窗局部，外出戴防护帽，尽量少去公共场所。

5. 指导患者3~6个月门诊复查，如出现原有症状加重，头痛、呕吐、抽搐、不明原因发热、手术部位发红、积液、渗液等应及时就诊。一般术后半年可行颅骨修补。

第八节　颅内肿瘤

一、概述

颅内肿瘤（intracranial tumors）又称脑瘤，包括原发性和继发性两大类。原发性颅内肿瘤发生于脑组织，脑膜、脑神经、垂体、血管及残余胚胎组织等；继发性肿瘤是身体其他部位恶性肿瘤转移到颅内的肿瘤。常见的类型有：神经胶质瘤、脑膜瘤、垂体腺瘤、听神经、颅咽管瘤、转移性瘤。可发生于任何年龄，以20~50岁为多见。

1. 神经胶质瘤　来源于神经上皮，是颅内最常见的恶性肿瘤，约占内肿瘤40%~50%。其中，多形性胶质母细胞瘤恶性程度最高，病情进展快，对放、化疗均不敏感；母细胞瘤也为高度恶性，好发于2~10岁儿童，多位于后颅窝中线部位，因阻塞第四脑室及导水管而引发脑积水，对放射治疗敏感；少突胶质细胞瘤占胶质瘤7%，生长较慢，分界较清，可手术切除，但术后易复发，需术后放疗及化疗；室管膜瘤约占12%，肿瘤与周围脑组织分界尚清楚，有种植性转移倾向，术后需放疗和化疗；星形细胞瘤是胶质瘤中最常见的，约占40%，恶性程度较低，生长缓慢，呈实质性者与周围组织分界不清，常不能彻底切除，术后易复发，囊性者常分界清楚，若切除彻底可望根治。

2. 脑膜瘤 约占颅内肿瘤20%，良性居多，生长缓慢，多位于大脑半球矢状窦旁，邻近的颅骨有增生或被侵蚀的迹象。脑膜瘤有完整的包膜，彻底切除可预防复发。

3. 垂体腺瘤 来源于腺垂体的良性肿瘤。按细胞的分泌功能可分为催乳素腺瘤（PRL瘤）、生长激素腺瘤（GH瘤）、促肾上腺皮质激素腺瘤（ACTH瘤）及混合性腺瘤。PRL瘤主要表现为女性闭经、泌乳、不育等；男性性欲减退、阳痿、体重增加、毛发稀少等。GH瘤在青春期前发病者为巨人症，成年后发病表现为肢端肥大症。ACTH瘤主要表现为库欣综合征，如满月脸、水牛背、腹壁及大腿皮肤紫纹、肥胖、高血压及性功能减退等。手术摘除是首选的治疗方法。若瘤体较小可经蝶窦在显微镜下手术，瘤体较大需开颅手术，术后放疗。

4. 听神经瘤 发生于第Ⅷ脑神经前庭支的良性肿瘤，约占颅内肿瘤10%。位于小脑脑桥角内，可出现患侧神经性耳聋、耳鸣、前庭功能障碍、同侧三叉神经及面神经受累及小脑功能受损症状。治疗以手术切除为主，直径小于3cm者可用伽马刀治疗。

5. 颅咽管瘤 为良性肿瘤，大多为囊性，多位于鞍上区，约占颅内肿瘤5%，多见于儿童及青少年，男性多于女性。主要表现为视力障碍、视野缺损、尿崩、肥胖和发育迟缓等。以手术切除为主。

6. 转移性肿瘤 多来自肺、乳腺、甲状腺、消化道等部位的恶性肿瘤，多位于幕上脑组织内，可单发或多发，男性多于女性。有时脑部症状出现在前，原发灶反而难以发现。

二、病因和病机

颅内肿瘤的病因至今尚不明确。大量研究表明，细胞染色体上存在瘤基因加上各种后天诱因可使其发生。可能诱发脑瘤的因素有：遗传综合病征或特定基因多态性、电磁辐射、神经系统致癌物、过敏性疾病和病毒感染。颅内肿瘤发病部位以大脑半球最多，其次为蝶鞍、鞍区周围、小脑脑桥角、小脑、脑室及脑干。一般不向颅外转移，但可在颅内直接向邻近正常脑组织浸润扩散，也可随脑脊液的循环通道转移。脑瘤的预后与病理类型、病期及生长部位有密切关系。良性肿瘤单纯外科治疗有可能治愈，交界性肿瘤单纯外科治疗后易复发，恶性肿瘤一旦确诊，需要外科治疗辅助放疗和（或）化疗。

三、临床表现

因肿瘤的组织生物学特性、原发部位不同而异，以颅内压增高和神经功能定位症状为其共性。

（一）颅内压增高

1. 头痛，晨醒、咳嗽和大便时加重，呕吐后可暂时缓解。
2. 呕吐见于颅后窝肿瘤，多清晨呈喷射状发作。
3. 视神经盘水肿，颅内压增高晚期病人视力减退、视野向心性缩小，最终可失明，瘤内出血可表现为急性颅压增高，甚至发生脑疝。

（二）癫痫

大脑半球肿瘤可表现为癫痫，发作类型与肿瘤部位有关，额叶肿瘤多为癫痫大发作，中央区及顶叶多为局灶性发作，颞叶肿瘤表现为伴有幻嗅的精神运动性发作。脑电图局灶性慢波具有诊断价值。

（三）破坏性症状

1. 中央前后回肿瘤可发生一侧肢体运动和感觉障碍。
2. 额叶肿瘤常有精神障碍。
3. 枕叶肿瘤可引起视野障碍。
4. 顶叶下部角回和回缘上回可导致失算、失读、失用及命名性失语。
5. 语言运动中枢受损可出现运动性失语。
6. 肿瘤侵及下丘脑时表现为内分泌障碍。
7. 四叠体肿瘤出现瞳孔不等大、眼球上视障碍。
8. 小脑半球肿瘤出现同侧肢体共济失调。
9. 脑干肿瘤表现为交叉性麻痹。

（四）压迫症状

1. 鞍区肿瘤可引起视力、视野障碍。
2. 海绵突区肿瘤压迫Ⅲ、Ⅳ、Ⅵ和Ⅴ脑神经，病人出现眼睑下垂、眼球运动障碍、面部感觉减退海绵窦合征。病人早期出现脑神经症状有定位价值。

四、诊断

颅内肿瘤诊断包括定位诊断：肿瘤部位和周围结构关系；定性诊断：肿瘤性质及其生物学特性。需要与脑部炎症、变性或血管等病变鉴别。

1. 颅骨X线平片 可见垂体腺瘤蝶鞍扩大、听神经瘤侧内听道扩大、骨质破坏。颅咽管瘤鞍上斑点状或蛋壳形钙化。颅骨破坏或骨质增生多见于脑膜瘤、脊索瘤和颅骨骨帽。儿童颅内压增高颅缝分离、脑回压迹增多。

2. 头部CT和MRI扫描 CT和MRI是诊断颅内肿的首选方法。结合二者检查结果，不仅能明确诊断，而且能确定肿瘤的位置、大小及瘤周组织情况。

3. 正电子发射体层摄影术（PET） 利用能发射正电子核素如11碳（^{11}C）、13氮

（^{13}N）、15氧（^{15}O）和18氟（^{18}F）等，测量组织代谢活性蛋白质的合成率受体的密度和分布等，反映人体代谢和功能，可早期发现肿瘤，判断脑肿瘤恶性程度。

4. 活检　立体定向或神经导航技术获取标本，行组织学检在，确定肿瘤性质，选择治疗方法。

五、常见并发症

1. 颅内压增高及脑疝　由于肿瘤体积超过颅内压调节代偿能力，而产生头疼、呕吐、视神经盘水肿的颅内压增高征，它也是颅内肿瘤的主要临床症状。更为严重的是当脑瘤体积增大，脑组织从高压力区向低压力区移位导致脑组织、神经和血管等重要结构受压和移位，从而发生脑疝。

2. 脑出血　部分颅内肿瘤可以引起颅内出血，以胶质母细胞瘤多见。放射治疗，手术操作等也均可引起颅内肿瘤性出血。

3. 脑脊液漏及颅内感染　颅内肿瘤致脑脊液漏多为手术引发，如垂体瘤经鼻蝶入路手术或内肿瘤术后硬脑膜修复欠妥或因创口感染愈合不良而引起，反复脑脊液漏有导致颅内感染风险。

六、治疗原则

（一）内科治疗

1. 降低颅内压。

2. 术前有癫痫病史或者术后出现癫痫，应连续服用抗癫痫药物，癫痫发作停止后可缓慢停药。

（二）外科治疗

切除肿瘤，降低颅内压和解除对脑神经压迫。小骨窗入路，神经导航等微创神经外科技术，保障病人脑功能不受损伤前提下切除肿瘤。

（三）放射治疗

1. 放射治疗作为恶性脑瘤部分切除后辅助治疗。生殖细胞瘤和淋巴瘤对放射线高度感，经活检证实后可首选放射治疗；中度敏感肿瘤有髓母细胞瘤、室管膜瘤、多形性胶质母细胞瘤、生长激素垂体腺瘤和转移瘤；其他垂体腺瘤、颅咽管瘤、脊索瘤、星形细胞箱和少枝胶质细胞瘤对放射线低度敏感。对容易种植的髓母细胞瘤、生殖细胞瘤、中枢神经系统恶性淋巴瘤和室管膜母细胞瘤，还应行全脑和第2骶椎以上全脊髓照射。

2. 瘤内放射治疗。将放射范围小的液体核素（2P、18Au等）注入瘤腔，或将颗粒状核素植入瘤体内，依靠 γ 或 β 射线电离辐射作用杀伤肿瘤细胞，适用于囊性咽管瘤、胶样囊肿和星形细胞瘤。

3. 立体定向放射治疗（γ刀，X刀）。

4. 化学药物治疗采用内卡巴肼、卡莫司汀（BCNU）和环己亚硝胀（CNU）；或

VP26，VP16及顺铂等。替莫唑胺（Temozolomide）用于治疗低级别星形细胞瘤、复发的变形星形细胞瘤和胶质母细胞瘤。如病人体质好可与放射治疗同时进行。

5. 应用免疫、基因、光疗及中药等方法治疗颅内肿瘤均在探索中。

七、护理评估

1. 按中医整体观念，运用望、闻、问、切的方法评估病证、舌象、脉象及情志状态。

2. 详细询问病人既往史，发病时间，全身营养状况

3. 观察生命体征、舌苔、质及神志、瞳孔变化，有无颅内高压表现、视力视野障碍及癫痫、麻痹，有无精神异常及肿瘤相关症状。

4. 通过CT扫描或MRI片判断肿瘤大小及部位。

5. 根据手术难易程度、手术部位及范围等评估术后可能发生风险及并发症给予预防处理。

6. 了解心理社会因素，病人家庭情况。

八、一般护理

1. 按外科及本系统疾病一般护理常规执行。

2. 保持病房安静、整齐，室内禁止大声喧哗，空气要新鲜，每日开窗通风两次。

3. 术前护理。

（1）解除心理负担，给予病人及家属心理支持。

（2）加强生活护理，观察生命体征变化。特别是视听觉障碍、面瘫、偏瘫的病人，预防意外损伤，一旦出现异常，及时通知医师处理。

（3）吸氧，保持呼吸道通畅。

（4）遵医嘱使用脱水剂，观察用药后疗效。

（5）做好术前特殊检查。术前1日剃头，并将头部洗净。口鼻蝶窦入路手术的病人，术前需剃胡须、剪鼻毛。脑膜瘤病人术前备血1000～2000ml。

4. 术后护理。

（1）保持口腔清洁，防止细菌感染。经口鼻蝶窦入路手术的病人，术后应加强口腔护理。做好皮肤及管道护理，防止并发症发生。

（2）体位护理：全麻术后未醒时，平卧，头偏向健侧；清醒后血压正常者抬高床头15°～30°；幕上开颅术后病人应卧向健侧，避免切口受压。幕下开颅术后早期宜取去枕侧卧或侧俯卧位；经口鼻蝶窦入路术后取半卧位，以利伤口引流。后组颅神经受损、吞咽功能障碍者只能取侧卧位，以免口咽部分泌物误入气管。体积较大的肿瘤切除后，因颅腔留有较大空隙，24～48小时内手术区应保持高位，以免突然翻动时脑和脑干移位，引起大脑上静脉撕裂、硬脑膜下出血或脑干功能衰竭。搬动病人或为其翻身时，应有人扶持头部使头颈部成一直线，防止头颈部过度扭曲或震动。

（3）饮食护理：维持病人营养，保持出入量及水、电解质平衡。术后次日可进流食，以后从半流食逐渐过渡到普食。颅后窝手术或听神经瘤手术后，因舌咽迷走神经功能障碍而发生吞咽困难、饮水呛咳者，应严格禁食禁饮，采用鼻饲供给营养，待吞咽功能恢复后逐渐练习进食。昏迷时间较长者亦可用鼻饲。

（4）病情观察：

1）密切观察生命体征、意识、瞳孔和肢体活动情况，手术后必要时对血压和血氧饱和度进行动态监测。如病人出现意识障碍、瞳孔不等大、缓脉、血压升高或出现颅内压增高等症状时，应立即通知医师处理。

2）观察脱水药、激素、抗癫痫药、冬眠药的药物反应。

（5）呼吸道护理：保持呼吸道通畅，及时吸氧，必要时吸痰或给予气管插管或气管切开。定时翻身、拍背，防止肺部并发症发生。

（6）中枢性高热：按高热常规处理，首先考虑物理降温，如冰敷、酒精擦浴等，必要时给予冬眠疗法。

5. 并发症的预防与护理。

（1）颅内压增高：术后密切观察生命体征、意识、瞳孔、肢体功能和颅内压的变化，遵医嘱给予甘露醇和地塞米松等，以降低颅内压。

（2）内积液或假性囊肿：术后在残留的创腔内放置引流物，以引流手术残腔内的血性液体和气体，使残腔逐步闭合，减少局部积液或形成假性囊肿。护理时注意：

1）妥善放置引流瓶：术后早期，创腔引流瓶（袋）置于头旁枕上或枕边，高度与头部创腔保持一致，以保证创腔内一定的液体压力，避免脑组织移位。术后48小时内，不可随意放低引流瓶（袋），以免引起颅内血肿。若术后早期引流量多，应适当抬高引流瓶（袋）。48小时后，可将引流瓶（袋）略放低，以期较快引流出创腔内的液体，使脑组织膨出，减少局部残腔。

2）拔管：引流管放置3～4日，一旦血性脑脊液转清，即可拔除引流管，以免形成脑脊液漏。

（3）脑出血急性期应绝对卧床休息，保持安静，减少不必要的搬运，以防出血加重。脑出血昏迷病人，24～48小时内禁食，以防呕吐物反流至气管造成窒息或吸入性肺炎。及时清理呼吸道分泌物，保持通畅，防止脑缺氧。

（4）脑脊液漏：注意伤口、鼻、耳等处有无脑脊液漏。术后避免剧烈咳嗽，以防脑脊液鼻漏。若出现脑脊液漏，及时通知医师，并做好相应护理。

（5）尿崩症：主要发生于鞍上手术后，如垂体腺瘤、颅咽管瘤等手术涉及下丘脑影响血管升压素分泌所致。病人出现多尿、多饮、口渴，每日尿量大于4000ml，尿比重低于1.005。遵医嘱给予神经垂体后叶素治疗时，准确记录出入液量，根据尿量的增减和血清电解质的水平调节用药剂量。尿量增多期间，须注意补钾，每1000ml尿量补充1g氯化钾。

（九）健康教育

1. 适当休息，坚持锻炼（如散步、太极拳等），劳逸结合。

2. 鼓励病人保持积极、乐观的心态，积极自理个人生活。

3. 多食高热量、高蛋白、富含纤维素和维生素、低脂肪、低胆固醇饮食，少食动物脂肪、腌制品；限制烟酒、浓茶、咖啡、辛辣等刺激性食物。

4. 瘫痪肢体应保持功能位，防止足下垂，其各关节被动屈伸运动，练习行走，防止肌肉萎缩；感觉障碍时禁用热水袋以防烫伤；步态不稳者继续进行平衡功能训练，外出需有人陪同，以防摔伤。

5. 癫痫者不宜单独外出、登高、游泳、驾驶车辆及高空作业，随身带疾病卡。

6. 听力障碍者尽量不单独外出，以免发生意外，必要时可配备助听器，或随身携带纸笔。

7. 视力障碍者注意防止烫伤、摔伤等。

8. 指导面瘫、声音嘶哑患者注意口腔卫生，避免食用过硬、不易咬碎或易致误吸的食物，不要用吸管进食或饮水，以免误入气管引起呛咳、窒息。

9. 眼睑闭合不全者遵医嘱按时滴眼药水，外出时需戴墨镜或眼罩保护，以防阳光和异物伤害。夜间睡觉时可用干净湿手帕覆盖或涂眼膏，以免眼睛干燥。

10. 骨瓣减压病人，术后要注意多予以保护。外出要戴帽，尽量少去公共场所，以防止发生意外。

11. 指导患者遵医嘱按时、按量服药，不可突然停药、改药及增减药量，尤其是抗感染、脱水及激素治疗，以免加重病情。

12. 原有症状加重，如头痛、头晕、恶心、呕吐、抽搐、不明原因持续高热、肢体乏力麻木、视力下降等应及时就医。

13. 术后3~6个月按时门诊复查CT或MRI。

第九节　椎管内肿瘤

一、概述

椎管内肿瘤也称脊髓肿瘤，是指脊髓、神经根、脊膜和椎管壁组织的原发性和继发性肿瘤，约占原发性中枢神经系统肿瘤的15%。肿瘤发生于胸段者最多，其次为颈段、腰骶段及马尾。

根据肿瘤与脊髓、硬脊膜的关系分为髓内肿瘤、髓外硬脊膜下肿瘤和硬脊膜外肿瘤。髓内肿瘤占24%，星形细胞瘤和室管膜瘤各占1/3，其他为海绵状血管畸形、皮样和表皮样囊肿、脂肪瘤、畸胎瘤等。髓外硬脊膜下肿瘤占51%，绝大部分为良性肿瘤，最常见为脊膜瘤，神经鞘瘤、神经纤维瘤，少见为皮样囊肿、表皮样囊肿、畸胎瘤和由髓外向髓内侵入的脂肪瘤。硬脊膜外肿瘤占25%，多为恶性肿瘤，起源于椎体或硬脊膜外组织，包括肉帽、转移瘤、侵入瘤和脂肪瘤，其他还有软骨瘤和椎体血管瘤。

二、病因和病机

1. 椎管内肿瘤可发生于任何年龄，发病高峰年龄20～50岁，除脊膜瘤外，椎管内肿瘤男性较女性发病率高。

2. 椎管内肿瘤的来源有：

（1）可由椎管周围组织直接侵入椎管，如淋巴肉瘤。

（2）可源于脊髓外胚叶的室管膜和胶质细胞，如神经胶质瘤、神经纤维瘤。

（3）可原发于脊髓的中胚叶间质，如脊膜瘤。

（4）来自身体其他部位恶性肿瘤的转移，如肺癌、鼻咽癌、乳腺癌、甲状腺癌等。

三、临床表现

椎管内肿瘤的病程可分为根性痛期、脊髓半侧损害期、不全截瘫期和截瘫期四个期临床表现与肿瘤所在脊节段，肿瘤位于髓内或髓外，以及肿瘤性质相关。

1. 根性痛　脊髓肿瘤早期最常见症状，疼痛部位与肿瘤所在平面的神经分布一致，对定位诊断有重要意义。神经根痛常为髓外占位病变的首发症状，其中颈段和马尾部肿瘤更多见。硬脊膜外转移瘤疼痛最严重。

2. 感觉障碍　感觉纤维受压时表现为感觉减退和感觉错乱，被破坏后则感觉丧失。

3. 肢体运动障碍及反射异常　肿瘤压迫神经前根或脊前角，出现支配区肌群下位运动元瘫痪，即肌张力低，腱反射减弱或消失，肌肉萎缩，病理征阴性。肿瘤压迫脊髓，使肿瘤平面以下的锥体术向下传导受阻，表现为上位运动神经元瘫痪，即肌张力高，腱反射亢进，无肌肉萎缩，病理征阳性。圆锥及马尾部肿瘤因只压迫神经根，故也出现下位运动神经元瘫痪。

4. 自主神经功能障碍　最常见膀胱和直肠功能障碍，表现为括约肌功能损害，便秘、小便急促甚至大小便失禁。

5. 其他　髓外硬脊膜下肿瘤出血导致脊髓蛛网膜下隙出血。高颈段或腰骶段以下肿瘤，阻碍脑脊液循环和吸收，导致颅内压增高。

四、诊断

（一）诊断

详尽询问病史，全身和神经系统查体，初步定位椎管内肿瘤所在脊髓节段，选择必要的影像学检查，做出定位和定性诊断。

1. MRI　MRI可清楚地显示肿瘤、脑脊液和神经组织，但对脊柱骨质显示不如CT

和X线平片。

2. CT　CT扫描见病变部位椎管扩大，椎体后缘受压破坏，椎管内软组织填充。

3. X线拍片　一半病例椎管内肿瘤的脊柱X线平片可见椎弓根变薄、距离增宽，斜位片椎间孔扩大。

4. 脊髓血管造影　脊髓血管造影可排除脊髓动静脉情形。

（二）鉴别诊断

椎管内肿瘤需要与颈椎病、腰椎间盘突出症、脊髓空洞症和脊柱结核等疾病鉴别，MRI对鉴别上述疾病有帮助。

五、常见并发症

1. 斜颈和脊柱侧弯　某些椎管内肿瘤可以出现剧烈疼痛，伴有代偿性脊椎骨骼的变形。髓内肿瘤可以合并肌肉的萎缩。

2. 脊柱或中线部位皮肤异常　某些先天性椎管内肿瘤容易合并脊柱或中线部位皮肤异常，如皮毛窦、色素沉着等。

3. 肿瘤的远位转移　原发于椎管内的恶性肿瘤可发生肿瘤的远位转移。

六、治疗原则

1. 手术治疗　椎管内肿瘤尤其是髓外硬膜内肿瘤属良性，一旦定位诊断明确，应尽早手术切除，多能恢复健康。

2. 放射治疗　凡属恶性肿瘤在术后均可进行放疗，多能提高治疗效果。

3. 化学治疗　胶质细胞瘤用脂溶性烷化剂如卡莫司汀（BCNU）治疗有一定的疗效。转移癌（腮腺、上皮癌）应用环醚酰胺、氨甲蝶呤等。

4. 预后　脊髓的预后取决于以下诸因素：

（1）肿瘤的性质和部位。

（2）治疗时间早晚和方法的选择。

（3）患者的全身状况。

（4）术后护理及功能锻炼，术后并发症的防治对康复十分重要。

七、护理评估

1. 按中医整体观念，运用望、闻、问、切的方法评估病证、舌象、脉象及情志状态。

2. 详细询问患者既往史，健康状况及发病时间。

3. 观察生命体征及神志、瞳孔变化、评估肌力、肢体感觉有无疼痛。

4. 观察感觉平面，有无肢体活动和感觉障碍及大小便失禁。

5. 通过CT扫描或MRI片判断肿瘤大小及部位。

6. 评估心理和社会支持状况。

八、一般护理

（一）术前护理

1. **术前准备** 按神经外科术前护理常规。

2. **心理护理** 此类患者普遍有焦虑、恐惧及担心疾病预后的顾虑。对医院陌生环境感到不安，对医务人员的责任心和技术表示怀疑。护理人员应针对患者及家属的心理特点进行心理护理。

3. **术前宣教** 以通俗易懂的语言向患者及家属讲解疾病病因、征象，术前有关检查项目及注意事项、麻醉知识、术后并发症的预防等，临床上有的患者疼痛难忍，有的感觉下肢麻木，有蚁走感，还有的感觉下肢冰冷，这些征象都是肿瘤压迫脊神经根所致。

4. 注意预防意外伤或并发症，如烫伤、冻伤、压疮等。

5. 有关项目训练：

（1）咳嗽训练：指导患者做深呼吸，吸气时间长于呼气时间，要自然、缓慢，指导有效咳嗽，预防术后坠积性肺炎发生。

（2）排尿训练：让患者放松腹部及会阴部，用温热毛巾敷下腹部或听流水声，练习床上自然排尿，避免术后发生尿潴留及排便困难。

（3）翻身训练：教会患者配合护理人员轴线翻身的方法。

（二）术后护理

1. **体位护理**

（1）术后6小时内取去平卧位，以利于压迫止血，搬动患者时要保持脊柱水平位，尤其是高颈段手术应颈部制动、颈托固定，应注意颈部不能过伸过屈，以免加重脊髓损伤。硬脊膜打开修补者取俯卧位。

（2）应1～2小时翻身一次，翻身时注意保持头与身体的水平位，动作轻柔，不可强拖硬拉。

（3）因术中脑脊液丢失过多，导致颅内压降低，为防止引起头痛、头晕，应将床尾垫高8～12cm。

2. **生命体征监测**

（1）密切观察患者生命体征，30分钟测量血压、脉搏、呼吸一次，平稳后改为1～2小时／次，持续监测24～48小时。

（2）保持呼吸道通畅，观察呼吸频率、节律及血氧饱和度的变化，观察患者是否有出现呼吸困难、烦躁不安等呼吸道梗阻症状。

（3）注意血压的变化，肢体活动每2小时一次，及早发现椎管内出血。

3. **伤口及引流管护理** 注意观察伤口有无渗血渗液，有无感染征象，保持伤口敷料干燥固定，尤其是骶尾部，污染衣裤及时更换。引流管一般在2～3天拔除。术后3～7天易出现伤口感染，表现为局部搏动性疼痛，皮肤潮红、肿胀，压痛明显并伴有体温升高，及时通知医生，检查伤口情况并及时处理。

4. 饮食护理　麻醉清醒前应禁食，清醒6小时后可进流质饮食，出现呕吐时暂不进食，头偏向一侧。术后第1天进食高蛋白、高营养、易消化的食物，以增强机体的抵抗力，多食蔬菜及水果，多饮水，保持大便通畅。

5. 疼痛的护理　评估患者疼痛的程度及是否需要药物辅助止痛。另外，可适当变换体位，让患者舒适以便缓解疼痛。咳嗽、打喷嚏、便秘常常可使腹压增加，诱发或加重疼痛，因此，应注意预防感冒及便秘。由于寒冷常使腰部以下肌肉收缩，加重疼痛，所以要注意腰部及下肢保暖，给予患者足浴和温水洗浴，水温保持41℃～43℃。

九、健康教育

1. 向病人讲解疾病的相关知识。

2. 指导患者养成良好的生活习惯，加强营养，进高蛋白（鸡、鱼、蛋、奶等）、高维生素、高热量、高纤维素（韭菜、芹菜等）、易消化的饮食，多食水果、蔬菜忌浓茶、咖啡、辛辣食物等。

3. 指导患者肢体功能锻炼，做到自动运动与被动运动相结合。用健侧的肢体带动瘫痪肢体做被动活动，或由家属帮助运动，完成关节活动，促进肢体功能恢复，并教育患者自我护理的方法。

4. 鼓励患者增强疾病恢复的信心，并说明功能的恢复会有各种可能性，如痊愈、好转、部分好转，并也有恶化的可能，使家属思想上有所准备。

5. 如有不适及时就医，定期复诊。

第十节　自发性蛛网膜下隙出血

一、概述

蛛网膜下隙出血（subarachnoid hemorrhage，SAH），是由各种病因引起颅内和椎管内血管突然破裂，血液流至蛛网膜下隙的统称，分为自发性和外伤性两类。中医可参照中风相关护理内容进行中医护理。

二、病因和病机

颅内动脉瘤和脑（脊髓）血管畸形，约占自发性蛛网膜下隙出血的70％，前者较后者多见，其他原因有动脉硬化、烟雾病、颅内肿瘤卒中、血液病、动脉炎、脑腹瘤及

抗凝治疗的并发症

三、临床表现

1. 症状体征。

（1）多数病人动脉瘤破裂前，有情绪激动、大便困难、咳嗽等诱因。突然剧烈头痛、恶心呕吐、面色苍白、全身冷汗，眩晕、项背痛或下肢疼痛。

（2）脑神经损害：颈内动脉-后交通动脉、基底动脉顶端和大脑后动脉瘤可造成同侧动眼神经麻痹。

（3）偏瘫：动脉瘤出血累及运动区皮质及其传导束，病人出现偏瘫。

（4）视力视野障碍：蛛网膜下隙出血沿视神经鞘延伸，眼底检查可见玻璃体膜下片块状出血。

2. 中医证型。

（1）中经络：①风痰入络。②风阳上扰。③阴虚风动。

（2）中脏腑：①闭症：热腑实、火淤闭、痰浊淤闭。②脱证。

四、诊断

1. 头部CT　急诊SAH后第1周内CT显示最清断，1~2周后出血逐渐吸收。

2. 头部MRI　SAH后1周内MRI很难查出。MRI和CT血管造影，可用于头颅及颅内血管性疾病筛查和随访。

3. DSA　DSA可帮助发现SAH病因，确定动脉瘤大小、部位、单发或多发，有无血管痉挛；动静脉畸形的供应动脉和引流静脉，以及侧支循环情况。

4. 腰椎穿刺　CT已确诊的SAH病人不需再做腰椎穿刺。

五、常见并发症

（一）神经系统并发症

1. 迟发性缺血性障碍（delayed ischemic disorder，DID）

（1）前驱症状：SAH的症状经治疗或休息而好转后又出现或进行性加重，血白细胞持续增高，持续发热。

（2）意识：由清醒至嗜睡或昏迷。

（3）局灶体征，取决于脑缺血部位。

2. 再出血：是SAH患者致死、致残的主要原因，死亡率可高达70%~90%。

3. 脑积水：出血急性期脑积水发生率约为20%，常同时伴有脑室出血。

（二）全身系统并发症

1. 水电解质紊乱　常见低血钠，见于35%患者，好发于出血第2~10天。

2. 低血容量也为SAH后常见并发症，见于50%以上的患者中，在SAH后最初6天内血容量可减少10%以上。

3. 高血糖　SAH可引起血糖增高，特别是见于隐性糖尿病的老年患者。

4. 高血压　多数SAH患者有代偿性血压升高，以应答出血后的脑灌注压降低，但过高的血压可诱发再出血，特别是不适当地降低颅内压，同时未控制血压。

（三）全身其他脏器并发症

1. 心脏　心律失常见于91％患者，高龄、低血钾、心电图有QT间期延长者易发生心律失常。

2. 深静脉血栓形成　约见于2％SAH患者，其中约半数患者可发生肺栓塞。

3. 胃肠道出血　约4％SAH患者有胃肠道出血。

4. 肺　最常见肺炎和肺水肿。

六、治疗原则

（一）西医治疗原则

1. 出血急性期，病人应绝对卧床休息，可用止血剂。头痛剧烈者给予止痛、镇静剂，保持大便通畅等。伴颅内压增高应用甘露醇溶液脱水治疗。

2. 尽早病因治疗，如开颅动脉夹闭、动脉瘤介入栓塞、动静脉畸形或脑肿瘤切除等。

（二）中医治疗原则

中经络护治，以平肝息风，化痰通络为原则，有痰瘀交阻者，佐以活血化瘀。

中脏腑闭证，治当以息风清火，豁痰开窍；脱证急宜救阴回阳固脱。

七、护理评估

1. 按中医整体观念，运用望、闻、问、切的方法评估病证、舌象、脉象及情志状态。

2. 详细了解既往史，有无心血管、周围血管疾病及糖尿病等。

3. 观察病人意识、瞳孔及舌质、苔的变化，有无颅内压增高症状，有无脑疝形成，有无肢体瘫痪。

4. 通过CT扫描片、MRI和DSA检查，判断病变部位及出血范围。

5. 了解病人家庭情况。

八、一般护理

1. 按外科及本系统疾病一般护理常规执行。

2. 保持病室内温湿度适宜。

3. 饮食以高糖类、高蛋白质、低脂、低盐原则。神清者予半流质或软食，如面条、粥等。神昏者宜鼻饲流质，如牛奶、米汤、藕粉等。注意食物的量和温度，应少量温服。禁忌肥甘甜腻，辛辣刺激等助火生痰之品，如公鸡肉、猪头肉、海产品等，禁烟酒。

4. 术前护理。

（1）绝对卧床休息，取头高位，保持病房安静，减少不必要的搬动。

（2）昏迷病人应禁食，保持呼吸道通畅，给予氧气吸入。

（3）密切观察生命体征、意识、瞳孔变化，发现异常，立即通知医师。

（4）定时翻身拍背，保持皮肤清洁干燥。尿潴留者应留置导尿管。便秘者，协助排便。

（5）做好术前准备工作。

5. 术后护理。

（1）取平卧位，头部略抬高，偏向一侧。维护病人的肢体功能位和安定的情绪。

（2）清醒病人，鼓励进食，注意防止呛咳；昏迷者早期给予鼻饲饮食或肠内营养。

（3）病情观察：

1）观察生命体征，意识、瞳孔变化。

2）对术后置引流管的病人应注意观察引流量、色、性质的变化。

3）遵医嘱给予脱水药物，降低颅内压。按时给予降压药物，保持血压稳定并观察药物疗效。

4）有无恶心、呕吐、剧烈头痛等颅内再次出血征象，并观察有无消化道应激性出血的表现。

（4）对症护理：

1）合并有高热、昏迷、颅内压增高、脑疝等护理。

2）做好呼吸道护理、口腔、皮肤、各种管道的护理，预防并发症的发生。

6. 心理护理　耐心做好心理护理，解除病人的恐惧、急躁等情绪，避免一切不良刺激。

九、症状和证候施护

1. 风痰入络。

（1）症状：半身不遂，口眼㖞斜，舌强言蹇或不语，偏身麻木，兼见头晕目眩，舌质黯淡，苔薄白或白腻，脉弦滑。

（2）证候施护：

1）饮食宜清淡，多食黑大豆、藕、梨等食物，禁食狗肉、鸡肉等辛香走窜之品。

2）室温不宜太高，衣被不可过厚，但避免冷风直吹。

3）卧床休息，去枕平卧。

2. 风阳上扰。

（1）症状：素有眩晕头痛，突然发生口眼㖞斜，舌强言蹇或不语，甚至半身不

56

遂，或面红目赤，口苦咽干，心烦易怒，尿赤便干，舌质红，苔薄黄，脉弦有力。

（2）证候施护：

1）饮食宜清淡甘寒，如绿豆、芹菜等以助泻火。

2）病室宜通风凉爽，但避免冷风直吹。

3）避免情志刺激，勿惊恐郁怒，防止复中。

3. 阴虚风动。

（1）症状：素有头晕耳鸣，腰酸膝软，烦躁失眠，五心烦热，手足躁动，突然出现半身不遂，口眼㖞斜，言语不利，舌质红或黯红，少苔或无苔，脉细弦或细弦数。

（2）证候施护：

1）饮食以养阴清热为主，多食百合莲子薏米粥，甲鱼汤和银耳汤等以滋阴清热。

2）病室宜通风凉爽，但避免冷风直吹。

3）加强皮肤护理，保持病床单的整洁，定期为病人擦浴更衣，定时为病人翻身拍背，以利排痰，并防止褥疮发生。

4. 痰热腑实。

（1）症状：平时多有眩晕、头痛、痰多而黏、面红目赤、心烦易怒、便秘等症，突然发病，昏迷不省人事，半身不遂，口眼㖞斜，语言不利，肢体强硬拘急，舌质红，苔黄腻，脉弦滑或弦涩

（2）证候施护：

1）取头高足低侧卧位，避免搬动。

2）饮食以清热、化痰、润燥为主。多食萝卜、绿豆、梨和香蕉等，忌食辣椒、大蒜、海鲜、鸡肉、羊肉等助火之物。

3）患者出现嗜睡，朦胧，可遵医嘱予灌肠或鼻饲安宫牛黄丸或至宝丹以辛凉开窍。

4）给予患者服用通腑泄热汤药时，应注意观察药后反应，若药后3~5小时泻下2~3次稀便，说明腑气已通，不需再服，若服药后，仍未解大便，可报告医生，继续服药，以泻为度。

5. 痰火淤闭。

（1）症状：突然昏迷，不省人事，半身不遂，口眼㖞斜，语言不利，肢体强痉拘急，项强身热，燥扰不宁，甚则手足厥冷，频繁抽搐，喉有痰鸣，气粗口臭，偶见呕血，舌质红，苔黄腻，脉弦滑数。

（2）证候施护：

1）可鼻饲竹沥水、猴枣散以镇惊，另服安宫牛黄丸或予醒脑静或清开灵静脉滴注清心开窍。

2）灌服药丸先用温开水化开，然后徐徐喂服，听到药汁咽下声后，再予继续喂服。

3）若躁动不安，肢体强痉拘挛，双手握固软物，并加床档，以免自伤或坠床。

4）尿潴留者，可针刺关元、气海、中极、肾俞、足三里、三阴交等穴位。

6. 痰浊瘀闭。

（1）症状：突然昏迷，不省人事，半身不遂，口眼㖞斜，口吐痰涎，语言不利，肢体强痉拘急，面白唇黯，四肢不温，甚则四肢厥冷，舌质淡，苔白腻，脉沉滑或沉缓。

（2）证候施护：

1）饮食宜偏温性食物，如薏苡仁粥、南瓜、石花菜、小油菜等。忌食生冷以防助湿生痰。

2）口噤不开，可加压垫，以免咬伤舌头。

3）出现高热者，头部可用冰帽行物理降温。

4）便秘者，可按摩腹部，并针刺关元、大肠俞、脾俞、足三里等穴位。

7. 脱证。

（1）症状：突然昏迷，不省人事，半身不遂，肢体酸软，口眼㖞斜，语言不利，目合口张，鼻鼾息，手撒肢冷，冷汗淋漓，大小便自遗，舌萎软，脉细弱或脉危欲绝。

（2）证候施抑：

1）二便失禁者，应勤换衣服，注意皮肤护理，防止褥疮的发生。

2）可鼻饲法注入足够的水分和富于营养的流质饮食，如果汁、米汤、牛奶、菜汤、肉汤等。

3）口眼㖞斜、双目闭合困难，可用凡士林或生理盐水纱布覆盖双眼，以免角膜干燥和损伤。

4）四肢厥冷，应注意保暖。

十、健康教育

1. 向病人讲解疾病的相关知识。

2. 指导病人饮食调护。

3. 讲解情绪与疾病恢复的关系，指导修身养性的方法，如养鱼、观花、吟诗等。

4. 指导功能锻炼的方法。

5. 术后定期复查。

十一、药膳食疗方

1. 荆芥粟米粥 荆芥穗、薄荷叶各50g，豆豉、粟米各150g。先煮荆芥穗、薄荷叶、豆豉，去渣取汁备用。再将粟米加入药汁内，加适量清水，煮成粥即可。每日1次，空腹食。益肾祛风。

2. 乌鸡汤 取乌骨母鸡1只，去毛及肠杂，洗净切块后加入清水、黄酒等量，文火煨炖至骨酥肉烂时即成。食肉饮汤，数日食毕。养血补虚适用于中风后言语塞涩、行走不便者。高血压患者需同服降压药，密切观察血压变化。

3. 药膳食疗要点　汤药宜少量多次频服，可用吸管进药，或浓煎滴入，尽量防止呛咳，神志昏迷者应采用鼻饲法，药物应研碎水调后灌服。服药时应减少搬动，并密切注意患者有无异常反应。

第十一节　颅内动脉瘤

一、概述

颅内动脉瘤（intracranial aneurysm）系颅内动脉壁的异常膨出，多因动脉壁局部薄弱和血流冲击而形成，极易破裂出血，是蛛网膜下隙出血最常见的原因。在脑血管意外中仅次于脑血栓和高血压脑出血，是当今人类致死、致残常见的脑血管病。90%以上的颅内动脉瘤分布在脑底动脉环附近。其中大多数位于颈内动脉系统，占37.3%，大脑前动脉占35.3%，大脑中动脉占19.1%，基底动脉-椎动脉占7.9%。颅内动脉瘤可见于任何年龄，但以50～69岁年龄组多发，约占总发病率的2/3。女性较男性多发，前者约占56%，但是在50岁以前，男性比女性多发，50岁以后则女性多发。

二、病因和病机

1. 目前认为颅内动脉瘤主要与以下因素有关。

（1）感染因素。

（2）先天性因素。

（3）动脉硬化。

（4）其他：如创伤、肿瘤、颅内合并动静脉畸形。

2. 颅内动脉瘤依动脉瘤位置分类

（1）颅内动脉系统动脉瘤，约占内动脉瘤90%，包括颈内动脉-后交通动脉瘤，大脑前动脉-前交通动脉瘤，大脑中动脉动脉瘤。

（2）椎-基底动脉系统动脉瘤约占颅内动脉瘤10%，通常位于脑血管分叉处，包括椎动脉-小脑后下动脉瘤、基底动脉瘤和大脑后动脉等。

3. 动脉瘤依据大小分为四型

（1）动脉瘤＜0.5cm属于小型动脉瘤。

（2）0.6～1.5cm的动脉瘤为一般型。

（3）1.6～2.5cm动脉瘤属大型。

（4）＞2.5cm动脉瘤为巨型动脉瘤。

一般型动脉瘤出血概率大。颅内多发性动脉瘤约占20%，以两枚动脉瘤多见。

三、临床表现

（一）前驱症状和体征

1. 头痛发生在大出血前，并缓解。

2. 突发、剧烈、前所未有的头痛，如"头要炸开"。若能正确发现前驱症状和体征，及时诊治，可获得较好的疗效和较好的预后。

（二）典型表现

动脉瘤破裂出血引起蛛网膜下隙出血的症状和体征。

1. 头痛。

2. 恶心呕吐、面色苍白、出冷汗。

3. 半数以上患者可出现短暂意识模糊至深度昏迷；少数患者无意识改变，但畏光、淡漠、怕响声和震动。

4. 精神症状表现为谵妄、木僵、定向障碍、虚构和痴呆等。

5. 20％患者可出现癫痫大发作。

6. 可出现脑膜刺激征、单侧或双侧锥体束征、Turson综合征。

（三）非典型表现

少数患者无头痛，仅表现全身不适或疼痛、发热或胸背痛、腿痛、视力和听力突然丧失等。还有部分未破裂动脉瘤引起颅内占位病变表现。

四、诊断

1. CT检查　出血急性期CT确诊SAH阳性率极高，根据出血部位初步判断破裂动脉瘤位置。出血一周后CT不易诊断。当动脉瘤＜1.0cm时CT也不易查出。而增强CT扫描可检出大于1.0cm动脉瘤。

2. MRI扫描　MRI优于CT，磁共振血管造影（MRA）可提示动脉瘤部位，用于颅内动脉瘤筛选。

3. DSA造影术　经股动脉插管全脑血管造影（DSA）是确诊颅内动脉瘤的检查方法，对判明动脉瘤位置、数目、形态、内径、血管痉挛和确定手术方案都十分重要。Hunt&Hass三级以下病人，应及早行脑血管造影，三级及其以上病人待病情稳定后再行造影检查。及早造影明确诊断，尽快手术夹闭动脉瘤，可以防止动脉瘤再次破裂出血。首次造影阴性（可能因脑血管痉挛动脉未显影），高度怀疑动脉者，应在半个月后重复造影。

4. 腰椎穿刺　腰穿可能诱发动脉瘤破裂出血，故一般不再作为确诊SAH的首选。

五、常见并发症

1. 颅内再出血　多数动脉瘤破口会被凝血封闭而出血停止，病情逐渐稳定。如未及时治疗，随着动脉瘤破口周围血块溶解，动脉瘤可能于2周内再次破溃出血，再出血率为15%～20%。约1/3病人动脉瘤破裂后因未及时诊治而死亡。

2. 脑血管痉挛 蛛网膜下隙出血后脑脊液中红细胞破坏产生5-羟色胺、儿茶酚胺等多种血管活性物质使脑血管痉挛，多发生在出血后3～15天，发生率为21%～62%。脑血管痉挛会导致脑梗死，病人出现意识障碍、偏瘫、失语甚至死亡。

3. 脑梗死 因术后血栓形成或血栓栓塞引起，若病人出现一侧肢体无力、偏症、失语甚至意识障碍，应考虑有脑梗死的可能。

六、治疗原则

（一）非手术治疗

1. 绝对卧床休息，抬高床头抬高床头30°。

2. 止血。

3. 降低颅内压。

4. 控制血压，预防和减少动脉瘤再次出血。

5. 控制及预防癫痫的发作。

6. 镇静镇痛。

7. 保持大便通畅。

8. 脑血管痉挛的防治。

（1）给予扩容、升压、血液稀释的3H治疗。

（2）使用钙离子拮抗剂尼莫地平，注意输入速度。

（3）一氧化氮（NO）它能拮抗内皮素，而内皮素是脑血管痉挛和延迟性脑缺血主的重要原因。

（4）重组组织纤维蛋白酶原激活剂。

（二）手术治疗

1. 开颅夹闭术 开颅夹闭动脉瘤颈是最理想的方法，为首选。

2. 血管内栓塞术。

3. 孤立术（侧支循环充分时采用）等。

七、护理评估

1. 按中医整体观念，运用望、闻、问、切的方法评估病证、舌象、脉象及情志状态。

2. 详细询问病人既往史及发病的时间、疾病进展的情况。

3. 评估头痛程度、血压改变及意识、瞳孔的情况，有无颅内压增高的危险因素，及舌质、舌苔的变化。

4. 了解病人精神紧张的程度。

5. 通过CT扫描片及脑血管造影了解动脉瘤的大小、形状、部位，颅内有无血肿、积水。

6. 了解病人家庭情况。

八、一般护理

（一）预防出血或再次出血

1. 卧床休息　抬高床头15°～30°以利静脉回流，减少不必要的活动。保持病房安静，尽量减少外界不良因素的刺激，稳定病人情绪，保证充足睡眠，预防再出血。

2. 保持适宜的颅内压。

（1）预防颅内压骤降，应维持颅内压在100mmH₂O左右；应用脱水剂时，控制输注速度，不能加压输入；行脑脊液引流者，引流速度要慢，脑室引流者，引流瓶位置不能过低。

（2）避免因便秘、咳嗽、癫痫发作等而诱发颅内压增高。

3. 维持血压稳定　避免血压骤升骤降。一旦发现血压升高，遵医嘱使用降压药物，使血压下降10%即可。用药期间注意血压的变化，避免血压偏低造成脑缺血。

（二）术前护理

1. 按神经外科手术术前常规准备。

2. 介入栓塞治疗者应双侧腹股沟区备皮。

3. 动脉瘤位于Winis环前部的病人，应在术前进行颈动脉压迫试验及练习，以建立侧支循环。

4. 颈动脉压迫实验　用特制的颈动脉压迫装置或手指按压患侧颈总动脉，直到同侧浅动脉搏动消失。开始每次压迫5分钟，以后逐渐延长压迫时间，直至持续压迫20～30分钟病人仍能耐受，不出现头昏、眼黑、对侧肢体无力和发麻等表现时，方可实施手术。

（三）术后护理

1. 体位　患者意识清醒后抬高床头15°～30°，以利于颅内静脉回流。避免压迫手术伤口。行介入栓塞手术治疗的病人术后绝对卧床休息24小时，术侧下肢制动8～12小时。搬动病人或为其翻身时，应扶持头部，使头颅成一直线，防止头颅部过度扭曲或震动。

2. 饮食护理　术后患者清醒后当天禁食，第2天可进半流质饮食，以后逐渐过渡到普食；昏迷患者则于第2天安置保留胃管，给予管喂流质饮食。饮食以高蛋白、高维生素、低糖、清淡易消化食物为宜

3. 保持呼吸道通畅，给予充分吸氧。

4. 密切观察生命体征、意识、瞳孔、对光反射、肢体活动、伤口及引流液等变

化，注意有无颅内压增高或再出血迹象。

5. 遵医嘱使用抗癫痫药物和抗生素。

6. 术后并发症的观察与护理。

（1）为预防脑血管痉挛，术后常用尼莫地平治疗，给药期间观察有无胸闷、面色潮红、血压下降、心率减慢等不良反应。

（2）术后病人处于高凝状态，常应用肝素预防脑梗死。

（3）穿刺点局部血肿常发生于介入栓塞治疗术后6小时内，可能因动脉硬化、血管弹性差，或术中肝素过量、凝血机制障碍，或术后穿刺侧肢体活动频繁、局部压迫力度不够所致。颈动脉穿刺术后穿刺点加压包扎，并用沙袋压迫8～10小时，绝对卧床24小时。

九、健康教育

1. 向病人讲解疾病的相关知识。

2. 指导病人加强营养，多摄入高蛋白质、富含维生素及纤维素的易消化食物。忌油腻、辛辣、刺激性食物。忌烟、酒。少食动物脂肪、肝脏，多食新鲜蔬菜和水果。

3. 手术病人伤口拆线后，如愈合良好，2周后可洗头。动作轻柔，避免抓破切口。穿刺部伤口保持干燥，防止感染。

4. 遵医嘱按时服药，定时监测血压，每日1次，使其维持在正常范围。术后需继续抗凝治疗者，应注意观察出血情况，如有异常，及时就医。

5. 保持大便通畅，不可用力排便，便秘者可服用缓泻剂。

6. 适度进行康复锻炼。睡眠时保持瘫痪肢体处于功能位置，足底放托足板或穿硬底鞋，防止足下垂。

7. 动脉瘤夹闭术后患者勿进行攀高、游泳、驾驶车辆及在炉火或高压电机旁作业。外出需携带相关证明或家庭联系资料。

8. 定期门诊随访，3个月或半年复查DSA和头颅MRI、CT等。如有头痛、头晕等不适，及时到医院就诊。

第十二节　颅内动静脉畸形

一、概述

颅内动静脉畸形（arteriovenous malformations，AVM）是由一支或几支发育异常供血动脉、引流静脉形成的病理脑血管团，可随人体发育增长。小型AVM不及1cm，巨大AVM可达10cm。畸形血管团周围脑组织因缺血而萎缩，呈胶质增生。畸形血管表面的蛛网膜色白且厚。颅内AVM可位于脑组织任何部位，大脑半球AVM多呈楔形，其尖端指向侧脑室。

二、病因和病机

颅内动静脉畸形是一种先天性疾病，是胚胎发育过程中脑血管发生变异而形成的。其畸形大小不等，小的呈粟粒状，直径仅几毫米，大的直径可至10cm。因为动脉血没有经过毛细血管床而直接进入静脉，血流阻力急速下降，导致局部脑动脉压降低，脑静脉压增高，从而造成血流动力学的紊乱以及血管壁结构的损伤，常可发生颅内出血和脑盗血所致的症状。

三、临床表现

1. 出血　30%~65%的AVM首发症状是出血，出血好发年龄20~40岁。多发生在颅内，有1/3引起蛛网膜下隙出血，占蛛网膜下隙出血的9%，次于颅内动脉。妇女妊娠期AVM出血的危险很高。

2. 抽搐　额、颞部AVM的青年病人多以抽搐为首发症状。抽搐与脑缺血、病灶周围进行性胶质增生，以及出血后含铁血黄素刺激大脑皮质有关。

3. 头痛　可局部头痛，也可全头痛，间断性或迁移性。头痛可能与供血动脉、引流静脉以及静脉窦扩张有关，或因AVM小量出血、脑积水和颅内压增高有关。

4. 神经功能缺损　由于AVM盗血、颅内出血或合并脑积水，病人进行性神经功能缺损，运动、感觉、视野以及语言功能障碍。个别病人可有头部杂音或三叉神经痛。

5. 儿童大脑大静脉畸形　也称大脑大静脉动脉瘤，可以导致心衰和脑积水。

四、诊断

1. 诊断　自发性颅内血肿或SAH的年轻患者应考虑脑AVM，对伴有发作史或头痛史但以往无内压增高者更要高度怀疑。头颅CT与MRI检查，有助于诊断成立。DSA是AVM确诊的最重要手段。

2. 鉴别诊断　AVM除需与颅内动脉、高血压脑出血及海绵状血管瘤等鉴别外，还需与出血的脑肿瘤鉴别，如恶性胶质瘤、实体型血管网状细胞瘤、脑膜瘤及脑转移瘤等。

五、常见并发症

1. 颅内出血　结构异常的动脉或静脉管壁在大流量的血液冲击下进一步损伤，局部破裂出血；伴发的动脉瘤破裂出血；AVM周围长期处于扩张状态的脑血管管壁结构发生改变，当脑灌注压骤然升高时，扩张血管破裂出血。

2. 脑盗血　脑动脉的大量血液通过瘘管，迅速流入静脉，局部脑动脉压降低，致使病灶周围的脑组织得不到应有的血液灌注，出现脑盗血现象。

3. 脑过度灌注　通常在中大型，尤其是巨大型AVM切除术中或术后急速发生脑肿胀、脑水肿和手术创面弥漫性小血管破裂出血等现象，称为脑过度灌注现象，亦称为"正常灌注压突破现象（NPPB）"。

4. 内压增高　动静脉畸形有一定的扩张能力，引起脑脊液流通阻塞，如果出现头痛伴视盘水肿，要考虑颅内压增高。

六、治疗原则

AVM治疗的目的是防止和杜绝病灶破裂出血，减轻或纠正"脑盗血"现象，改善脑组织的血供，缓解神经功能障碍，减少癫痫的发作，提高患者的生活质量。

1. 手术　是最根本的治疗方法。常见手术方式有两种：

（1）动静脉畸形切除术。

（2）供血动脉结扎术。

目前，动静脉畸形血管切除术仍是最可靠的治疗方法。

2. 介入治疗　对血流丰富且体积较大者可进行血管内栓塞术。现在通常用人工栓塞作为切除术前的辅助手段。

3. 放射治疗　主要应用于直径小于3cm，位置深、风险大、不易手术者，也用于手术后残留病灶的补充治疗。

七、护理评估

1. 按中医整体观念，运用望、闻、问、切的方法评估病证、舌象、脉象及情志状态。

2. 有无癫痫发作史，有无持续性或反复发作性头痛，有无血管杂音。

3. 了解病人家庭情况及心理状态。

八、一般护理

1. 按外科及本系统疾病一般护理常规执行。

2. 保持病室安静，温湿度适宜。

3. 术前护理。

（1）卧床休息，避免情绪激动。

（2）嘱病人进营养丰富、易消化的食物，术前禁饮禁食8小时。

（3）监测生命体征及神志、瞳孔的变化。

（4）介入手术者术前术区备皮（腹股沟及会阴部）。建立静脉通道时最好能选择左侧上肢，以免影响医生术中操作。

（5）鼓励患者家属和朋友给予患者关心和支持。

4. 术后护理。

（1）清醒病人保持头高位，保持病人肢体的功能位。介入术后患者需平卧24小时，穿刺肢体伸直，禁止蜷曲。

（2）维护病室安静和病人情绪的稳定。

（3）清醒后鼓励进高蛋白饮食。

（4）病情观察：①监测生命体征变化，严格调控血压，防止因血压变化而诱发脑血管痉挛及颅内再出血的可能。②遵医嘱给予脱水剂，准确记录出入量。③介入手术病人观繁穿刺点出血征象，伤口有无渗血渗液，若有，应及时通知医生并更换敷料。④注意观察肢体活动及感觉情况，如有异常通知医师。

（5）保持呼吸道通畅，充分给氧，定时给予拍背。

（6）遵医嘱应用镇静剂和抗癫痫药物，防止患者躁动和癫痫发作，并做好安全护理。

（7）采用护理干预手段，避免引起血压和内压增高的因素，如用力咳嗽、排便、情绪激动等。

（8）做好情志护理，树立其战胜疾病的信心。

九、健康教育

1. 向病人讲解疾病的相关知识。

2. 指导患者写头痛日记，包括头痛时间、部位、诱因等，教育患者配合规范治疗的重要性，指导正确给药，讲解过量和经常使用某些药物可能产生的不良作用。

3. 根据病人术前神经运动功能障碍程度和健康状况，适当进行康复锻炼。平时应加强锻炼，增强体质，抵制外邪。

4. 如感不适及时就医，定期复查。

第十三节　颈动脉海绵窦瘘

一、概述

颈动脉海绵窦瘘（Carotid cavernous fistula，CCF）是颅内动脉，颈外动脉或其分支与海绵窦之间发生动静脉交通，造成颅内血流紊乱而引起一系列病理变化的一类疾病。按发生原因分为外伤性，自发性，先天性三种情况。按血流动力学分为直接型（又称高流量）和间接型（又称低流量型）。

二、病因和病机

1. 直接型CCF　多因头部外伤引起，常合并颅底骨折，少数继发于硬脑膜动静脉畸形或破裂的海绵突动脉瘤。男性多见。

2. 间接型CCF。

（1）大多是自发性的。好发于女性，尤其多见于50～60岁经期以后或妊娠妇女。

（2）先天性血管肌纤维发育不良，血管弹性差，易破裂形成瘘。

（3）颅脑外伤和颅脑手术所引起。

三、临床表现

1. 搏动性突眼　为最常见的症状，患侧眼球向前突出，并有与动脉一致的跳动。触摸眼球可感到搏动及血液流过时的搏动感。

2. 颅内杂音　杂音为轰鸣样持续不断，与脉搏一致，听诊检查时在患者侧眼眶，额部，外耳乳突部，颞部甚至整个头部听到与心率一致的杂音。用手指压迫患侧颈总动脉杂音减弱或消失，而压迫对侧颈总动脉则杂音更响。

3. 球结膜充血与水肿　患眼眶内，视网膜，眼结膜静脉怒张充血水肿，严重时眼结膜翻出眼睑之外。眼睑闭合困难可并发暴露性角膜炎。

4. 眼球运动障碍　患侧眼球各项运动受限，伴有复视甚至眼球固定。

5. 视力受损　患侧视力下降，甚至失明。

6. 鼻出血　有时出血量较大，可引起出血性休克，需急诊处理。

7. 神经功能受损　可导致不同程度的神经系统功能障碍，表现为精神症状，癫痫，偏瘫甚至昏迷。

四、诊断

（一）诊断

头部外伤后出现搏动性突眼、颅内杂音、眼结膜充血水、鼻出血等症状，应高度怀疑直接型CCF。头颅CT、MRI和超声检查见眼球突出、眶内眼静脉或颅内引流静脉增粗等表现，均有助于诊断。中老年及妊娠妇女，自发起病，缓慢发展，有头痛、突眼、颅内杂音、视力减退等症状，再结合CT、MRI和超声的特征性所见，应考虑间接型颈动脉海绵窦瘘。疑似CCF均需DSA以确诊。

（二）鉴别诊断

CCF需与下列疾病鉴别：

1. 突眼性甲状腺功能亢进、眶内及球后肿瘤或假性肿瘤等均有突眼表现，但无搏动和血管杂音。

2. 内海绵状血管瘤、动脉瘤、动脉畸形等，鉴别比较困难，尤其与流量较小的CCF难以鉴别，需依靠DSA检查。

3. 海绵窦血栓性静脉炎或血栓形成，症状与颈动脉窦瘘十分相似，但没有眼球搏动和血管杂音。

4. 眶顶缺损，脑组织向缺损处膨出，引起突眼，并可因脑搏动传至眼球，而出现眼球搏动，但无血管杂音。

五、常见并发症

1. 术后颅内出血　患者意识加深，双瞳不等大，伤口敷料有新鲜血液渗出，神经功能废损加重。

2. 穿刺部位血肿　穿刺部位皮下出现瘀血青紫，疼痛。

3. 脑过度灌注　患者剧烈头痛眼胀。

4. 脑梗死　患者出现失语，肢体麻木。

六、治疗原则

CCF治疗的主要目的是保护视力，消除杂音，防止脑缺血、脑出血和鼻出血。治疗原则是尽可能关闭瘘颈内动脉的通畅。治疗方法如下：

1. 取决于瘘口的大小、流量、动脉供血及静脉弓引流途径。若瘘孔不大，可能自愈。

2. 若大量鼻血、急性视力下降或失明、颅内血肿或蛛网膜下隙出血及严重脑缺血者，应作急症治疗。

3. DSA发现皮质引流静脉瘀血的，即使没有合并颅内出血，也提倡急症治疗。

4. 介入治疗，即血管内栓塞术，血管内可脱性球囊或弹簧等材料封闭瘘口，为首选治疗。

5. 若介入治疗困难再考虑直接手术。

七、护理评估

1. 按中医整体观念，运用望、闻、问、切的方法评估病证、舌象、脉象及情志状态。

2. 详细询问病人有无外伤史。

3. 评估头痛程度、血压改变及意识、瞳孔的情况。

4. 了解病人精神紧张的程度。

5. 通过CT扫描片及脑血管造影了解瘘口的大小、形状、部位。

6. 了解病人家庭情况。

八、一般护理

（一）术前护理

1. 心理护理。

（1）解释手术的必要性，手术方式，注意事项。

（2）鼓励患者表达自身感受。

（3）教会患者自我放松的方法。

（4）对个体情况进行有针对性的心理护理。

（5）鼓励患者家属和朋友给予患者关心和支持。

2. 营养护理　根据情况给予高蛋白，高热量，高维生素，低脂肪，易消化食物。

3. 胃肠道准备　术前8小时禁食禁饮。

4. 眼部护理。

（1）观察并记录患者眼部体征，眼球突出情况，眼结膜充血，眼球活动。

（2）观察视力情况，如有视力下降或失明，要加强安全护理。

（3）加强眼部护理，以防角膜溃疡和眼角膜炎，白天用眼药水滴眼，晚上涂红霉素眼药膏并覆盖湿盐水布，用消毒棉签擦拭眼内分泌物。对眼结膜感染者，先用0.9%氯化钠溶液清洗眼内分泌物，然后再滴眼药水。

（4）Maas实验其目的是评估患者对脑缺血的耐受力。

（二）术后护理

1. 严密观察股动脉伤口敷料情况。

2. 拔管后按压局部伤口4～6小时，先用手压2小时，再用沙袋加压4小时压力要适度，或用股动脉压迫器压迫穿刺点，以不影响下肢血液循环为宜。

3. 注意观察双足背动脉搏动、皮肤温度及末梢血运情况。

4. 嘱患者穿刺侧肢体伸直，不可弯曲24小时。

5. 饮食护理术后清醒患者当天禁食，第2天可进半流质饮食，以后逐渐过渡到普食。昏迷患者则于第2天安置保留胃管，给予管流质饮食。饮食以高蛋白，高维生素，清淡易消化的食物为宜。

6. 体位与活动患者清醒后抬高床头30°，能改善脑静脉回流和降低颅内压，头部应处于中间位，避免转向两侧。

九、健康教育

1. 饮食以高蛋白，高维生素，清淡易消化的食物为宜。

2. 患者术后活动应循序渐进，首先在床上坐，后在床边坐，再在陪护搀护下下地活动，避免突然改变体位引起脑部供血不足致头昏或昏倒。

3. 指导患者做好眼睛护理。用3%硼酸湿纱布覆盖，直至眼球充血，水肿完全消失。保持眼部卫生，洗脸用清洁柔软毛巾，勿揉眼部。日间戴太阳镜或眼镜保护，夜间用干净湿纱布覆盖，眼睛干燥时可用眼药水。

4. 指导患者持术后抗凝和抗血小板药物治疗。

5. 嘱病人术后3个月、6个月、1年后分别复查。

6. 保持稳定的情绪，保持良好的生活习惯，活动规律，睡眠充足，劳逸结合。

7. 根据患者不同的心理情况进行不同的心理指导，解释病情，介绍相关疾病知识给予患者支持。

第十三节 先天性脑积水

一、概述

先天性脑积水（congenital hydrocephalus）又称儿脑积水（infantile hydrocephalus），是指婴幼儿时期脑室系统或蛛网膜下腔积聚大量脑脊液，导致脑室或蛛网膜下腔异常扩大，并出现内压增高和脑功能障碍。先天性脑积水是最常见的先天性神经系统畸形疾病之一，多见于2岁以内的婴幼儿。

根据脑积水发展速度、脑室扩张程度和临床症状的表现，将脑积水分为急性进展性脑积水、慢性脑积水、正常颅压脑积水和静止性脑积水

二、病因和病机

确切病因尚不明，只有少数能找到确切的遗传关联，而更多的则归因于发育异常、肿瘤性梗阻、出血、感染、创伤等。脑积水多为临床渐进过程，脑室扩张造成颅内压升高、神经和血管受压移位和脑缺血性损害，使病人神经功能逐渐恶化。当这一过程发生在胚胎期和婴幼儿期时，其对脑发育的影响更为严重。

三、临床表现

同类型脑积水在不同年龄的病人群体中呈现多种多样的表现。新生儿病人由于特有的解剖生理特点，缺乏表达能力，其临床表现有别于成人，需要细致地观察和对比。

1. 颅压增高引起的症状　儿童和成人脑积水进展期，颅缝已闭使颅腔的代偿作用丧失，因此头痛、呕吐、视盘水肿的症状更为突出。而婴幼儿则不易出现上述典型症状。取而代之的是喂养困难、易激惹和头围增长过快等表现。

2. 头围和头部形态异常　婴幼儿头围增长超过2cm／月，尤其伴随着前囟膨隆、前囟增大、颜缝开裂等，应引起高度关注。头皮菲薄、头皮静脉怒张、"落日征"等均提示脑积水的可能。头部叩诊可听到破壶音（Macewen征）。

3. 神经功能障碍　患儿神经系统体征可发现眼球震、共济失调、四肢肌张力增强或轻瘫等。早期或病情轻时可出现生长发育迟缓，病情重时可见生长发育障碍、智力差、视力减退、肢体瘫痪。

4. 静止期脑积水　又称之为"代偿性脑积水"，指脑积水进展到一定程度后趋于平衡，无头围进行性增大和临床症状加重的表现。

四、诊断

1. 诊断　根据其典型的临床表现，不难做出婴儿脑积水的诊断。但对于轻度的婴

儿脑积水及早期的儿童脑积水则早期诊断有困难，需作下述检查。

（1）头围的动态观察：婴儿头围随着年龄的增长而呈现相对恒定的增长范围。而脑积水患儿，其头围增长会超出这一范围数，有时头围增大可达正常增大值的2~3倍。

（2）颅骨X线平片：典型表现颅骨变薄、骨缝增宽、脑回压迹加深等表现，常需数周至数月方能显现。现在已逐渐被更精确手段所取代。

（3）头部CT检查：安全快捷，可以显示脑室扩张部位和程度，寻找病因。

（4）头部MRI检查：能准确地显示脑室和蛛网膜下隙各部位的形态、大小和狭窄部位，表示梗阻原因和其他合并异常情况，较CT敏感。

2. 鉴别诊断　先天性脑积水需要与婴儿硬脑膜下血肿或积液、佝偻病、脑发育不全积水性无脑畸形及巨脑畸形这五种疾病相鉴别。

五、常见并发症

1. 颅内出血　由于长期颅内高压所致的脑功能障碍，以及脑室壁突然破裂，或因大量的脑脊液由嗅丝脑膜裂口经鼻腔流失而引起的颅内低压或出血。

2. 脑疝　患儿病情急剧进展，可因发生脑疝而死亡。

3. 分流系统阻塞　是手术后最常见的并发症。可出现在术后任何时间段，最常见于术后6个月。

4. 感染　多发生在分流术后2个月内。可有伤口感染、脑膜炎、腹膜炎、分流管感染等。一旦出现分流管感染，单纯依靠抗生素治疗通常无效，应协助医师取出分流管并予对症处理。

六、治疗原则

除极少数经利尿、脱水等治疗或未经治疗可缓解症状，停止发展外，绝大多数脑积水患儿需行手术治疗。目前常采用的治疗方式如下：

1. 非手术治疗　通常都是暂时性的措施。对于静脉窦的闭塞、脑膜炎、新生儿脑室内出血等可能有效。药物治疗包括乙酰唑胺、脱水剂等。对于新生儿脑室内出血，多次腰椎穿刺可以缓解部分患儿的脑积水。可能的情况下应作为治疗的首选。

2. 手术治疗　目前采用的手术有脑室腹腔分流术、腰大池腹腔分流术、脑室右心房分流术、神经内镜下Ⅲ脑室造瘘术等。

第三章　泌尿系统疾病护理

第一节　概　述

泌尿系统由肾脏、输尿管、膀胱和尿道等器官组成。其中肾脏是人体重要的生命器官，其主要功能是生成尿液，以排泄代谢产物及调节水、电解质和酸碱代谢的平衡，维持机体内环境的稳定。此外，肾脏还具有重要的内分泌功能。泌尿系统的其余器官均为排尿管道。

一、肾脏的解剖和组织学结构

肾实质分皮质和髓质两部分。皮质位于髓质表层，主要由肾小体和肾小管构成。髓质位于皮质深部，由十余个肾锥体组成，锥体的尖端终止于肾乳头。肾单位和集合管生成的尿液，经集合管在肾乳头的开口处流入肾小盏，再进入肾大盏和肾盂，最后经输尿管进入膀胱。排尿时，膀胱内的尿液经尿道排出体外。

每个肾脏约有100万个肾单位。肾单位是肾脏结构和功能的基本单位，由肾小体和肾小管组成。肾小体是由肾小球及肾小囊构成的球状结构。肾小球为肾单位的起始部分，包括入球小动脉、毛细血管丛、出球小动脉及系膜组织。入球小动脉从肾小囊的血管极处穿入囊内，分成4～5支，每支形成一簇网状毛细血管丛，其后又汇成1支出球小动脉离开肾小囊。系膜组织充填于毛细血管间，由系膜细胞和基质组成，起支架、调节毛细血管血流、修补基质以及清除异物和代谢产物的作用。系膜细胞异常增生、系膜基质增多及免疫球蛋白沉积是某些肾小球疾病的病理基础。肾小囊包绕肾小球，分为脏、壁两层，其间为肾小囊腔，与近曲小管相通。肾小管分为近端小管、细段和远端小管，近、远端小管又分为曲部和直部两段，近、远端小管的直部和细段组成U字形的肾小管祥。远端小管最后汇入集合管。

肾小球毛细血管内的血浆经滤过进入肾小囊，其间的结构称为滤过膜。滤过膜由肾小球毛细血管的内皮细胞、基膜和肾小囊脏层足突细胞的足突构成。滤过膜内层是毛细血管内皮细胞，上面有许多小孔，称窗孔，可允许小分子溶质和小分子量蛋白质通过，但血细胞不能通过。此外，毛细血管内皮细胞表面有带负电荷的糖蛋白，可阻碍带负电荷的蛋白质通过。基膜由基质和一些带负电荷的蛋白质构成，基膜上有多角形网孔，网孔的大小决定可通过的溶质分子的大小，是阻碍血浆蛋白滤过的重要屏障。滤过膜外层是肾小囊上皮细胞，上皮细胞的长突起相互交错，其间的裂隙是滤过膜的最后一道屏障。不同物质通过滤过膜的能力取决于被滤过物质分子的大小及其所带的电荷。病理情况下，滤过膜的面积和通透性可发生变化，从而影响肾小球的滤过。

肾小球旁器由球旁细胞、致密斑和球外系膜细胞组成。球旁细胞位于人球小动脉终末部的中膜内，其内有许多分泌肾素的特殊颗粒。致密斑位于皮质部髓袢升支，可感受远曲小管内液体容量和钠浓度的变化，调节球旁细胞分泌肾素。球外系膜细胞是人球小动脉和出球小动脉之间的一群细胞，具有吞噬功能，其细胞内的肌丝收缩可调节肾小球的滤过面积。

肾间质为充填于肾单位各部分和血管之间的少量结缔组织，内有血管、淋巴管和神经穿行。从皮质到髓质内区，肾间质数量和间质细胞的数目不断增加。

二、肾脏的生理功能

（一）肾小球的滤过功能

正常成人双侧肾脏血流量约为1L／min，当血液流经肾小球时，除血细胞和大分子蛋白质外，几乎所有的血浆成分均可通过肾小球滤过膜进入肾小囊，形成与血浆等渗的原尿，即肾小球滤过液。肾小球滤过率（glomerularfiltrationrate，GFR）受滤过膜的通透性、滤过面积、有效滤过压及肾血流量的影响。

（二）肾小管功能

1. 重吸收功能　原尿流经肾小管，绝大部分物质被近端小管重吸收进入血液循环，如大部分的葡萄糖、氨基酸、蛋白质、维生素、钾、钙、钠、水、无机磷等，一些毒物、药物和代谢废物不被重吸收而随尿排出体外。

2. 分泌和排泄功能　肾小管上皮细胞可将本身产生的或血液内的某些物质排泌到尿中，如H^+、NH_3、肌酐和某些药物等，以调节机体电解质、酸碱代谢的平衡和排出废物。

3. 浓缩和稀释功能　通过逆流倍增、髓质渗透梯度及抗利尿激素的作用，肾脏对水具有强大的调节功能。体内水过多时，肾脏稀释尿液，排水量增加；体内缺水时，肾小管对水的重吸收增加，排水量减少。肾脏的浓缩和稀释功能可反映远端肾小管和集合管对水平衡的调节能力。肾衰竭病人的肾脏对水代谢的调节功能障碍，可发生水潴留或脱水。

（三）肾脏的内分泌功能

肾脏所分泌的激素分为血管活性激素和非血管活性激素。血管活性激素参与肾的生理功能，调节肾脏的血流动力学和水钠代谢，包括肾素、前列腺素、激肽释放酶等。非血管活性激素主要作用于全身，包括1-羟化酶和促红细胞生成素等。

1. 肾素（renin） 肾素主要由肾小球旁器的球旁细胞产生，肾灌注压下降、交感神经兴奋及体内钠含量的减少均可刺激其分泌。导致肾素分泌增加的常见病理或生理性原因有：

（1）急性血、应用利尿剂、肝硬化大量腹腔积液等致肾灌注压下降。

（2）运动、寒冷刺激、应用外周血管收缩剂等引起交感神经兴奋。

（3）过度限制钠的摄入和失钠：肾素可使肝脏产生的血管紧张素原转变为血管紧张素Ⅰ，再经肺、肾的转换酶作用生成血管紧张素Ⅱ及Ⅲ。血管紧张素Ⅱ和Ⅲ直接引起小动脉平滑肌收缩使血压上升，同时血管紧张素Ⅱ和Ⅲ还可刺激醛固酮的分泌，促进钠的潴留，增加血容量，使血压升高。

2. 前列腺素（prostaglandin，PG） 肾脏的PG大部分由肾髓质的间质细胞分泌，主要有PGE2、PGA2和少许PGF2，前两者能扩张肾血管，增加肾血流量和水钠排出，使血压降低。PGF2a则有收缩血管的作用。

3. 激肽释放酶（kallikrein） 肾皮质内所含的缓激肽释放酶可促使激肽原生成激肽（主要是缓激肽），后者可扩张小动脉，增加肾血流量，并刺激前列腺素的分泌。肾脏激肽释放酶的产生和分泌受细胞外液量、体内钠量和肾血流量等诸多因素的影响。

4. 1α羟化酶（1ahydroxylase） 肾皮质可产生α羟化酶，促使25-羟维生素D_3转化为活化形式的1，25-（OH）$_2D_3$。1，25-（OH）$_2D_3$具有促进小肠对钙、磷的吸收，促进肾小管对钙、磷的重吸收以及骨钙动员等作用。慢性肾衰竭时，因肾实质损害导致1，25-（OH）$_2D_3$生成减少，可出现低钙血症，从而诱发肾性骨营养不良。

5. 促红细胞生成素（erythropoietin，EPO） EPO具有促进骨髓造血细胞和原红细胞的分化成熟、促进网织红细胞释放人血以及加速血红蛋白合成等作用。肾脏疾病常伴有贫血、肾性贫血的发生与肾实质破坏导致EPO形成减少有关。

此外，肾脏是许多肾外分泌的激素如甲状腺激素、抗利尿激素、降钙素等的重要靶器官，以及某些肾外分泌的激素如促胃液素、胰岛素、胰高血糖素等的主要降解场所。

三、护理评估

在全面收集病人的主客观资料的基础上，将泌尿系统疾病病人护理评估的重点内容归纳如下：

（一）病史

1. 患病及治疗经过。

（1）患病经过：应详细询问起病时间、起病急缓、有无明显诱因、有无相关的疾病病史和家族史、患病后的主要症状及其特点。

在询问诱因与病因时，不同类型疾病的侧重点不一。如急性肾小球肾炎应重点了解有无反复咽炎、扁桃体炎等上呼吸道感染和皮肤脓疱疮等化脓性感染史；遗传性肾炎、多囊肾等应了解家族中有无同样或类似疾病的病人；肾功能受损者除询问有无肾脏疾病史外，还应注意询问有无高血压、糖尿病、过敏性紫癜、系统性红斑狼疮等疾病病史以及有无长期服用对肾有损害的药物。

在询问症状时，应着重了解有无肉眼血尿、尿量改变、排尿异常，有无水肿，有无腰痛、夜尿增加以及尿毒症的症状。了解症状演变发展过程，是否出现并发症。需注意，症状的严重程度与肾功能损害程度不一定相符，某些肾功能已严重损害的病人可以很长时间内无明显症状，而某些并不很晚期但快速进展的病人可能伴有许多严重的症状。

（2）检查及治疗经过：了解病人曾做过哪些检查及其结果；了解其治疗的经过、效果以及是否遵医嘱治疗；了解目前用药情况包括药物种类、剂量、用法，是按医嘱用药还是自行购买使用，有无明确的药物过敏史。由于泌尿系统疾病病人常需调整水、钠、钾、蛋白质等的摄入，评估时应详细了解病人有无特殊的饮食治疗要求及其依从情况。对于依从性差者，需评估原因。

（3）目前的主要不适及病情变化：询问目前最突出的症状及其变化，评估这些症状对机体的影响；了解病人食欲、睡眠、体重等方面有无改变。

2. 心理-社会资料。

（1）疾病知识：评估病人对所患疾病的性质、过程、预后、防治等各方面知识的了解程度。

（2）心理状态：了解病人的情绪和精神状态，有无紧张、焦虑、抑郁、绝望等负性情绪及其程度。由于肾脏疾病大多时轻时重、迁延不愈，治疗上较为困难，病人常会出现各种不利于其疾病治疗的负性情绪，尤其是病情未控制、反复发作、预后差的病人，因此需注意评估病人的心理状态，并及时予以干预。

（3）患病对日常生活、学习或工作的影响：许多泌尿系统疾病的康复需要病人卧床休息，减少体力活动，故需详细评估病人患病后的日常活动、社会活动有无改变及其程度。

（4）社会支持系统：了解病人的家庭成员组成、家庭经济状况、家属对病人所患疾病的认知以及家属对病人的关心和支持程度；了解病人的工作单位所能提供的支持，有无医疗保障；评估病人出院后的就医条件，能否得到及时有效的社区保健服务。尤其慢性肾衰竭病人常需行肾移植术或长期维持性透析治疗，个人往往难以承担高额的医疗费用，故对其社会支持系统的评估非常重要。

3. 生活史。

（1）生活方式：了解病人的日常生活是否规律，工作是否紧张，有无过度劳累；是否进行规律锻炼；是否注意个人卫生，经常更换内衣裤和清洗会阴部等。

（2）饮食方式：询问病人平时的饮食习惯及食欲，包括每天摄取的食物品种、量、口味以及有无特殊嗜好如喜食较咸食物等。询问病人每天液体的摄入量及种类。

（二）身体评估

1. 一般状态　病人的精神、意识、营养状况、体重以及有无高血压和体温升高。

2. 皮肤黏膜　皮肤黏膜有无苍白、尿素结晶、抓痕和色素沉着，有无水肿，如有则需评估水肿特点，包括水肿的出现时间、部位、是否为凹陷性等。

3. 胸部检查　有无胸腔积液，肺底部有无湿啰音，心界是否扩大。

4. 腹部检查　有无移动性浊音，有无肾区叩击痛及输尿管点压痛。

（三）实验室及其他检查

1. 尿液检查。

（1）尿液一般性状检查：包括尿量、颜色、性状、气味、酸碱度及比重等。

（2）尿液化学检查：包括蛋白质、葡萄糖等。

（3）尿显微镜检查：包括细胞、管型及结晶体。

（4）尿沉渣定量检查和尿细菌学检查等。

尿常规检查可用任何时间段的新鲜尿液，但最好是清晨第一次尿，因晨尿在膀胱内存留时间长，各种成分浓缩，有利于尿液有形成分的检出，而且又无食物因素的干扰。尿标本留取后宜立即送检，从标本采集到检验完成，夏天不应超过1小时，冬天不应超过2小时。若不能立即送检，应加防腐剂并冷藏保存。收集标本的容器应清洁干燥，女性病人应避开月经期，防止阴道分泌物或经血混入。蛋白定量试验应留取24小时尿标本，并加防腐剂。尿细菌学培养需用无菌试管留取清晨第1次清洁中段尿，并注意以下几点：①在应用抗菌药之前或停用抗菌药5日之后留取尿标本；②留取尿液时要严格无菌操作，先充分清洁外阴或包皮，消毒尿道口，再留取中段尿液；③尿标本必须在1小时内作细菌培养，否则需冷藏保存。

2. 肾功能检查。

（1）肾小球滤过功能：内生肌酐清除率（endogenous creatinine clearance rate，Ccr）是检查肾小球滤过功能最常用的指标。在控制饮食、排除外源性肌酐来源的前提下，Ccr能可靠地反映肾小球的滤过功能，并较早反映其异常。Ccr测定前，要求病人连续3天低蛋白饮食（蛋白质<40g／d，禁食鱼、肉），禁饮咖啡、茶等具有兴奋作用的饮料，避免剧烈运动。第4天晨8点将尿排尽后，收集24小时尿液，并在同一天采血2～3ml进行测定。Ccr测定可动态观察并判断肾脏疾病的进展和预后，指导治疗。Ccr<40ml／min时，需限制蛋白质摄入；Ccr<30ml／min时，使用噻嗪类利尿剂常无效；Ccr<10ml／min时，对呋塞米等利尿药物的疗效明显减低，需行透析治疗。

临床上也常用血尿素氮和血肌酐值来判断肾小球的滤过功能，但两者均在肾功能严重损害时才明显升高，故不能作为早期诊断指标。血尿素氮还易受肾外因素的影响，如高蛋白饮食、高分解状态、上消化道大出血等，其特异性不如血肌酐，但血尿素氮增高的程度与病情严重程度成正比，故对肾衰竭诊断有特殊价值。

（2）肾小管功能测定：包括近端和远端肾小管功能测定。检查近端肾小管功能常用尿 β_2 微球蛋白测定。检查远端小管功能常采用尿浓缩稀释试验和尿渗量（尿渗透压）测定。

β_2 微球蛋白为体内有核细胞产生的低分子量蛋白，自肾小球滤过后，被近端肾小管重吸收和分解代谢。近端肾小管功能障碍时，尿中 β_2 微球蛋白排泄增多，称为肾小管蛋白尿。

尿浓缩稀释试验是在日常或特定的饮食条件下，通过测定尿量及其比重，以判断肾单位远端（髓襻、远端小管、集合管）对水平衡的调节能力。常用方法有昼夜尿比重试验（又称莫氏试验，Mosenthal's test）和3小时尿比重试验。莫氏试验要求病人保持正常饮食，但每餐食物中含水量不宜超过500～600ml，除三餐外不再饮任何液体。3h尿比重试验病人仅需保持日常饮食和活动即可。早期浓缩功能不佳多表现为夜尿量增多。

尿渗量和尿比重均反映尿中溶质的含量，但尿蛋白、葡萄糖等对尿比重的影响较尿渗量大，故在判断肾浓缩—稀释功能上，测定尿渗量较尿比重更有意义。尿渗量测定：前一天晚餐后，病人需禁饮8小时，然后留取晨尿，同时采集静脉血。尿渗量、血浆渗量的比值降低，说明肾浓缩功能受损；尿渗量、血浆渗量的比值等于或接近1，说明肾浓缩功能接近完全丧失。

3. 免疫学检查　许多原发性肾脏疾病与免疫炎症反应有关，故免疫学检查有助于疾病类型及病因的判断。常用的检查项目包括血清补体成分测定（血清总补体、C3等）、血清抗链球菌溶血素"0"的测定。血清抗链球菌溶血素"0"滴度增高对肾小球肾炎的诊断有重要价值。

4. 肾活组织检查（renalbiopsy，RB）　肾穿刺活体组织检查有助于确定肾脏病的病理类型，对协助肾实质疾病的诊断、指导治疗及判断预后有重要意义。肾活组织检查为创伤性检查，可发生损伤、出血或感染，故应做好术前和术后护理。

（1）术前护理包括：①术前向病人解释检查的目的和意义，消除其恐惧心理；②教会病人憋气及床上排尿；③检查血常规、出血与凝血功能及肾功能，以了解有无贫血、出血倾向及肾功能水平。

（2）术后护理包括：①穿刺点沙袋压迫，腹带包扎；②卧床休息24小时，前6小时必须仰卧于硬板床，不可翻身；③密切观察有无腹痛、腰痛，监测生命体征及尿色；④嘱病人多饮水，以免血块阻塞尿路；⑤给予5%碳酸氢钠静滴，以碱化尿液，促进造影剂排泄，减少对肾脏的影响，必要时使用止血药及抗生素，以防止出血和感染。

5. 影像学检查　可了解泌尿系统器官的形态、位置、功能及有无占位性病变，以协助诊断。常用的检查项目包括泌尿系统平片、静脉肾盂造影（intravenous pyelography，IVP）及逆行肾盂造影（retrograde phelography）、肾动静脉造影、膀胱镜检查、B超、CT、磁共振显像等。尿路器械操作应注意无菌操作，避免引起尿路感染。

静脉尿路造影术检查前病人应予少渣饮食，避免摄入豆类等产气食物；检查前一天晚饭后2小时开水冲服番泻叶以清洁肠道；检查日晨禁食，造影前12小时禁水。另外，检查前应做碘过敏试验。检查后嘱病人多饮水，以促进残留在体内的造影剂尽快排出，减少对肾脏的毒性作用。

第二节　泌尿系统疾病病人常见症状体征的护理

一、肾源性水肿

水肿是肾小球疾病最常见的临床表现。肾小球疾病引起的水肿可分为两大类：①肾炎性水肿：主要系肾小球滤过率下降，而肾小管重吸收功能相对正常造成"球—管失衡"和肾小球滤过分数（肾小球滤过率、肾血浆流量）下降，导致水钠潴留而产生水肿。

同时，毛细血管通透性增高可进一步加重水肿。肾炎性水肿多从颜面部开始，重者可波及全身，指压凹陷不明显：①由于水钠潴留，血容量扩张，血压常可升高。②肾病性水肿：主要系长期大量蛋白尿造成血浆蛋白减少，血浆胶体渗透压降低，液体从血管内进入组织间隙，产生水肿。此外，继发性有效血容量减少可激活肾素–血管紧张素–醛固酮系统，使抗利尿激素分泌增多，进一步加重水肿。肾病性水肿一般较严重，多从下肢部位开始，常为全身性、体位性和凹陷性，可无高血压及循环瘀血的表现。

（一）护理评估

1. 病史　询问水肿发生的初始部位、时间、诱因及原因；水肿的特点、程度、进展情况、是否出现全身性水肿；有无尿量减少、头晕、乏力、呼吸困难、心跳加快、腹胀等伴随症状；水肿的治疗经过，尤其用药情况，应详细了解所用药物的种类、剂量、用法、疗程及其效果等；每天饮食水、钠盐摄入量；输液量、尿量及透析量；有无精神紧张、焦虑、抑郁等不良情绪。

2. 身体评估　评估病人的精神状况、生命体征、尿量及体重的改变；检查水肿的范围、程度、特点以及皮肤的完整性；注意有无肺部啰音、胸腔积液，有无腹部膨隆和移动性浊音。

3. 实验室及其他检查　了解尿常规、尿蛋白定性和定量检查、血清电解质、肾功能指标（包括Ccr、血尿素氮、血肌酐）、尿浓缩稀释试验等有无异常。了解病人有无做过静脉肾盂造影、B超、尿路平片、肾组织活检等，其结果如何。

（二）常用护理诊断、问题

1. 体液过多与肾小球滤过功能下降致水钠潴留、大量蛋白尿致血浆清蛋白浓度下降有关。

2. 有皮肤完整性受损的危险与皮肤水肿、营养不良有关。

（三）目标

1. 病人的水肿减轻或完全消退。

2. 无皮肤破损或感染发生。

（四）护理措施及依据

1. 体液过多。

（1）休息：严重水肿的病人应卧床休息，以增加肾血流量和尿量，缓解水钠潴留。下肢明显水肿者，卧床休息时可抬高下肢，以增加静脉回流，减轻水肿。阴囊水肿者可用吊带托起。水肿减轻后，病人可起床活动，但应避免劳累。

（2）饮食护理：包括：①钠盐：限制钠的摄入，予以少盐饮食，每天2～3g为宜。②液体：液体入量视水肿程度及尿量而定。若每天尿量达1000ml以上，一般不需严格限水，但不可过多饮水。若每天尿量小于500ml或有严重水肿者需限制水的摄入，重者应量出为入每天液体入量不应超过前一天24小时尿量加上不显性失水量（约500ml）。液体入量包括饮食、饮水、服药、输液等各种形式或途径进入体内的水分。③蛋白质：低蛋白血症所致水肿者，若无氮质潴留，可给予10g／（kg•d）的优质蛋白质，优质蛋白质是指富含必需氨基酸的动物蛋白，如牛奶、鸡蛋、鱼肉等，但不宜给予高蛋白饮食，因为高蛋白饮食可致尿蛋白增多而加重病情。有氮质血症的水肿病人，则应限制蛋白质的摄入，一般给予0.6～0.8g／（kg•d）的优质蛋白。慢性肾衰竭病人需根据GFR来调节蛋白质摄入量，GFR<50ml／min时应限制蛋白摄入量。④热量：补充足够的热量以免引起负氮平衡，尤其低蛋白饮食的病人，每天摄入的热量不应低于126kJ／（kg•d），即30kcal／（kg•d）。⑤其他：注意补充各种维生素。

（3）病情观察：记录24小时出入液量，监测尿量变化；定期测量病人体重；观察水肿的消长情况，观察有无胸腔、腹腔和心包积液；监测病人的生命体征，尤其是血压；观察有无急性左心衰竭和高血压脑病的表现；密切监测实验室检查结果包括尿常规、肾小球滤过率、血尿素氮、血肌酐、血浆蛋白、血清电解质等。

（4）用药护理：遵医嘱使用利尿剂，观察药物的疗效及不良反应。长期使用利尿剂应监测血清电解质和酸碱平衡情况，观察有无低钾血症、低钠血症、低氯性碱中毒。低钾血症表现为肌无力，腹胀、恶心、呕吐以及心律失常。低钠血症可出现无力、恶心，肌痛性痉挛，嗜睡和意识淡漠。低氯性碱中毒表现为呼吸浅慢，手足抽搐、肌痉挛，烦躁和谵妄。利尿过快过猛（如使用大剂量呋塞米）还可导致有效血容量不足，出现恶心、直立性眩晕、口干、心悸等症状。此外，呋塞米等强效利尿剂具有耳毒性，可引起耳鸣、眩晕以及听力丧失，应避免与链霉素等具有相同不良反应的氨基糖苷类抗生素同时使用。

（5）健康指导：

①告知病人出现水肿的原因，水肿与钠、水潴留的关系；

②教会病人根据病情合理安排每天食物的含盐量和饮水量；

③指导病人避免进食腌制食品、罐头食品、啤酒、汽水、味精、面包、豆腐干等含钠丰富的食物，并指导其使用无钠盐、醋和柠檬等增进食欲；

④教会病人通过正确测量每天出入液量、体重等评估水肿的变化；

⑤向病人详细介绍有关药物的名称、用法、剂量、作用和不良反应，并告诉病人不可擅自加量、减量和停药，尤其肾上腺糖皮质激素和环磷酰胺等免疫抑制剂。

2. 有皮肤完整性受损的危险。

（1）皮肤护理：水肿较重的病人应注意衣着柔软、宽松。长期卧床者，应嘱其经常变换体位，防止发生压疮；年老体弱者，可协助其翻身或用软垫支撑受压部位。水肿病人皮肤菲薄，易发生破损而感染，故需协助病人做好全身皮肤的清洁，清洗时勿过分用力，避免损伤皮肤。此外，水肿病人肌注时，应先将水肿皮肤推向一侧后进针，拔针后用无菌干棉球按压穿刺部位，以防进针口渗液而发生感染。严重水肿者应避免肌注，可采用静脉途径保证药物准确及时地输入。

（2）皮肤观察：观察皮肤有无红肿、破损和化脓等情况发生。

（五）评价

1. 病人的水肿减轻或消退。

2. 皮肤无损伤或发生感染。

二、尿路刺激征

尿路刺激征（urinary irritation symptoms）是指膀胱颈和膀胱三角区受炎症或机械刺激而引起的尿频、尿急、尿痛，可伴有排尿不尽感及下腹坠痛。尿频是指尿意频繁而每次尿量不多；尿急指一有尿意即尿急难忍的感觉；尿痛指排尿时伴有会阴或下腹部疼痛。

（一）护理评估

1. 病史　询问病人排尿情况，包括每天排尿的次数、尿量，有无尿急、尿痛及其严重程度；询问尿频、尿急、尿痛的起始时间，有无发热、腰痛等伴随症状，有无导尿、尿路器械检查等明显诱因，有无泌尿系统畸形、前列腺增生、妇科炎症等相关疾病病史；询问患病以来的治疗经过，药物使用情况，包括曾用药物的名称、剂量、用法、疗程及其疗效，有无发生不良反应；评估病人有无紧张、焦虑等不良心理反应。

2. 身体评估　评估病人的精神、营养状况，体温有无升高。肾区有无压痛、叩击痛，输尿管点有无压痛，尿道口有无红肿等。

3. 实验室及其他检查　通过尿液检查了解有无白细胞尿（脓尿）、血尿和菌尿，

24h尿量有无异常，有无夜尿增多和尿比重降低。通过影像学检查了解肾脏大小、外形有无异常，尿路有无畸形或梗阻。

（二）常用护理诊断、问题

排尿障碍：尿频、尿急、尿痛 与尿路感染所致的膀胱激惹状态有关。

（三）目标

病人的尿频、尿急、尿痛有所减轻或消失。

（四）护理措施及依据

排尿障碍：尿频、尿急、尿痛。

1. 休息　急性发作期应注意卧床休息，宜取屈曲位，尽量勿站立或坐直。保持心情愉快，因过分紧张可加重尿频。指导病人从事一些感兴趣的活动，如听轻音乐、欣赏小说、看电视或聊天等，以分散病人注意力，减轻焦虑，缓解尿路刺激征。

2. 增加水分的摄入　在无禁忌证的情形下，应尽量多饮水、勤排尿，以达到不断冲洗尿路，减少细菌在尿路停留的目的。尿路感染者每天摄水量不应低于2000ml，保证每天尿量在1500ml以上。

3. 保持皮肤黏膜的清洁　加强个人卫生，增加会阴清洗次数，减少肠道细菌侵入尿路，而引起感染的机会。女病人月经期间尤需注意会阴部的清洁。

4. 缓解疼痛　指导病人进行膀胱区热敷或按摩，以缓解局部肌肉痉挛，减轻疼痛。

5. 用药护理　遵医嘱给予抗菌药物和口服碳酸氢钠，注意观察药物的疗效及不良反应。碳酸氢钠可碱化尿液，减轻尿路刺激征。此外，尿路刺激征明显者可遵医嘱予以阿托品、普鲁苯辛等抗胆碱能药物。

（五）评价

病人尿频、尿急、尿痛减轻或完全消失。

三、高血压

肾脏疾病常伴有高血压，称肾性高血压，按病因可分为肾血管性和肾实质性两类。前者少见，为单侧或双侧肾动脉狭窄所致，其高血压程度较重，易进展为急进性高血压。后者多见，主要由急性或慢性肾小球肾炎、慢性肾盂肾炎、慢性肾衰竭等肾实质性疾病所引起，终末期肾脏疾病伴高血压者超过80%。肾性高血压按发生机制又可分为容量依赖型高血压和肾素依赖型高血压。前者的发生与水钠潴留致血容量扩张有关，见于急、慢性肾炎和大多数肾功能不全，限制水钠摄入或增加水钠排出可明显降低血压。后者为肾素-血管紧张素-醛固酮系统兴奋所致，一般降压药物效果差，限制水钠或使用利尿剂后反而可使病情加重，可应用血管紧张素转换酶抑制剂、血管紧张素Ⅱ受体拮抗剂和钙通道阻滞剂降压，多见于肾血管疾病和少数慢性肾衰竭晚期病人。肾实质性高血压中，80％以上为容量依赖型，仅10％左右为肾素依赖型，有部分病例同时存在两种因素。

四、尿异常

（一）尿量异常

正常人每天平均尿量约为1500ml，尿量的多少取决于肾小球滤过率和肾小管重吸收量。尿量异常包括少尿、无尿、多尿和夜尿增多。

1. 少尿和无尿　少尿（oliguresis）指每天尿量少于400ml，若每天尿量少于100ml称为无尿（anuresis）。少尿可因肾前性（如血容量不足或肾血管痉挛等）、肾性（急、慢性肾衰竭等）以及肾后性（如尿路梗阻等）因素引起。

2. 多尿　多尿（hyperdiuresis）指每天尿量超过2500ml。多尿分肾性和司巨肾性两类，肾性多尿见于各种原因所致的肾小管功能不全，非肾性多尿多见于糖尿病、尿崩症和溶质性利尿等。

3. 夜尿增多　夜尿增多（nocturia）指夜间尿量超过白天尿量或夜间尿量超过750ml。持续的夜尿增多，且尿比重低而固定，提示肾小管浓缩功能减退。

（二）蛋白尿

每天尿蛋白含量持续超过150mg，蛋白质定性试验呈阳性反应，称为蛋白，尿（albuminuria）。若每天持续超过$3.5g / 1.73m^2$（体表面积）或者$50mg / kg$体重，称大量蛋白尿，尿蛋白定性试验表现为+++～++++。蛋白尿按发生机制，可分为六类：

1. 肾小球性蛋白尿　此最常见，系肾小球滤过膜通透性增加或所带负电荷改变，导致原尿中蛋白量超过肾小管重吸收能力而引起。若病变致滤过膜孔径异常增大或断裂，血浆中各种分子量的蛋白质均可无选择地滤出，称非选择性蛋白尿；若病变仅使滤过膜上的负电荷减少，则只有血浆清蛋白滤过增加，称为选择性蛋白尿。选择性蛋白尿主要见于各种肾小球器质性疾病，其尿蛋白排出量较多，一般>2g / d。

2. 肾小管性蛋白尿　肾小管性蛋白尿系肾小管重吸收能力下降所致。蛋白尿常由p微球蛋白、溶菌酶等小分子蛋白质构成，一般<2g / d，多见于肾小管病变以及其他引起肾间质损害的病变。

3. 混合性蛋白尿　混合性蛋白尿为肾脏病变同时累及肾小球及肾小管时产生的蛋白尿，尿中所含的蛋白成分具有上述两种蛋白尿的特点，见于各种肾小球疾病的后期。

4. 溢出性蛋白尿　某些肾外疾病引起的血中异常蛋白如血红蛋白、本周蛋白和免疫球蛋白轻链等增加，经肾小球滤过后不能被肾小管全部重吸收而出现蛋白尿，多见于急性溶血性疾病、多发性骨髓瘤、巨球蛋白血症等。

5. 组织性蛋白尿　组织性蛋白尿系肾组织破坏后胞质中酶及蛋白释出所致，多为相对分子量较小的蛋白尿。此类蛋白尿一般与肾小球性、肾小管性蛋白尿同时发生。

6. 功能性蛋白尿　功能性蛋白尿为一过性蛋白尿，常因剧烈运动、高热，急性疾病七充血性心力衰竭或直立体位所致，蛋白尿程度较轻，一般<1g／d。

（三）血尿

新鲜尿沉渣每高倍视野红细胞>3个，或1小时尿红细胞计数超过10万，称为镜下血尿（hematuria）。尿外观呈血样或洗肉水样，称肉眼血尿（grosshematuria）。血尿可由泌尿系统疾病引起，如肾小球肾炎、肾盂肾炎、泌尿道结石、结核、肿瘤等；也可由全身性疾病如血液病、风湿病、感染性疾病等以及药物不良反应引起；此外，剧烈运动后可发生功能性血尿。临床上将血尿按病因分为肾小球源性和非肾小球源性。肾小球源性血尿系肾小、球基底膜断裂所致，可伴较大量蛋白尿和／或多种管型尿尤其红细胞管型，且新鲜尿沉渣相差显微镜检查可见变形红细胞。非肾小球源性血尿为肾小球外病变如尿路感染、结石及肿瘤等所致，尿中红细胞大小形态均一。

（四）白细胞尿、脓尿和菌尿

新鲜离心尿液每高倍视野白细胞>5个，或新鲜尿液白细胞计数超过40万，称为白细胞尿（leucocyturia）或脓尿（pyuria）。尿中白细胞明显增多常见　于泌尿系统感染，肾小球肾炎等疾病也可出现轻度白细胞尿。菌尿（bacteriuria）是指中段尿涂片镜检，每个高倍视野均可见细菌，或尿细菌培养菌落计数超过10^9／ml，仅见于泌尿系统感染。

（五）管型尿

尿中管型是由蛋白质、细胞或其碎片在肾小管内凝聚而成，包括细胞管型、颗粒管型、透明管型等。正常人尿中偶见透明及颗粒管型。若12小时尿沉渣计数管型超过5000个，或镜检发现大量或其他类型管型，称为管型尿（cylindruria）。白细胞管型是活动性肾盂肾炎的特征，上皮细胞管型可见于急性肾小管坏死，红细胞管型见于急性肾小球肾炎，蜡样管型见于慢性肾衰竭。

五、肾区痛

肾区痛是肾盂、输尿管内张力增高或包膜受牵拉所致，表现为肾区胀痛或隐痛、肾区压痛和叩击痛阳性。多见于肾脏或附近组织炎症、肾肿瘤等。肾绞痛是一种特殊的肾区痛，主要由输尿管内结石、血块等移行所致。其特点为疼痛常突然发作，可向下腹外阴及大腿内侧部位放射。

第三节 肾小球疾病概述

肾小球疾病是一组以血尿、蛋白尿、水肿、高血压等为主要临床表现的肾脏疾病。根据病因可分为原发性、继发性和遗传性三大类。原发性肾小球疾病大多原因不明，继发性肾小球疾病是指继发于全身性疾病的肾脏损害，如系统性红斑狼疮肾炎、糖尿病肾病等；遗传性肾小球疾病是指遗传基因突变所致的肾小球疾病，如Alport综合征等。其中，原发性肾小球疾病占绝大多数，是引起慢性肾衰竭的主要疾病。下面主要介绍原发性肾小球疾病。

一、发病机制

多数肾小球疾病属于免疫介导性炎症性疾病，在慢性进展过程中也有非免疫非炎症机制参与，有时可成为病变持续和恶化的重要因素。

（一）免疫介导性炎症反应

多数肾小球疾病的发病起始于免疫反应，按发生机制可分为两类：

1. 循环免疫复合物沉积 为肾脏免疫损伤中最常见的免疫复合物形成机制，是外源性抗原（如致病菌株的某些成分）或内源性抗原刺激机体产生相应抗体，在血循环中形成免疫复合物，沉积于肾小球系膜区和基底膜的内皮细胞下而导致肾脏损伤。

2. 原位免疫复合物形成 肾小球自身抗原（如肾小球基膜）或外源性种植抗原（如SLE病人体内的DNA）刺激机体产生相应抗体，抗原与抗体在肾脏局部结合成原位免疫复合物而导致肾脏损伤。

始发的免疫反应需经炎症介导系统引起炎症反应才可致肾小球损伤及临床症状。炎症介导系统包括炎症细胞（中性、单核、巨噬细胞、血小板、肾小球系膜细胞、内皮细胞、上皮细胞）及炎症介质（补体、白细胞介素、凝血及纤溶因子、活性氧等），两者共同参与及相互作用，最终导致肾小球损害。

（二）非免疫非炎症损伤

在肾小球疾病的慢性进行性发展过程中，非免疫因素起着重要作用，主要包括：

1. 健存肾单位代偿性肾小球毛细血管内高压、高灌注及高滤过，可促进肾小球硬化。

2. 高脂血症具有"肾毒性"，可加重肾小球的损伤。

3. 大量蛋白尿可作为一个独立的致病因素参与肾脏的病变过程。

二、原发性肾小球疾病的分类

目前常用的分类方法包括病理分型和临床分型。

（一）原发性肾小球疾病的病理分型

根据1995年WHO的分类标准，分型如下：

1. 轻微性肾小球病变。

2. 局灶性节段性病变，包括局灶性肾小球肾炎。

3. 弥漫性肾小球肾炎。

（1）膜性肾病。

（2）增生性肾炎。

①系膜增生性肾小球肾炎。

②毛细血管内增生性肾小球肾炎。

③系膜毛细血管性肾小球肾炎。

④新月体和坏死性肾小球肾炎。

（3）硬化性肾小球肾炎。

4. 未分类的肾小球肾炎。

（二）原发性肾小球疾病的临床分型

根据1992年原发性肾小球疾病分型与治疗及诊断标准专题座谈会纪要，分型如下：

1. 急性肾小球肾炎。

2. 急进性肾小球肾炎。

3. 慢性肾小球肾炎。

4. 隐匿性肾小球肾炎，包括无症状性蛋白尿和／或血尿。

5. 肾病综合征。

肾小球疾病的临床分型与病理类型之间有一定的联系，但并无肯定的对应关系。同一病理类型可呈现多种临床表现，而同种临床表现又可见于不同的病理类型。肾活组织检查是确定肾小球疾病病理类型和病变程度的必要手段，而正确的病理诊断又必须与临床紧密结合。

第四节　肾小球肾炎

一、急性肾小球肾炎

急性肾小球肾炎，简称急性肾炎，是一组起病急，尿、蛋白尿、水肿和高血压为特征的肾脏疾病，可伴有一过性肾损害。多见于链球菌感染后，其他细菌、病毒和寄生虫感染后也可引起。本节主要介绍链球菌感染后急性肾炎。

（一）病因与发病机制

急性链球菌感染后肾小球肾炎，常发生于β溶血性链球菌"致肾炎菌株"引起的上呼吸道感染（如急性扁桃体炎、咽炎）或皮肤感染（脓疱疮）后，其发生机制是链球菌的胞壁成分或某些分泌蛋白刺激机体产生抗体，形成循环免疫复合物沉积于肾小球或原位免疫复合物种植于肾小球，最终发生免疫反应引起的双侧肾脏弥漫性的炎症。

本病病理类型为毛细血管内增生性肾炎，病变呈弥漫性，以肾小球内皮细胞及系膜细胞肾小管病变不明显。

（二）临床表现

本病好发于儿童，男性多见。发病前常有前驱感染，潜伏期为1～3周，平均10日，其中皮肤感染引起者的潜伏期较呼吸道感染稍长。起病多较急，病情轻重不一，轻者可无明显临床症状，仅表现为镜下血尿及血清补体异常，重者表现为少尿型急性肾衰竭。预后大多较好，常在数月内自愈。典型者呈急性肾炎综合征的表现：

1. 尿液改变。

（1）尿量减少：见于大部分病人起病初期，尿量常降至 400～700ml／d，1～2周后逐渐增多，但无尿少见。

（2）血尿：常为首发症状，几乎见于所有病人，约40％呈肉眼血尿。肉眼血尿多于数日或1～2周后转为镜下血尿，镜下血尿持续时间较长，常3～6月或更久。

（3）蛋白尿：绝大多数病人有蛋白尿，多为轻中度，每天尿蛋白不超过3.5g，少数为 大量蛋白尿，达到肾病综合征水平。

2. 水肿　常为首发症状，见于80％以上病人。主要为肾小球滤过率下降导致水钠潴留所引起，多表现为晨起眼睑水肿，可伴有双下肢水肿，严重者可出现全身性水肿、胸水和腹水。

3. 高血压　见于80％的病人，多为一过性的轻中度高血压。其发生主要与水钠潴留有关，故积极利尿后血压可很快恢复正常。严重高血压较少见，重者可发生高血压脑病。

4. 肾功能异常　部分病人在起病早期可因尿量减少而出现一过性轻度氮质血症，常于1～2周后，随尿量增加而恢复至正常，仅极少数病人可出现急性肾衰竭。

5. 并发症　部分病人在急性期可发生较严重的并发症。

（1）心力衰竭：以老年病人多见。多在起病后1～2周内发生，但也可为首发症状，其 发生与水钠潴留、循环血量过多有关。

（2）高血压脑病：以儿童多见，多发生于病程早期。

（3）急性肾衰竭：极少见，为急性肾小球肾炎死亡的主要原因，但多数可逆。

（三）实验室及其他检查

1. 尿液检查　几乎所有病人均有镜下血尿，尿中红细胞为多形性红细胞。尿沉渣中常　有红细胞管型、颗粒管型并可见白细胞、上皮细胞。尿蛋白多为+～++，20％可有大量蛋白尿。

2. 抗链球菌溶血素"O"抗体（ASO）测定　ASO常在链球菌感染后2～3周出现，3～5周滴度达高峰而后逐渐下降。ASO滴度明显升高表明近期有链球菌感染，其滴度高低　与链球菌感染严重性相关，但早期应用青霉素后，滴度可不高。

3. 血清补体测定　发病初期总补体及C3均明显下降，8周内逐渐恢复至正常水平。血清C3的动态变化是PSGN的重要特征。

4. 肾功能检查　可有轻度肾小球滤过率降低，血尿素氮和血肌酐升高。

（四）诊断要点

链球菌感染后1～3周出现血尿、蛋白尿、水肿和高血压等肾炎综合征表现，血清C3降低，病情于发病8周内逐渐减轻至完全恢复者，即可诊断为急性肾小球肾炎。病理类型需行肾活组织检查确诊。

（五）治疗要点

治疗以卧床休息、对症处理为主，积极预防并发症和保护肾功能，急性肾衰竭病人应予短期透析。

1. 一般治疗　急性期应卧床休息，直至肉眼血尿消失、水肿消退及血压恢复正常。限制水钠摄入，根据病情予以特殊的治疗饮食。

2. 对症治疗　经限制水钠摄入后水肿仍明显者，应适当使用利尿剂治疗。若经限制水钠和应用利尿剂后血压仍不能控制者，应给予降压药治疗，防止心脑血管并发症的发生。

3. 控制感染灶　有上呼吸道或皮肤感染者，应选用无肾毒性抗生素治疗，如青霉素、头孢菌素等，一般不主张长期预防性使用抗生素。反复发作的慢性扁桃体炎，待病情稳定后行扁桃体摘除术，手术前后2周应使用青霉素。

4. 透析治疗　发生急性肾衰竭且有透析指征者，应及时给予短期透析治疗，以度过危险期。本病有自愈倾向，一般无须长期透析。

（六）常用护理诊断、问题、措施及依据

1. 体液过多　与肾小球滤过率下降导致水钠潴留有关。

（1）饮食护理：急性期应严格限制钠的摄入，以减轻水肿和心脏负担。一般每天盐的摄入量应低于3g。病情好转，水肿消退、血压下降后，可由低盐饮食逐渐转为正常饮食。除了限制钠盐外，还应注意控制水和钾的摄入，尤其尿量明显减少者。另外，应根据肾功能调整蛋白质的摄入量，同时注意给予足够的热量和维生素。

（2）休息：急性期病人应绝对卧床休息，症状比较明显者需卧床休息4~6周，待水肿消退、肉眼血尿消失、血压恢复正常后，方可逐步增加活动量。病情稳定后可从事一些轻体力活动，但1~2年内应避免重体力活动和劳累。

（3）病情观察：具体参见本章第二节"水肿"的护理。

（4）用药护理：注意观察利尿剂的疗效和不良反应。具体参见本章第二节"水肿"的护理。

2. 有皮肤完整性受损的危险。与皮肤水肿、营养不良有关。

具体护理措施参见本章第二节"水肿"的护理。

（七）其他护理诊断及问题

1. 活动无耐力　与疾病所致高血压、水肿等有关。

2. 潜在并发症　急性左心衰竭、高血压脑病、急性肾衰竭。

3. 知识缺乏　缺乏自我照顾的有关知识。

（八）健康指导

1. 休息与活动　病人患病期间应加强休息，痊愈后可适当参加体育活动，以增强体质，但应注意避免劳累。

2. 预防上呼吸道和皮肤感染　介绍本病的发生常与呼吸道感染或皮肤感染有关，且感染可增加其演变为慢性肾小球肾炎的发生率。向病人介绍保暖、加强个人卫生等预防上呼吸道或皮肤感染的措施。告诉病人患感冒、咽炎、扁桃体炎和皮肤感染后，应及时就医治疗。

3. 自我监测病情与随访的指导　急性肾炎的完全康复可能需时1~2年。当临床症状消失后，蛋白尿、血尿等可能仍然存在，故应定期随访，监测病情。

（九）预后

绝大多数病人于1~4周内临床症状消失，血清C3于8周内恢复正常，少部分病人轻度镜下血尿和微量蛋白尿可迁延6~12个月才消失。急性链球菌感染后肾炎的预后多数良好，少数可转为慢性肾炎。预后与年龄有关，儿童预后良好，成人较好，老年较差。

二、急进性肾小球肾炎

急进性肾小球肾炎简称急进性肾炎，是一组以少尿、血尿、蛋白尿、水肿和高血压等急性肾炎综合征为临床表现，肾功能急剧恶化，短期内出现急性肾衰竭的临床综合征。病理特点为肾小球囊腔内广泛新月体形成，故又称为新月体性肾小球肾炎。

（一）病因与发病机制

急进性肾小球肾炎包括原发性急进性肾小球肾炎、继发性急进性肾小球肾炎和在原发性肾小球疾病基础上形成的新月体性肾小球肾炎。本节重点讨论原发性急进性肾小球肾炎。

急进性肾小球肾炎的基本发病机制为免疫反应，根据免疫病理表现不同可分为3型。Ⅰ型为抗肾小球基膜型，系抗肾小球基膜抗体与肾小球基膜抗原结合，激活补体而致病；Ⅱ型为免疫复合物型，系循环免疫复合物沉积于或原位免疫复合物种植于肾小球旷激活补体而致病，该型发病前常有上呼吸道感染史，其致病抗原可能为细菌或病毒；Ⅲ型为非免疫复合物型，其发生可能与肾微血管炎有关，病人血清抗中性粒细胞胞浆抗体（ANCA）常呈阳性。此外，按血清ANCA检测结果可将RPGN进一步分为5型，即将ANCA阳性的原Ⅰ型RPGN归为Ⅳ型，ANCA阴性的原Ⅲ型RPGN归为Ⅴ型。

本病病理类型为新月体性肾小球肾炎（毛细血管外增生性肾炎），光镜下50％以上的肾小囊腔内有大量新月体形成，早期为细胞性新月体，后期可逐渐发展为纤维性新月体，最后导致肾小球硬化。

（二）临床表现

我国急进性肾炎以Ⅱ型为主，Ⅰ、Ⅲ型少见。Ⅰ型多见于青中年，Ⅱ型和Ⅲ型多见于中老年，男性较女性多见。本病起病较急，发病前常有上呼吸道感染史。临床表现类似于急性肾炎，可有尿量减少、血尿、蛋白尿、水肿和高血压。但随病情进展可迅速出现少尿或无尿，肾功能损害进展急速，多在数周至半年内发展为尿毒症，常伴中度贫血。少数病人起病隐匿，以原因不明的发热、关节痛、肌痛和腹痛等为前驱表现，直到出现尿毒症症状时才就诊，多见于Ⅲ型。Ⅱ型常伴肾病综合征。

（三）实验室及其他检查

1. 尿液检查　常为肉眼血尿，镜下可见大量红细胞、白细胞和红细胞管型。尿蛋白常呈阳性，程度+～++++不等。

2. 肾功能检查　血肌酐、血尿素氮进行性升高，内生肌酐清除率进行性下降。

3. 免疫学检查　Ⅱ型可有血循环免疫复合物阳性，血清补体C3降低；Ⅰ型可有血清肾　小球基膜抗体阳性；Ⅲ型常有ANCA阳性。

4. B超检查　双侧肾脏增大。

（四）诊断要点

根据急性起病、病程进展迅速、少尿或无尿、血尿、蛋白尿和进行性肾功能损害等典型临床表现，可做出初步诊断。肾活检显示50％以上肾小球有新月体形成，在排除继发因素后可确诊。

（五）治疗要点

本病的治疗关键在于早期诊断和及时的强化治疗，治疗措施的选择取决于疾病的病理类型和病变程度。

1. 强化治疗。

（1）冲击疗法：适用于Ⅱ、Ⅲ型急进性肾小球肾炎，对Ⅰ型疗效较差。首选甲泼尼龙10～30mg／（kg•d）进行冲击治疗，3日为1疗程，两疗程间隔3～5日，共2～3个疗程，之后改为口服泼尼松和静注环磷酰胺。泼尼松口服2～3个月后开始逐渐减至维持量，再维持治疗6～12月后继续减量至停药。环磷酰胺每次0.2～0.4g，隔天静注，总量6～8g。近年来有人用环磷酰胺加甲泼尼龙行冲击疗法，随后口服泼尼松维持治疗。

（2）血浆置换疗法：主要用于Ⅰ型急进性肾小球肾炎，但需早期施行。血浆置换疗法是指用血浆置换机分离病人的血浆和血细胞，弃去病人血浆后，以等量正常人血浆或血浆清蛋白与病人血细胞一起重新输入体内，每天或隔天1次，每次置换2～4L，直至血中免疫复合物或抗基膜抗体转阴，一般需置换10次以上。此疗法需同时联合泼尼松及细胞毒药物口服治疗。

2. 替代疗法　急性肾衰竭符合透析指征的病人应及时行透析治疗。强化治疗无效而进入终末期肾衰竭的病人，应予以长期维持性透析治疗或在病情稳定1年后做肾移植。

3. 对症治疗　包括利尿、降压、抗感染和纠正水电解质、酸碱平衡紊乱等。

（六）常用护理诊断／问题、措施及依据

1. 潜在并发症　急性肾衰竭。

（1）病情监测：密切观察病情，及时识别急性肾衰竭的发生。监测内容包括：

①尿量：若尿量迅速减少或出现无尿，往往提示发生了急性肾衰竭。

②血肌酐、血尿素氮及内生肌酐清除率：急性肾衰竭时可出现血肌酐、血尿素氮快速地进行性升高，内生肌酐清除率快速下降。

③血清电解质：重点观察有无高钾血症，急性肾衰竭常可出现血钾升高，可诱发各种心，律失常，甚至心脏骤停。

④其他：有无食欲明显减退、恶心、呕吐；有无气促、端坐呼吸等。

（2）用药护理：严格遵医嘱用药，密切观察激素、免疫抑制剂、利尿剂的疗效和不良反应。糖皮质激素可导致水钠潴留、血压升高、血糖上升、精神兴奋、消化道出血、骨质疏松、继发感染、伤口不愈合以及类肾上腺皮质功能亢进症的表现如满月脸、水牛背、多毛、向心性肥胖等。对于肾脏疾病病人，使用肾上腺糖皮质激素后应特别注意有无发生水钠潴留、血压升高和继发感染，因这些不良反应可加重肾损害，导致病情恶化。此外，大剂量激素冲击疗法可明显抑制机体的防御能力，必要时需对病人实施保护性隔离，防止继发感染。

利尿剂的不良反应观察具体参见本章第二节"水肿"的护理。环磷酰胺的不良反应与使用时注意事项

2. 体液过多　与肾小球滤过率下降、大剂量激素治疗导致水钠潴留有关。

具体护理措施参见本章本节"急性肾炎"的护理。

（七）其他护理诊断问题

1. 有感染的危险　与激素、细胞毒药物的应用，血浆置换、大量蛋白尿致机体抵抗力下降有关。

2. 恐惧　与病情进展快、预后差有关。

（八）健康指导

1. 休息　病人应注意休息，避免劳累。急性期绝对卧床休息，时间较急性肾小球肾炎更长。

2. 预防和控制感染　本病部分病人发病与上呼吸道和皮肤感染有关，且患病后免疫功能低下，易发生感染，故应重视预防感染，避免受凉、感冒，注意个人卫生。

3. 用药指导　向病人及家属强调严格遵循诊疗计划的重要性，不可擅自更改用药和停止治疗；告知激素及细胞毒药物的作用、可能出现的不良反应和服药的注意事项，鼓励病人配合治疗。

4. 自我病情监测与随访的指导　向病人解释如何监测病情变化以及病情好转后仍需较长时间的随访，以防止疾病复发及恶化。

（九）预后

急进性肾炎的预后取决于及时的诊断、尽早和合理的治疗，否则病人多于数周至半年内发展成尿毒症，甚至死亡。早期合理治疗可使部分病人病情得到缓解，少数病人肾功能可完全恢复。预后亦与疾病类型有关：Ⅰ型预后差，Ⅱ型和Ⅲ型预后较好。老年病人的预后较差。本病缓解后远期转归多数逐渐转为慢性并发展为慢性肾衰竭，部分长期维持缓解，少数复发。

三、慢性肾小球肾炎

慢性肾小球肾炎，简称慢性肾炎，是一组以血尿、蛋白尿、高、血压和水肿为临床表现的肾小球疾病。临床特点为病程长，起病初期常无明显症状，以后缓慢持续进行性发展，最终可至慢性肾衰竭。

（一）病因与发病机制

慢性肾炎系由各种原发性肾小球疾病迁延不愈发展而成，病因大多尚不清楚，少数由急性链球菌感染后肾小球肾炎演变而来。导致病程慢性化，进行性肾单位破坏的机制：

1. 原发病的免疫介导性炎症导致持续性进行性肾实质受损。

2. 高血压引起肾小动脉硬化性损伤。

3. 健存肾单位代偿性肾小球毛细血管高灌注、高压力和高滤过，促使肾小球硬化。

4. 长期大量蛋白尿导致肾小球及肾小管慢性损伤。

5. 脂质代谢异常引起肾小血管和肾小球硬化。慢性肾炎的病理类型多样，常见的有系膜增生性肾炎、系膜毛细血管性肾炎、膜性肾病及局灶性节段性肾小球硬化等。上述所有类型到晚期均可发展为硬化性肾小球肾炎。

（二）临床表现

本病以青中年男性多见。多数起病隐匿，可有一个相当长的无症状尿异常期。病人临床表现各不相同，差异较大。蛋白尿和血尿出现较早，多为轻度蛋白尿和镜下血尿，部分病人可出现大量蛋白尿或肉眼血尿。早期水肿时有时无，且多为眼睑和／或下肢的轻中度水肿，晚期持续存在。此外，多数病人可有不同程度的高血压，部分病人以高血压为突出表现。随着病情的发展可逐渐出现夜尿增多，肾功能减退，最后发展为慢性肾衰竭而出现相应的临床表现。慢性肾炎进程主要取决于疾病的病理类型，但感染、劳累、妊娠、应用肾毒性药物、预防接种以及高蛋白、高脂或高磷饮食可促使肾功能急剧恶化。

（三）实验室及其他检查

1. 尿液检查　多数尿蛋白+—+++，尿蛋白定量为 1～3g／24h。镜下可见多形性红细胞，可有红细胞管型。

2. 血常规检查　早期血常规检查多正常或轻度贫血。晚期红细胞计数和血红蛋白明显下降。

3. 肾功能检查　晚期血肌酐和血尿素氮增高，内生肌酐清除率明显下降。

4. B超检查　晚期双肾缩小，皮质变薄。

（四）诊断要点

凡蛋白尿持续1年以上，伴血尿、水肿、高血压和肾功能不全，排除继发性肾炎、遗传性肾炎和慢性肾盂肾炎后，可诊断为慢性肾炎。

（五）治疗要点

本病治疗原则为防止和延缓肾功能进行性恶化、改善临床症状以及防止严重并发症。

1. 饮食调整　给予优质低蛋白、低磷饮食，以减轻肾小球毛细血管高灌注、高压力和高滤过状态，延缓肾小球硬化和肾功能减退。有明显水肿和高血压时需低盐饮食。

2. 降压治疗　为控制病情恶化的重要措施。理想的血压控制水平视蛋白尿程度而定，尿蛋白>1g／d者，血压最好控制在16.63／9.98kPa（125／75mmHg）以下；尿蛋白<1g／d者，最好控制在17.29／10.64kPa（130／80mmHg）以下。主要的降压措施包括低盐饮食和使用降压药，应尽可能选择对肾脏有保护作用的降压药物，首选药为血管紧张素转换酶抑制剂（ACEI）和血管紧张素Ⅱ受体阻滞剂（ARB）。该两药不仅具有降压作用，还可降低肾小球毛细血管内压，缓解肾小球高灌注、高滤过状态，减少尿蛋白，

保护肾功能厂常用的ACEI有卡托普利（25mg，每天3次）、贝那普利（20mg，每天3次）等，ARB有氯沙坦（75mg，每天1次）等。其他降压药如钙通道阻滞剂（如氨氯地平5mg，每天1次）、β受体阻滞剂、血管扩张剂和利尿剂也可选用，但噻嗪类利尿剂对于肾功能较差者无效。

3. 血小板解聚药　长期服用血小板解聚药可延缓肾功能衰退，应用大剂量双嘧达莫（300～400mg/d）或小剂量阿司匹林（50～300mg/d）对系膜毛细血管性肾小球肾炎有一定疗效。

4. 防治引起肾损害的各种原因。

（1）预防与治疗各种感染，尤其上呼吸道感染，因其可使慢性肾炎急性发作，导致肾功能急剧恶化。

（2）禁用肾毒性药物如氨基糖苷类抗生素、两性霉素、磺胺类等。

（3）及时治疗高脂血症、高尿酸血症等。

（六）常用护理诊断问题、措施及依据

1. 体液过多　与肾小球滤过率下降导致水钠潴留等因素有关。

具体护理措施参见本章第二节"水肿"的护理。

2. 有营养失调的危险　低于机体需要量与低蛋白饮食、长期蛋白尿致蛋白丢失过多有关。

（1）饮食护理：慢性肾炎病人肾功能减退时应予以优质低蛋白饮食，0.6～0.8g/（kg·d），其中50%以上为优质蛋白。低蛋白饮食时，应适当增加糖类的摄入，以满足机体生理代谢所需要的热量，避免因热量供给不足加重负氮平衡。控制磷的摄入。同时注意补充多种维生素及锌元素，因锌有刺激食欲的作用。

（2）静脉补充营养素：遵医嘱静脉补充必需氨基酸。

（3）营养监测：观察并记录进食情况包括每天摄取的食物总量、品种，评估膳食中营养成分结构是否合适，总热量是否足够。观察口唇、指甲和皮肤色泽有无苍白；定期监测体重和上臂肌围，有无体重减轻、上臂环围缩小；检测血红蛋白浓度和血清蛋白浓度是否降低。应注意体重指标不适合水肿病人的营养评估。

（七）其他护理诊断及问题

1. 焦虑　与疾病的反复发作、预后不良有关。

2. 潜在并发症　慢性肾衰竭。

（八）健康指导

1. 休息与饮食　嘱咐病人加强休息，以延缓肾功能减退。向病人解释优质低蛋白、低磷、低盐、高热量饮食的重要性，指导病人根据自己的病情选择合适的食物和量。

2. 避免加重肾损害的因素　向病人及其家属讲解影响病情进展的因素，指导他们避免加重肾损害的因素，如预防感染，避免预防接种、妊娠和应用肾毒性药物等。

3. 用药指导　介绍各类降压药的疗效、不良反应及使用时的注意事项。如告诉病人ACE抑制剂可致血钾升高，以及高血钾的表现等。

4. 自我病情监测与随访的指导　慢性肾炎病程长，需定期随访疾病的进展，包括肾功能、血压、水肿等的变化。

（九）预后

慢性肾炎病程迁延，最终可发展至慢性肾衰竭。其中，长期大量蛋白尿、伴高血压或肾功能已受损者预后较差。

第五节　肾病综合征

肾病综合征是指由各种肾脏疾病所致的，以大量蛋白尿（尿蛋白>3.5g／d）低蛋白血症（血浆清蛋白<30g／L）、水肿、高脂血症为临床表现的一组综合征。

一、病因与发病机制

肾病综合征可分为原发性和继发性两大类。原发性肾病综合征是指原发于肾脏本身的肾小球疾病，急性肾炎、急进性肾炎、慢性肾炎均可在疾病发展过程中发生肾病综合征。继发性肾病综合征是指继发于全身性或其他系统的疾病，如系统性红斑狼疮、糖尿病、过敏性紫癜、肾淀粉样变性、多发性骨髓瘤等。本节仅讨论原发性肾病综合征。原发性肾病综合征的发病机制为免疫介导性炎症所致的肾损害。引发原发性肾病综合征的肾小球疾病的主要病理类型有微小病变型肾病、系膜增生性肾小球肾炎、系膜毛细血管性肾小球肾炎、膜性肾病及局灶性节段性肾小球硬化。

二、临床表现

原发性肾病综合征的发病年龄、起病缓急与病理类型有关。微小病变型肾病以儿童多见；系膜增生性好发于青少年，半数起病急骤，部分为隐匿性；系膜毛细血管性好发于青少年，大多起病急骤；局灶性节段性多发于青少年，多隐匿起病；膜性肾病多见于中老年，通常起病隐匿。典型原发性肾病综合征的临床表现如下：

1. 大量蛋白尿　典型病例可有大量选择性蛋白尿（尿蛋白>3.5g／d）。其发生机制为肾小球滤过膜的屏障作用，尤其是电荷屏障受损，肾小球滤过膜对血浆蛋白（多以清蛋白）其中50%以上为优质蛋白。低蛋白饮食时，应适当增加糖类的摄入，以满足机体生理代谢所需要的热量，避免因热量供给不足加重负氮平衡。控制磷的摄入。同时注意补充多种维生素及锌元素，因锌有刺激食欲的作用。

2. 低蛋白血症　血浆清蛋白低于30g／L，主要为大量清蛋白自尿中丢失所致。肝代偿性合成血浆蛋白不足、胃黏膜水肿致蛋白质摄入与吸收减少等因素可进一步加重低蛋白血症。除血浆清蛋白降低外，血中免疫球蛋白、抗凝及纤溶因子、金属结合蛋白等其他蛋白成分也可减少。

3. 水肿　水肿是肾病综合征最突出的体征，其发生与低蛋白血症所致血浆胶体渗透压明显下降有关。严重水肿者可出现胸腔、腹腔和心包积液。

4. 高脂血症　肾病综合征常伴有高脂血症。其中以高胆固醇血症最为常见；甘油三酯、低密度脂蛋白（LDL）、极低密度脂蛋白（VLDL）也常可增加。其发生与低清蛋白血症刺激肝脏代偿性地增加脂蛋白合成以及脂蛋白分解减少有关。

三、并发症

1. 感染　为肾病综合征常见的并发症，也是导致本病复发和疗效不佳的主要原因。其发生与蛋白质营养不良、免疫功能紊乱及应用肾上腺糖皮质激素治疗有关。感染部位以呼吸道、泌尿道、皮肤感染最多见。

2. 血栓、栓塞　由于有效血容量减少，血液浓缩及高脂血症使血液黏稠度增加；某些蛋白质自尿中丢失，以及肝脏代偿性合成蛋白质增加，引起机体凝血、抗凝和纤溶系统失衡，加之强效利尿剂的应用进一步加重高凝状态，易发生血管内血栓形成和栓塞，其中以肾静脉血栓最为多见。血栓和栓塞是直接影响肾病综合征治疗效果和预后的重要因素。

3. 急性肾衰竭　因水肿导致有效循环血容量减少，肾血流量下降，可诱发肾前性氮质血症。经扩容、利尿治疗后多可恢复，少数可发展为肾实质性急性肾衰竭，表现为无明显诱因出现少尿、无尿，经扩容、利尿无效，其发生机制可能是肾间质高度水肿压迫肾小管及大量蛋白管型阻塞肾小管，导致肾小管高压，肾小球滤过率骤减所致。

4. 其他　长期高脂血症易引起动脉硬化、冠心病等心血管并发症；长期大量蛋白尿可导致严重的蛋白质营养不良，儿童生长发育迟缓；免疫球蛋白减少致机体抵抗力下降，易发生感染；金属结合蛋白及维生素D结合蛋白丢失可致体内铁、锌、铜缺乏，以及钙、磷代谢障碍。

四、实验室及其他检查

1. 尿液检查　尿蛋白定性一般为+++～++++，24小时尿蛋白定量超过3.5g。尿中可有红细胞、颗粒管型等。

2. 血液检查　血浆清蛋白低于30g／L，血中胆固醇、三酰甘油、低及极低密度脂蛋白均可增高，血IgG可降低。

3. 肾功能检查　内生肌酐清除率正常或降低，血肌酐、尿素氮可正常或升高。

4. 肾B超检查　双肾正常或缩小。

5. 肾活组织病理检查　可明确肾小球病变的病理类型，指导治疗及判断预后。

五、诊断要点

根据大量蛋白尿、低蛋白血症、高脂血症、水肿等临床表现，排除继发肾病综合征即可确立诊断，其中尿蛋白>3.5g／d、血浆清蛋白<30g／L为诊断的必备条件。肾病综合征的病理类型有赖于肾活组织病理检查。

六、治疗要点

1. 一般治疗 卧床休息至水肿消退，但长期卧床会增加血栓形成机会，故应保持适度的床上及床旁活动。肾病综合征缓解后，可逐步增加活动量。给予高热量、低脂、高维生素、低盐及富含可溶性纤维的饮食。肾功能良好者给予正常量的优质蛋白，肾功能减退者则给予优质低蛋白。

2. 对症治疗。

（1）利尿消肿：多数病人经使用肾上腺糖皮质激素和限水、限钠后可达到利尿消肿目的。经上述治疗水肿不能消退者可用利尿剂，包括：

①噻嗪类利尿药：常用氢氯噻嗪25mg，每天3次。

②保钾利尿药：常用氨苯蝶啶50mg，每天3次作为基础治疗，与噻嗪类利尿药合用可提高利尿效果，减少钾代谢紊乱 。

③袢利尿药：常用呋塞米，20～120mg／d。

④渗透性利尿药：常用不含钠的低分子右旋糖酐静滴，随之加用袢利尿药可增强利尿效果。少尿者应慎用渗透性利尿剂，因其易与蛋白一起形成管型，阻塞肾小管。

⑤静脉输注血浆或血浆清蛋白，提高胶体渗透压，并同时加用袢利尿剂常有良好的利尿效果。但应严格掌握用药适应证。注意利尿不能过猛，以免血容量不足，诱发血栓形成和肾损害。

（2）减少尿蛋白：持续大量蛋白尿可致肾小球高滤过，加重损伤，促进肾小球硬化。应用ACE抑制剂和其他降压药，可通过有效控制高血压达到不同程度的减少尿蛋白的作用。

（3）降脂治疗：高脂血症可加速肾小球疾病的发展，增加心、脑血管病的发生率，故肾病综合征的高脂血症应予以治疗。大多数病人仅用低脂饮食难以控制血脂，需用降脂药物。羟甲基戊二酰辅酶A还原酶抑制剂如洛伐他汀等为首选的降脂药。

3. 抑制免疫与炎症反应为肾病综合征的主要治疗。

（1）肾上腺糖皮质激素：肾上腺糖皮质激素可抑制免疫反应，减轻、修复滤过膜损害，并有抗炎、抑制醛固酮和抗利尿激素等作用。激素的使用原则为起始足量、缓慢减药和长期维持。目前常用药为泼尼松，开始口服剂量1mg／（kg•d），8～12周后每2周减少原用量的10％，当减至0.4～0.5mg／（kg•d）时，维持6～12个月。激素可采用全天量顿服；维持用药期间，两天量隔天1次顿服，以减轻激素的不良反应。

（2）细胞毒药物：用于"激素依赖型"或"激素抵抗型"肾病综合征，常与激素合用。环磷酰胺为最常用的药物，每天100～200mg，分次口服，或隔天静注，总量达到6～8g后停药。

（3）环孢素：用于激素抵抗和细胞毒药物无效的难治性肾病综合征。环孢素可通过选择性抑制T辅助细胞及T细胞毒效应细胞而起作用。常用剂量为5mg／（kg•d），分2次口服，服药期间需监测并维持其血浓度谷值为100～200ng／ml。服药2～3个月后缓慢减量，共服半年左右。

4. 并发症防治。

（1）感染：一般不主张常规使用抗生素预防感染，但一旦发生感染，应选择敏感、强效及无肾毒性的抗生素进行治疗。

（2）血栓及栓塞：当血液出现高凝状态时应给予抗凝剂如肝素，并辅以血小板解聚药如双嘧达莫。一旦出现血栓或栓塞时，应及早予尿激酶或链激酶溶栓，并配合应用抗凝剂。

（3）急性肾衰竭：利尿无效且达到透析指征时应进行透析治疗。

5. 中医中药治疗。如雷公藤等，具有抑制免疫、抑制系膜细胞增生、改善滤过膜通透性的作用，可与激素及细胞毒类药物联合应用。

七、护理评估

1. 起病与症状特点　询问疾病的起始时间、急缓和主要症状。肾病综合征病人最常见和突出的症状是水肿，应详细询问病人水肿的发生时间、部位、程度、特点、消长情况，以及有无胸闷、气促、腹胀等胸腔、腹腔、心包积液的表现。询问有无肉眼血尿、血压异常和尿量减少。有无发热、咳嗽、咳痰、皮肤感染和尿路刺激征等感染征象。

2. 检查与治疗经过　了解是否曾做过尿常规、肾功能、肾B超等检查，其结果如何；是否已治疗过，并详细询问以往的用药情况，尤其是利尿剂、激素、细胞毒药物等药物的。

八、评价

1. 病人的水肿减轻或消退。
2. 饮食结构合理，营养状况改善。
3. 能积极采取预防感染的措施，未发生感染。
4. 皮肤无损伤或发生感染。

九、其他护理诊断及问题

1. 知识缺乏　缺乏与本病有关的防治知识。
2. 焦虑　与本病的病程长、易反复发作有关。
3. 潜在并发症　血栓形成、急性肾衰竭、心脑血管并发症。

十、健康指导

1. 休息与运动　注意休息，避免劳累，同时应适当活动，以免发生肢体血栓等并发症。

2. 饮食指导　告诉病人优质蛋白、高热量、低脂、高膳食纤维和低盐饮食的重要性，引导病人根据病情选择合适的食物，并合理安排每天饮食。

3. 预防感染　避免受凉、感冒，注意个人卫生。

4. 用药指导　告诉病人不可擅自减量或停用激素，介绍各类药物的使用方法、使用时注意事项以及可能的不良反应。

5. 自我病情监测与随访的指导　监测水肿、尿蛋白和肾功能的变化。注意随访。

十一、预后

肾病综合征的预后取决于肾小球疾病的病理类型、有无并发症、是否复发及用药的疗效。一般而言，局灶性节段性肾小球硬化、系膜毛细血管性肾炎、重度系膜增生性肾乏预后差。

第六节　尿路感染

尿路感染（uhnarytractinfecdon，UTI）简称尿感，是由于各种病原微生物感染所引起的尿路急、慢性炎症。多见于育龄女性、老年人、免疫功能低下者。根据感染发生的部位，可分为上尿路感染和下尿路感染，上尿路感染主要是肾盂肾炎，下尿路感染主要是膀胱炎。

一、病因与发病机制

（一）病因

主要为细菌感染所致，致病菌以革兰阴性杆菌为主，其中以大肠杆菌最常见，占70％以上；其次为副大肠杆菌、变形杆菌、克雷白杆菌、产气杆菌、沙雷杆菌、产碱杆牙、粪链球菌、铜绿假单胞菌和葡萄球菌；偶见厌氧菌、真菌、病毒和原虫感染。铜绿假单重菌感染常发生于尿路器械检查后或长期留置导尿的病人，性生活活跃女性以柠檬色或白色葡萄球菌感染多见，尿路结石者以变形杆菌、克雷白杆菌感染多见，糖尿病及免疫功能低下都可发生真菌感染。

（二）发病机制

1. 感染途径　90％尿路感染的致病菌源自上行感染。正常情况下尿道口周围有少量蘑菌寄居，一般不引起感染。当机体抵抗力下降、尿道黏膜有损伤或入侵细菌毒力大、致病力强时，细菌可侵入尿道并沿尿路上行至膀胱、输尿管或肾脏而发生尿路感染。细菌经由血循环到达肾脏为血行感染，临床少见，多发生于原有严重尿路梗阻或机体免疫力极差者，金黄色葡萄球菌为主要致病菌。

2. 机体防御能力　细菌进入泌尿系统后是否引起感染与机体的防御功能和细菌本身的致病力有关。机体的防御功能主要包括：

（1）尿液的冲刷作用可清除绝大部分入侵的细菌。

（2）尿路黏膜及其所分泌IgA和IgG等可抵御细菌入侵。

（3）尿液中高浓度尿素和酸性环境不利于细菌生长。

（4）男性前列腺分泌物可抑制细菌生长。

3. 易感因素。

（1）女性：女性因尿道短而直，尿道口离肛门近而易被细菌污染。尤其在经期、妊娠期、绝经期和性生活后较易发生感染。

（2）尿流不畅或尿液反流：尿流不畅是尿路感染最重要的易感因素。尿流不畅时，上行的细菌不能被及时地冲刷出尿道，易在局部停留、生长和繁殖而发生感染。最常见于尿路结石、膀胱癌、前列腺增生等各种原因所致的尿路梗阻。此外，泌尿系统畸形和结构异常如肾发育不良、肾盂及输尿管畸形也可引起尿流不畅和肾内反流而易发生感染，膀胱—输尿管反流可使膀胱内的含菌尿液进入肾盂而引起感染。

（3）使用尿道插入性器械：如留置导尿管、膀胱镜检查、尿道扩张术等可引起尿道黏膜损伤，并可将前尿道或尿道口的细菌带入膀胱或上尿路而致感染。

（4）机体抵抗力低下：全身性疾病如糖尿病、慢性肾脏疾病、慢性腹泻、长期卧床的重症慢性疾病和长期使用肾上腺糖皮质激素等可使机体抵抗力下降而易发生尿路感染。

（5）尿道口周围或盆腔炎症：如妇科炎症、细菌性前列腺炎均可引起尿路感染。

三、临床表现

1. 膀胱炎　约占尿路感染的60％，病人主要表现为尿频、尿急、尿痛等膀胱刺激症状，伴耻骨上不适。一般无全身毒血症状。常有白细胞尿，30％有血尿，偶有肉眼血尿。

2. 急性肾盂肾炎　临床表现因炎症程度不同而差异较大，多数起病急骤，表现如下：

（1）全身表现：常有寒战、高热，伴有头痛、全身酸痛、无力、食欲减退。轻者全身表　现较少，甚至缺如。

（2）泌尿系统表现：常有尿频、尿急、尿痛等膀胱刺激症状，多伴有腰痛或肾区不适，肋脊角压痛和／或叩击痛。可有脓尿和血尿。部分病人可无明显的膀胱刺激症状，而以全身症状为主，或表现为血尿伴低热和腰痛。

（3）并发症：较少，当细菌毒力强、并发尿路梗阻或机体抵抗力下降时可发生肾乳头坏死和肾周脓肿。前者主要表现为高热、剧烈腰痛和血尿，可有坏死组织脱落随尿排出，发生肾绞痛；后者除原有肾盂肾炎症状加重外，常出现明显单侧腰痛，向健侧弯腰时疼痛加剧。

3. 无症状性菌尿　又称隐匿型尿感，即有真性菌尿但无尿路感染的症状。多见于老年人和孕妇，60岁以上老年人的发生率为10％，孕妇为7％。如不治疗，约20％无症状菌尿者可发生急性肾盂肾炎。

四、实验室及其他检查

1. 尿常规　尿中白细胞显著增加，出现白细胞管型提示肾盂肾炎；红细胞也增加，少数可有肉眼血尿；尿蛋白常为阴性或微量。

2. 尿细菌学检查　新鲜清洁中段尿细菌定量培养菌落计数≥10^9／ml，如能排除假阳性，则为真性菌尿。如临床上无尿感症状，则要求2次清洁中段尿定量培养均≥10s／ml，且为同一菌种。此外，膀胱穿刺尿定性培养有细菌生长也提示真性菌尿。

3. 影像学检查　对于慢性、反复发作或经久不愈的肾盂肾炎，可行腹部平片、静脉肾盂造影检查（IVP），以确定有无结石、梗阻、泌尿系统先天性畸形和膀胱—输尿管反流等。但尿路感染急性期不宜做IVP。

4. 其他　急性肾盂肾炎的血常规可有白细胞计数增多，中性粒细胞核左移。

五、诊断要点

典型尿路感染可根据膀胱刺激征、尿液改变和尿液细菌学检查加以确诊。不典型病人则主要根据尿细菌学检查做出诊断。尿细菌学检查的诊断标准为新鲜清洁中段尿细菌定量培养菌落计数≥10^9／ml。

对于有明显的全身感染症状、腰痛、肋脊角压痛和叩击痛、血液中白细胞计数增高的病人，多考虑为肾盂肾炎。但尿路感染的定位诊断，不能依靠临床症状和体征，因不少肾盂肾炎病人无典型临床表现，而在表现为膀胱炎的病人中，约1／3是亚临床型肾盂肾炎。目前临床上还没有一种令人满意的实验室方法进行定位诊断。

六、治疗要点

（一）急性膀胱炎

一般采用单剂量或短程疗法的抗菌药物治疗。

1. 单剂量疗法　可选用磺胺类（复方磺胺甲噁唑6片，顿服）或氟喹酮类（如氧氟沙星0.4g，顿服），但单剂量疗法易复发。

2. 短程疗法　多用3天疗法，可给予磺胺类，如复方磺胺甲噁唑2片，每天2次；或氟喹酮类，如氧氟沙星0.2g，每天3次。

（二）急性肾盂肾炎

1. 应用抗生素　轻型肾盂肾炎宜口服有效抗菌药物14天，可选用磺胺类和氟喹酮类（剂量同急性膀胱炎），一般用药72小时可显效，若无效则应根据药物敏感试验更改药物。严重肾盂肾炎有明显毒血症状者需肌注或静脉用药，可选用氨基糖苷类、青霉素类（如氨苄西林2g，每天3次）、头孢类（如头孢唑啉0.5g，每天3次）等药物，获得尿培养结果后应根据药敏选药，必要时联合用药，另外，严重肾盂肾炎应在病情允许时，做影像学检查，以确定有无尿路梗阻，尤其是结石等。

2. 碱化尿液　口服碳酸氢钠片（1.0g，每天3次），可增强上述抗菌药物的疗效，减轻尿路刺激症状。

（三）无症状细菌尿

对于非妊娠妇女和老年人无症状细菌尿，一般不予治疗。妊娠妇女的无症状细菌尿则必须治疗，选用肾毒性较小的抗菌药物，如青霉素类、头孢类等，不宜用氯霉素、四环素、氟喹酮类，慎用复方磺胺甲口恶唑和氨基糖苷类。学龄前儿童的无症状细菌尿也应予以治疗。

（四）再发性尿路感染

再发性尿感是指尿感经治疗，细菌尿转阴后，再次发生真性细菌尿。再发可分为复发和重新感染，其中重新感染约占80%。复发是指原致病菌再次引起感染，通常在停药1个月内发生；而重新感染是指因另一种新致病菌侵入而引起感染，一般多在停药1个月后发生。对于复发性尿感，应积极寻找并去除易感因素如尿路梗阻等，并选用有效的强力杀菌性抗生素，在允许的范围内用最大剂量，治疗6周，如不成功，可再延长疗程或改为注射用药。再发性尿感为重新感染引起者，提示病人的尿路防御功能低下，可采用长程低剂量抑菌疗法作预防性治疗，如每晚临睡前排尿后口服复方磺胺甲嗯唑半片，疗程半年，如停药后再发，则再给予此疗法1～2年或更长。

七、常用护理诊断／问题、措施及依据

1. 排尿障碍　尿频、尿急、尿痛与泌尿系统感染有关。
具体护理措施参见本章第二节"尿路刺激征"的护理。

2. 体温过高　与急性肾盂肾炎有关。

（1）饮食护理：给予清淡、营养丰富、易消化食物。高热者注意补充水分，同时做好口腔护理。

（2）休息和睡眠：增加休息与睡眠，为病人提供一个安静、舒适的休息环境，加强生活护理。

（3）病情观察：监测体温、尿液性状的变化，有无腰痛加剧。如高热持续不退或体温升高，且出现腰痛加剧等，应考虑可能出现肾周脓肿、肾乳头坏死等并发症，需及

时通知医生。

（4）物理降温：高热病人可采用冰敷、酒精擦浴等措施进行物理降温。

（5）用药护理：遵医嘱给予抗菌药物，注意药物用法、剂量、疗程和注意事项，如口服复方磺胺甲噁唑期间要注意多饮水，并同时服用碳酸氢钠，以增强疗效、减少磺胺结晶师成。尿路感染的疗效评价标准为：

①见效：治疗后复查菌尿转阴。

②治愈：完成抗菌药物疗程后，菌尿转阴，于停用抗菌药物1周和1个月分别复查1次，如无菌尿，则可认为尿路感染已治愈。

③治疗失败：治疗后持续菌尿或复发。

八、其他护理诊断及问题

1. 潜在并发症　肾乳头坏死、肾周脓肿等。
2. 知识缺乏　缺乏预防尿路感染的知识。

九、健康指导

1. 疾病知识指导。

（1）保持规律生活，避免劳累，坚持体育运动，增加机体免疫力。

（2）多饮水、勤排尿是预防尿路感染最简便而有效的措施，每天应摄入足够水分，保证每天尿量不少于1500ml。

（3）注意个人卫生，尤其是会阴部及肛周皮肤的清洁，特别是月经期、妊娠期、产褥期。教会病人正确清洁外阴部的方法。

（4）与性生活有关的反复发作者，应注意性生活后立即排尿，并服抗菌药物预防。

2. 治疗配合　嘱病人按时、按量、按疗程服药，勿随意停药，并按医嘱定期随访。教会病人识别尿路感染的临床表现，一旦发生尽快诊治。

十、预后

急性肾盂肾炎如及时治疗，90％可以治愈。若存在尿路梗阻、畸形等易感因素，则必须纠正易感因素，否则很难治愈，且可演变为慢性肾盂肾炎，甚至发展为慢性肾衰竭。

第七节　急性肾衰竭

急性肾衰竭是由于各种病因引起的短时间内（数小时或数天）肾功能突然下降而出现的临床综合征。主要表现为血肌酐（Cr）和尿素氮（BUN）升高，水、电解质和酸碱平衡失调及全身各系统并发症。常伴有少尿（<400ml／24h），但也可以无少尿表现。本综合征有广义和狭义之分，广义的急性肾衰竭可分为肾前性、肾性和肾后性3类。狭义的急性肾衰竭是指急性肾小管坏死。本节主要以ATN为代表进行叙述。

一、病因与发病机制

（一）病因

1. **肾前性** 肾脏本身无器质性病变，因某些能致有效循环血量减少、心排血量下降及引起肾血管收缩的因素导致肾血流灌注不足，以至肾小球滤过率下降而发生急性肾衰竭。常见病因包括：

（1）血容量减少：主要为各种原因的液体丢失和出血。

（2）有效动脉血流量减少和肾内血流动力学改变：包括肾前小动脉收缩或肾后小动脉扩张。

2. **肾后性** 由于各种原因的急性尿路梗阻所致，梗阻可发生在尿路从肾盂到尿道的任一水平。肾后性因素多为可逆性，及时解除病因常可使肾功能得以恢复。常见病因有尿路结石、双侧肾盂积液、前列腺增生和肿瘤等。

3. **肾性** 由于肾实质损伤所致，最常见的是肾缺血或肾毒性物质损伤肾小管上皮细胞。常见的肾性因素有：

（1）急性肾小管坏死：为最常见的急性肾衰竭类型，约占75%～80%，多数可逆。

（2）急性肾间质病变。

（3）肾小球和肾小血管病变。

（二）发病机制

急性肾小管坏死的发病机制尚不完全明了，一般认为不同病因、不同的病理损害类型，有其不同的始动机制和持续发展因素。目前对于缺血所致急性肾小管坏死的发病机制，主要有以下解释：

1. **肾血流动力学改变** 主要为肾血浆流量下降，肾内血流重新分布，表现为肾皮质血输量减少，肾髓质充血等。造成上述血流动力学障碍的原因众多，其中最主要的机制是血管陡缩因子（内皮素）产生过多，舒张因子（一氧化氮）产生相对过少。

2. **肾小管上皮细胞代谢障碍。** 主要为缺氧所致，表现为：

（1）ATP含量明显下降。

（2）Ca^{2+}-ATP酶活力下降，线粒体肿胀，能量代谢失常。

（3）细胞膜上磷脂酶因能量代谢障碍面大量释放，进一步促使线粒体及细胞膜功能失常。

（4）细胞内酸中毒等。

3. 肾小管上皮脱落，管腔中管型形成。肾小管管腔堵塞造成压力过高，加剧了已有的组织水肿，进一步降低了肾小球滤过及肾小管间质缺血性障碍。

二、病理

由于病因及病变的严重程度不同，病理改变可有显著差异。肉眼见肾增大而质灾，剖面可见髓质呈暗红色，皮质肿胀，因缺血而呈苍白色。典型的缺血性急性肾衰竭光镜检查见肾小管上皮细胞片状和灶性坏死，从基底膜上脱落，肾小管管腔管型堵塞。管型由未芝损或变性的上皮细胞、细胞碎片、Tamm-Horsfall黏蛋白和色素组成。肾缺血者，基底膜遭破坏。如基底膜完整性存在，则肾小管上皮细胞可迅速地再生，否则上皮细胞不能手生。

肾毒性急性肾衰竭形态学变化最明显的部位在近端肾小管的曲部和直部。肾小管上皮细胞坏死不如缺血性急性肾衰竭明显。

三、临床表现

急性肾小管坏死是肾性急性肾衰竭最常见的类型，通常按其病因分为缺血生和肾毒性。但临床上常常是多因素的，临床表现包括原发疾病、急性肾衰竭引起的代谢紊儿和并发症等3个方面。典型病程可分为3期：起始期、维持期、恢复期。

（一）起始期

起始期指典型肾前性氮质血症至肾小管坏死之前这一阶段。此期有严重肾缺血，尚未发生明显的肾实质损伤，若及时治疗可避免ATN的发生。此期以原发病的症状体征主要表现，伴有尿渗透压和滤过钠排泄分数下降。起始期历时短，仅数小时至1～2天，后损害可逆转。

（二）维持期

维持期又称少尿期、典型的为7～14天，也可短至几天，有时可长至4～6周。肾小球滤过率保持在低水平，许多病人可出现少尿（400ml／d）。但有些病人可没有少尿，尿量在400ml／d以上，称非少尿型急性肾衰竭，其病情大多较轻，预后较好。然而不论尿量是否减少，随着肾功能减退，临床上均可出现一系列尿毒症表现。

1. 急性肾衰竭的全身并发症。

（1）消化系统症状：为最早出现的系统症状，可有食欲减退、恶心、呕吐、腹胀、腹泻肇，严重者可发生消化道出血。

（2）呼吸系统症状：除肺部感染的症状外，因容量负荷过度，可出现呼吸困难、咳嗽、憋气、胸痛等症状。

（3）循环系统症状：多因尿少和未控制饮水，以致体液过多而出现高血压、心力衰竭和水肿表现；因毒素滞留、电解质紊乱、贫血及酸中毒，可引起各种心律失常及心肌病变。

（4）神经系统症状：可出现意识障碍、躁动、谵妄、抽搐、昏迷等尿毒症脑病症状。

（5）血液系统症状：可有出血倾向和轻度贫血现象。

（6）其他：常伴有感染，其发生与进食少、营养不良、免疫力低下等因素有关，感染是肾衰竭的主要死亡原因之一。此外，在急性肾衰竭同时或在疾病发展过程中还可并发多脏器功能衰竭，病人死亡率可高达70%以上。

2. 水、电解质和酸碱平衡失调　其中高钾血症、代谢性酸中毒最为常见。

（1）代谢性酸中毒：由于肾小球滤过功能降低，使酸性代谢产物排出减少，同时又因急性肾衰竭常并发高分解代谢状态，使酸性产物明显增多。表现为恶心、呕吐、疲乏、嗜睡和呼吸深长。

（2）高钾血症：少尿期钾排泄减少使血钾升高；若并发感染、热量摄入不足及组织大量破坏均可使钾从细胞内释放到细胞外液，引起高钾血症；此外，酸中毒也可引起血钾升高。高钾血症是少尿期的重要死因。病人可出现恶心、呕吐、四肢麻木、烦躁、胸闷等症状，并可发生心率减慢、心律不齐，甚至室颤、心脏骤停。

（3）低钠血症：主要是由于水潴留引起稀释性低钠血症。

（4）其他：可有低钙、高磷、低氯血症等，但远不如慢性肾衰竭时明显。

（三）恢复期

此期肾小管细胞再生、修复，肾小管完整性恢复。肾小球滤过率逐渐恢复至正常或接近正常范围。少尿型病人开始出现利尿，可有多尿表现，每天尿量可达3000～5 000ml，甚至更多。通常持续约1～3周，继而再恢复正常。与肾小球滤过率相比，肾小管上皮细胞功能（溶质和水的重吸收）的恢复相对延迟，常需数月后才能恢复。部分病例肾小管浓缩功能不全可持续1年以上，若肾功能持久不恢复，提示肾脏遗留有永久性损害。

四、实验室及其他检查

1. 血液检查　可有轻、中度贫血，血肌酐平均每天增加≥44.2mmol／L，高分解代谢者上升速度更快，平均每天增加≥176.8mmol／L。血清钾浓度常>5.5mmol／L。血气分析示血pH值常低于7.35，碳酸氢根离子浓度低于20mmol／L。可有低钠、低钙、高磷血症。

2. 尿液检查　尿液外观多混浊，尿蛋白多为+～++，以中、小分子蛋白质为主，可见肾小管上皮细胞、上皮细胞管型、颗粒管型、少许红细胞和白细胞等。尿比重降低且固定，多在1.015以下，尿渗透浓度低于350mmol／L，尿与血渗透浓度之比低于L1。尿钠增高，多在20～60mmol／L，尿肌酐与血肌酐之比常低于10，滤过钠排泄分数（即尿钠／血钠之比／尿肌酐、血肌酐之比×100）大于10肾衰指数（尿钠浓度与尿肌酐、血肌酐比值之比）常大于1。注意尿液指标检查必须在输液、使用利尿剂和高渗药物之前，否则结果有偏差。

3. 影像学检查　尿路超声显像对排除尿路梗阻和慢性肾功能不全很有帮助。必要时CT等检查可显示是否存在与压力相关的扩张。如疑由梗阻所致，可做逆行性或下行性肾盂造影。X线或放射性核素检查对检查血管有无阻塞有帮助，但要明确诊断仍需行肾血管造影。

4. 肾活组织检查　是重要的检查手段。在排除了肾前性及肾后性原因后，没有明确致病原因（肾缺血或肾毒素）的肾性急性肾衰竭都有肾活组织检查指征。

五、诊断要点

病人尿量突然明显减少，肾功能急剧恶化（即血肌酐每天升高超过44.2mmol／L或在24～72小时内血肌酐值相对增加25％～100％），结合临床表现、原发病因和，实验室检查，一般不难做出诊断。

六、治疗要点

1. 纠正可逆病因，预防额外损伤。急性肾衰竭首先要纠正可逆的病因，例如各种严重外伤、心力衰竭、急性失血，积极处理血容量不足、休克和感染等。应停用影响肾灌注或具有肾毒性的药物。

2. 维持体液平衡　每天补液量应为显性失液量加上非显性失液量减去内生水量，应坚持"量出为入"的原则，控制液体入量。具体计算每天的进液量可按前一天尿量加500ml计算。发热病人只要体重不增加，可适当增加进液量。

3. 饮食和营养　补充营养以维持机体的营养状况和正常代谢，有助于损伤细胞的修复和再生，提高存活率。

4. 高钾血症　密切监测血钾的浓度，当血钾超过6.5mmol／L，心电图表现异常变化时，应予以紧急处理：

（1）予10％葡萄糖酸钙10～20ml，稀释后缓慢静注（不少于5分钟）。

（2）5％$NaHCO_3$或11.2％乳酸钠100～200ml静滴，纠正酸中毒并同时促使钾离子向细胞内移动。

（3）50％葡萄糖液50ml加普通胰岛素10U缓解静注。

（4）钠型离子交换树脂15～30g口服，每天3次。

（5）以上措施无效时，透析治疗是最有效的治疗。

5. 代谢性酸中毒　应及时处理，如HC防低于15mmol／L可选用5％$NaHCO_3$100～250ml静滴。对严重酸中毒者应立即开始透析。

6. 感染　一旦出现感染迹象，应尽早使用抗生素。根据细菌培养和药物敏感试验选用对肾无毒或毒性低的药物，并按内生肌酐清除率调整用药剂量。

7. 心力衰竭　临床表现与一般心力衰竭相仿，处理措施也基本相同，但利尿剂和洋地黄对这类病人的疗效较差。药物治疗以扩血管为主，应用减轻前负荷的药物。容量负荷过重的心力衰竭最有效的治疗是透析治疗。

8. 透析治疗　明显尿毒症综合征，包括心包炎、严重脑病、高钾血症、严重代谢性酸中毒、容量负荷过重且对利尿药治疗无效者，均是透析治疗的指征。对非高分解型、尿量不少的病人可施行内科保守治疗。重症病人则倾向于早期进行透析治疗，其目的包括：

（1）尽早清除体内过多的水分、毒素。

（2）纠正高钾血症和代谢性酸中毒。

（3）减少并发症和病死率。

（4）放宽对液体、热量、蛋白质及其他营养物质摄入量的限制，有利于肾损伤细胞的修复和再生。

9. 多尿期的治疗　此期治疗重点仍为维持水、电解质和酸碱平衡，控制氮质血症，治疗原发病和防治各种并发症。在多尿期的开始阶段，即使尿量已超过2500ml／d，但因肾小球滤过率尚未恢复，肾小管的浓缩功能仍较差，血尿素氮仍可继续上升，故对已进行透析者，应维持透析。当一般情况明显改善，可暂停透析加以观察，病情稳定后方可停止透析。

10. 恢复期的治疗　一般无须特殊处理，定期随访肾功能，避免肾毒性药物的使用。

七、常用护理诊断／问题、措施及依据

（一）营养失调

低于机体需要量与病人食欲减退、限制蛋白质摄入、透析和原发疾病等因素有关。

1. 饮食护理　对于能进食的病人，给予高生物效价的优质蛋白，蛋白质的摄入量应限制为0.8g／（kg•d），并适量补充必需氨基酸。对有高分解代谢或营养不良以及接受透析的病人，其蛋白质摄入量可适当放宽。给予高糖类和高脂饮食，以供给足够的热量，保持机体正氮平衡。急性肾衰竭病人每天所需热量为147kJ／kg（35kcal／kg）。尽可能减少钠、钾、氯的摄入量。

2. 对症护理　对于有恶心、呕吐的病人，可遵医嘱用止吐药，待其舒适时再给予适量食物，并做好口腔护理，增进食欲。不能以口进食者可用鼻饲或静脉补充营养物质。

3. 监测营养状况　监测反映机体营养状况的指标是否改善，如血浆清蛋白等。

（二）有感染的危险

与机体抵抗力降低及侵入性操作等有关。

（三）潜在并发症

水、电解质、酸碱平衡失调。

1. 休息与体位　应绝对卧床休息以减轻肾脏负担，抬高水肿的下肢，昏迷者按昏

迷病人护理常规进行护理。

2. 维持与监测水平衡　坚持"量出为入"的原则。严格记录24小时出入液量，同时将出入量的记录方法、内容告诉病人，以便得到病人的充分配合。具体参见本章第二节"水肿"的护理。

严密观察病人有无体液过多的表现：①有无水肿。②每天的体重有无增加，若1天增加0.5kg以上，提示补液过多。③血清钠浓度是否正常，若偏低且无失盐，提示体液潴留。④正常中心静脉压为0.59～0.98kPa（6～10cmH_2O），若高于1.17kPa（12cmH_2O），提示体液过多。⑤胸部X片血管影有无异常，肺充血征象提示体液潴留。⑥若无感染征象，出现心率快、呼吸加速和血压增高，应怀疑体液过多。

3. 监测并及时处理电解质、酸碱平衡失调。

（1）监测血清电解质的变化，如发现异常及时通知医生处理。

（2）密切观察有无高钾血症的征象，如脉率不齐、肌无力、心电图改变等，血钾高者应限制钾的摄入，少用或忌用富含钾的食物，如紫菜、菠菜、苋菜、薯类、山药、坚果、香蕉、香菇、榨菜等。预防高钾血症的措施还包括积极预防和控制感染、及时纠正代谢性酸中毒、禁止输入库存血等。

（3）限制钠盐。

（4）密切观察有无低钙血症的征象，如手指麻木、易激惹、腱反射亢进、抽搐等。如发生低钙血症，可摄入含钙量较高的食物如牛奶，并可遵医嘱使用活性维生素D及钙剂等。

八、其他护理诊断及问题

1. 潜在并发症　高血压脑病、急性左心衰竭、心律失常、心包炎、DIC、多脏器功能衰竭等。

2. 恐惧　与肾功能急骤恶化、病情重等因素有关。

3. 有皮肤完整性受损的危险　与体液过多、抵抗力下降有关。

九、健康指导

1. 预防疾病指导　慎用氨基糖苷类等肾毒性抗生素。尽量避免需用大剂量造影剂的X线检查，尤其是老年人及肾血流灌注不良者（如脱水、失血、休克）。加强劳动防护，避免接触重金属、工业毒物等。误服或误食毒物时，应立即进行洗胃或导泻，并采用有效解毒剂。

2. 对病人的指导　恢复期病人应加强营养，增强体质，适当锻炼；注意个人清洁卫生，注意保暖，防止受凉；避免妊娠、手术、外伤等。强调监测肾功能、尿量的重要性，叮嘱病人定期随访，并教会其测量和记录尿量的方法。

十、预后

本病预后与原发病性质、病人年龄、肾功能受损程度、是否早期诊断和早期治疗、透析、有无多脏器功能衰竭等并发症有关。本病病人直接死于急性肾衰竭本身的少见，主要死因在于原发病和并发症，尤其是多脏器功能衰竭、感染。本病发展成慢性肾衰竭者少见。

第四章　咽喉部疾病护理

第一节　急性咽炎

急性咽炎（acute pharyngitis）是咽黏膜、黏膜下组织的急性炎症，常累及咽部淋巴组织。可以单发，亦常继发于急性鼻炎或急性扁桃体炎，常见于秋冬及冬春之交。

一、病因

（一）病毒感染

以柯萨奇病毒、腺病毒、副流感病毒多见，鼻病毒及流感病毒次之，通过飞沫和密切接触而传染。

（二）细菌感染

以链球菌、葡萄球菌及肺炎双球菌多见，其中以A组乙型链球菌感染者最为严重，可导致远处器官的化脓性病变，称之为急性脓毒性咽炎。

（三）环境因素

如高温、粉尘、烟雾、刺激性气体等均可引起本病。

二、临床表现

症状轻重与机体免疫力病毒，细菌毒力强等有关。一般起病较急，初为咽干、灼热，继而疼痛，吞咽时尤甚。全身症状一般较轻，如为脓毒性咽炎，则全身及局部症状都较严重。畏寒、发热，体温37.8℃~40.5℃，四肢酸困，头痛，恶心欲吐。咽部肿胀甚剧者则语言含糊。如病变侵及喉部则有咳嗽、声嘶、呼吸困难等。检查口咽及鼻咽黏膜充血肿胀，腭弓、悬雍垂水肿，咽后壁淋巴滤泡及咽侧索亦可红肿。在肿胀的淋巴滤泡中央出现黄白色点状渗出物。下颌淋巴结肿大压痛。重者会厌软骨及杓会厌皱襞增厚、水肿，以致阻碍呼吸。

三、实验室检查

病毒感染，白细胞总数正常或稍低。细菌感染，则白细胞总数增高。

四、诊断和鉴别诊断

根据病史、症状和检查所见，一般诊断不难，但应和疱疹性咽炎、急性白血病、颗粒性白细胞减少症等病相鉴别。麻疹、百日咳、猩红热等急性传染病的前驱期常有急性咽炎表现，应注意典型体征的出现，加以鉴别。

五、治疗与护理

（一）病因治疗

清除邻近病灶，治疗全身疾病，戒除烟酒，预防急性咽炎发作等。加强身体锻炼、增强体质至关重要。

（二）局部治疗

复方硼砂溶液或温生理盐水漱口，以清洁口腔。含服华素片、溶菌酶含片、薄荷喉片等。1%碘甘油、2%硝酸银涂擦咽后壁，可促进炎症消退。地塞米松5毫克，庆大霉素8万IU，加生理盐水20毫升，超声雾化吸入，每日1～2次。

（三）对症治疗

咽痛剧烈者，口服APC、解热镇痛片，肌内注射阿尼利定等。

（四）抗生素、抗病毒药物治疗

感染严重或有并发症者，应给足量抗生素或磺胺药。抗生素首选青霉素，可肌内注射或静脉滴注。抗病毒药物可用吗啉胍、无环岛苷注射液、板蓝根注射液等。

第二节　急性扁桃体炎

急性扁桃体炎（acute tonsillitis）是腭扁桃体的急性非特异性炎症，往往伴有轻重程度不等的急性咽炎。本病是咽部的一种常见病、多发病，多见于10～30岁之间的青少年，50岁以上，3～4岁以下人群较少见，春秋季节、气温变化剧烈时容易发病。中医称腭扁桃体为"喉核"，称急性扁桃体炎为"急乳蛾""风热乳蛾"。

一、病因

急性扁桃体炎可由病毒或细菌感染引起，病毒多见为腺病毒。主要致病菌为乙型溶血性链球菌、葡萄球菌、肺炎双球菌等。细菌和病毒混合感染者也不少见。近年来发现有不少患者为厌氧菌感染。在正常人的咽部及扁桃体隐窝内存在着这些病原体。机体防御能力正常时，不引发疾病。当患者因受凉、潮湿、气温骤变、过度劳累、烟酒过度、有害气体刺激等，机体抵抗力低下时，原存在于口腔及扁桃体隐窝内的病原体大量繁殖，外界的病原体又乘虚而入，因而发病。急性扁桃体炎有传染性，传染潜伏期为2～4天，经飞沫或直接接触传染。通常呈散发性，偶有暴发流行，多见于集体生活者。

二、临床表现

本病可分为非化脓性和化脓性两种：

（一）急性非化脓性扁桃体炎

表现为咽痛、低热、头痛、乏力、食欲缺乏等轻度不适。检查可见扁桃体充血、肿胀，无明显渗出物和化脓。病变较轻，多限于扁桃体表面。病程3～5天，常可自愈，并发症也少见。

（二）急性化脓性扁桃体炎

咽痛较重，吞咽时明显，头痛、寒战、高热（38℃～40℃）、四肢酸痛、乏力等。小儿可高热40℃以上，幼儿常哭闹不安、拒食，甚至发生惊厥、抽搐、呕吐、少尿或腹泻等症状。检查可见扁桃体充血、肿胀明显，隐窝口有黄白色脓点，可融合成黄白色片状假膜，局限于扁桃体上，不与扁桃体粘连，易拭掉，无出血，不留创面。有些病例，炎症可侵入扁桃体实质，淋巴滤泡充血、肿胀、化脓，在扁桃体黏膜下可见黄白色点状脓灶。下颌下淋巴结肿大，有压痛。

三、实验室及其他检查

血常规化验，白细胞总数增加，中性白细胞中度增高。

四、诊断

从病史、症状、检查等方面入手，诊断不难。但应注意从扁桃体实质有无肿大、扁桃体表面有无脓点区别急性非化脓性与化脓性扁桃体炎，以利完善治疗方案。

五、鉴别诊断

（一）咽白喉

起病缓慢，咽痛较轻，但全身有明显的中毒症状，中度发热（38℃左右），脉细速，面色苍白，精神委顿。检查咽喉部有灰白色假膜，不易拭掉，拭掉后则遗留出血创面，不久又形成假膜。涂片或细菌培养为白喉杆菌，即可明确诊断。

（二）溃疡性膜性咽峡炎

此病又名樊尚咽峡炎（Vincent'angina）。亚急性发病，常一侧咽痛，全身症状轻，病变多在扁桃体和牙龈，发生组织坏死、溃疡及假膜形成。涂片可见梭形杆菌和螺旋体共生。

（三）血液病性咽峡炎

常见的血液性疾病有传染性单核细胞增多症、粒细胞缺乏症、白血病等。临床上有不同程度的咽部表现。血液病性咽炎起病多较急骤，伴有高热、畏寒、出血、肝脾肿大等征象，全身症状明显并很快导致衰竭。咽部检查可见扁桃体红肿、充血、坏死性溃疡，有灰白色假膜覆盖，软腭、牙龈、口腔黏膜有时会出现同样的病变。涂片检查无明显阳性发现，血常规检查可有助于明确诊断。

六、治疗

（一）一般疗法

本病具有传染性，故患者要适当隔离，卧床休息，进流质饮食及多饮水，加强营养及疏通大便，咽痛较剧或高热时，可口服解热镇痛药。

（二）抗生素应用

此为主要治疗方法。首选青霉素，根据病情轻重，决定给药途径。若治疗2~3天后病情无好转，高热不退，须分析其原因，改用其他种类抗生素。或酌情使用糖皮质激素。

（三）局部治疗

常用复方硼砂溶液、口泰（复方氯乙定含漱液）或1:5000呋喃西林液漱口。

（四）手术治疗

对多次反复发生急性扁桃体炎，特别是发生并发症者，应待炎症消退后施行扁桃体切除术。

七、护理

1. 心理护理　告知患者疾病的病因、治疗方法及转归情况，防止患者产生焦躁情绪，从而积极配合治疗及护理。

2. 休息与饮食　注意休息，病重者应卧床，进高营养易消化的冷流质饮食或软食，进食前后漱口，多饮水，对进食少或不能进食者，可遵医嘱补液。

3. 用药护理　遵医嘱全身使用抗生素。咽痛较重者可遵医嘱使用镇痛药物。指导患者正确使用含漱液，以保持咽部清洁，可选用适宜的含片含服，起消炎镇痛作用。雾化吸入法对疾病亦有较好疗效。

4. 病情观察与护理。

（1）密切观察患者体温变化、局部红肿及疼痛程度。高热者给予物理降温，必要时遵医嘱使用退热药物或静脉补液。

（2）注意观察患者有无一侧咽痛加剧、张口受限、言语含糊、软腭及腭舌弓红肿膨隆、腭垂偏向对侧等扁桃体周围脓肿的表现。此外还要注意尿液的变化及其他不适反应，有异常情况及时通知医生。

5. 健康教育。

（1）锻炼身体，增强机体抵抗力，劳逸结合，预防感冒，定时大便，防止复发。

（2）少食辛辣刺激性食物，戒除烟酒，注意口腔卫生。

（3）该病有传染性，注意适当隔离。

（4）对频繁反复发作的急性。

第三节　咽旁脓肿

咽旁隙是头颈部最易受感染的间隙之一，咽旁脓肿（parapharyngeal abscess）即为该隙的化脓性炎症，由早期的蜂窝织炎发展成脓肿。

一、病因

致病菌以溶血性链球菌为主，其次金黄色葡萄球菌、肺炎双球菌。发病因素如下：

1. 临近组织的急性炎症，如急性咽炎、扁桃体炎、急性咽扁桃体炎、急性鼻炎、鼻窦炎等，直接侵袭或经血行感染侵入咽旁隙形成脓肿。

2. 邻近组织的脓肿直接溃破或延展入咽旁隙，如扁桃体周脓肿、咽后脓肿、牙槽脓肿、腮腺脓肿、颞骨岩部脓肿及耳源性颈深部脓肿等。

3. 咽侧壁受异物及器械损伤可致本病。咽或口腔手术（如扁桃体切除或拔牙）中，麻醉针头可将细菌直接带入咽旁隙引起感染。

二、临床表现

病侧咽痛、颈痛及颈部活动受限，转头和吞咽时疼痛可加剧。且常向耳部放射。全身常出现畏寒、高热，呈重病容，表情痛苦。重者可出现脓毒血症症状。

咽旁前间隙感染者张口困难，下颌下区及腮腺区肿胀，有压痛；扁桃体及咽侧壁被推向中线；前后咽弓和悬雍垂水肿，如不是由扁桃体炎感染者扁桃体多无明显炎症。后间隙感染者无明显扁桃体移位和张口困难；炎症如侵犯迷走神经和颈交感神经时，患者可出现喉痉挛和颈交感神经综合征（Homer氏征）。

三、并发症

炎症如向咽后或颈深部侵犯者可形成脓肿、纵隔障炎；若沿血管鞘侵入颅内，可引起颅内感染；若侵蚀颈部血管壁，可引起假性动脉或致命性大出血。

四、诊断

根据患者病史和上述临床表现，此症不难诊断。但应与扁桃体周围脓肿、咽后脓肿相鉴别。对疑似病例，可行诊断性穿刺，以明确诊断。

五、治疗

蜂窝组织炎期，应给予足量抗生素或磺胺类药物，以便控制感染，颈部可行热敷或理疗。对于脓肿已经形成，应切开排脓。咽侧肿胀明显有波动者，可经咽部切开。颈部肿胀明显者，可试行穿刺探明脓腔，行颈外切口。对疑有血管侵蚀者，要做好血管结扎准备。

六、护理

参见咽后脓肿。

第四节　咽后脓肿

咽后脓肿（retropharyngeal absess）为咽后隙的化脓性炎症，可分为急性、慢性两型。急性型最为常见，多发于3岁以内婴幼儿，慢性型较少见。

一、病因

致病菌常为链球菌或葡萄球菌。易发于上呼吸道感染或麻疹、流感等急性传染病后，致咽后隙化脓性淋巴结炎，而后形成咽后脓肿。颈椎结核性骨脓肿，向前穿破椎前筋膜进入咽后隙，亦可由淋巴结结核形成冷脓肿。

（一）急性咽后脓肿

此型较常见，占90%以上，起病较急，常有畏寒发热、咽痛、拒食、吸奶时吐奶或奶汁反流入鼻腔，讲话含混不清，似口中含物，哭声似鸭鸣。脓肿增大时可出现睡眠时打鼾或吸气性呼吸困难。患者颈部僵直，头偏向患侧以减轻疼痛、呼吸困难。检查见咽后壁一侧充血隆起，触之有波动感。一侧或双侧颌下或颈淋巴结肿痛。

（二）慢性咽后脓肿

病程较长，多数有结核病的全身症状，咽无疼痛。患者往往于咽部阻塞症状较重时才来诊治。视诊见咽后脓肿黏膜苍白，全咽后隆起。

二、实验室及其他检查

（一）血液检查

白细胞总数高达15～30×10^9／L，中性粒细胞达0.8以上。

（二）X线检查

颈侧位X线摄片可见颈椎前有隆起的软组织影，典型病例可见液腔液平面。

三、治疗

咽后脓肿可向周围蔓延，引起喉梗阻或因脓肿破裂时的脓液涌入下呼吸道而窒息等严重并发症，危及生命。因此咽后脓肿一经确诊应及时切开排脓，配合有效抗生素的大剂量应用，可减少各种并发症，大大降低死亡率。

（一）手术治疗

取仰卧头低位，在表麻或无麻下用直接喉镜或压舌板暴露口咽及喉咽后壁，选择最隆起处穿刺，应尽量吸净脓液，更换针管用每毫升含100IU的青霉素溶液反复冲洗脓腔（必须先做青霉素过敏试验）。然后，在脓腔最低处做一纵向切开，以长血管钳伸入扩张切口，用吸引器吸净脓液。术后每日用血管钳扩撑引流口2次，畅通引流，直至无脓为止。

（二）药物治疗

根据细菌培养、药敏试验，选择有效的抗生素大剂量应用，多采用静脉滴注方式。对行手术治疗后的患者，仍需使用抗生素，控制感染。

四、护理

（一）一般护理

病室应空气流通，环境安静，温湿度适宜，减少刺激。病儿取侧卧位，避免脓肿突然破裂脓液涌入呼吸道引起窒息。对咽后脓肿的病儿，检查前要备好吸痰器、氧气等。检查咽部动作不能粗暴，防止脓肿破裂。脓肿一旦破裂速将病儿头部放低，用吸引器将脓液吸出，防止窒息。咽部疼痛，易进营养丰富的软食或流质饮食。

（二）病情观察与护理

咽后脓肿病儿应严密守护观察，按时测量体温、呼吸、心率，密切观察面色、哭声、进食情况、精神状态。如脓肿突然破裂，可发生窒息或吸入性肺炎，应备齐各种抢救物品和器械，配合医师进行抢救。

（三）对症护理

病儿体温高，发热应以物理降温为主。当体温超过39℃时，可行温水擦浴，使体温逐渐下降，一般不用退热药，防止体温突降，出汗过多，引起虚脱，忌用酒精擦浴，防止体温急剧下降，而致体温不升或酒精中毒。烦躁哭闹者立即通知医师，按医嘱给予适量镇静药（复方氯丙嗪1mg／kg、安定0.2～0.5mg／kg等），使其保持安静。

（四）治疗护理

根据脓肿的细菌培养和药敏试验，选用对病原菌敏感足量的抗生素。要注意纠正电解质紊乱，必要时行支持疗法，静脉输血浆、白蛋白、鲜血，增强机体免疫力，促进身体尽快恢复健康。

（五）健康教育

病愈后的儿童，身体健康状况受到很大影响，因此要调配饮食结构，注意各种营养成分的需要量。嘱家长要纠正儿童偏食的不良习惯。多吃各类新鲜蔬菜及水果。适当增加室外活动，锻炼身体，增强体质，预防感冒。

第五节　重度阻塞性睡眠呼吸暂停综合征

阻塞性睡眠呼吸暂停综合征（obstructive sleep apnea syndrome，OSAS）为一种睡眠障碍性疾病。患者在夜间7小时的睡眠中，经鼻或经口的呼吸气流发生周期性中断30次以上。每次气流中断时间为成人10秒以上，儿童20秒以上，并伴有血氧饱和度下降等一系列病理生理改变。

一、病因和发病机制

正常呼吸时，外界空气进入肺泡进行气体交换。此种气体交换的关键是喉以上的呼吸道，能够使气流通畅地进入气管、支气管。如果由于某种原因使这段气流受阻，就出现打鼾或阻塞性睡眠呼吸暂停。引起OSAS的常见因素为：

（1）解剖因素：鼻和鼻咽部阻塞，如鼻中隔偏曲、鼻息肉、鼻甲肥大、鼻腔肿瘤、咽扁桃体肥大和鼻咽肿瘤等因素。口咽和软腭也是睡眠时出现阻塞的常见部位，如扁桃体Ⅲ度肥大、口咽狭窄以及软腭和腭垂过长者。

（2）肥胖：肥胖是导致OSAS的常见原因。颈、咽部组织肥厚拥挤，可导致呼吸道阻塞。

（3）内分泌紊乱：如甲状腺功能减退，可出现黏液性水肿。

（4）老年性变化：老年期组织松弛，肌张力减弱，致使咽壁松弛、塌陷而内移，引起打鼾或OSAS。

二、临床表现

睡眠时打鼾，呼吸暂停，发绀，憋气，睡眠不实，白日嗜睡，晨起头痛，记忆力减退，注意力不集中，情绪和行为改变，躁动，多梦，遗尿，阳痿。儿童可有智力降低，学习成绩下降，身体瘦小。严重患者可并发高血压、心律失常、心肺功能衰竭等。体格检查可见多数患者肥胖超重。鼻腔、鼻咽、口腔、口咽、喉检查可明确阻塞原因。多导睡眠监护仪测试可明确睡眠呼吸暂停的性质及程度。

三、实验室及其他检查

要求多科合作进行全面检查，须做多项睡眠图仪器检查。耳鼻喉科医生应详细检查上呼吸道有无阻塞的病变。一经确诊为OSAS，应判定其类型。纤维鼻咽镜结合Mueller氏动作为检查OSAS发生原因之一，即纤维镜检查上气道时紧闭口、鼻，用力吸气，观察口咽-软腭及喉咽-舌根平面的关系。

四、诊断

根据上述临床表现，结合实验室及其他检查，可做诊断。

五、鉴别诊断

发作性睡眠病（marcolepsy）：此病又名阵发性睡眠、睡眠癫痫或名Geineau综合征，为一种不能控制的嗜睡，或间断发生的突然入睡，常伴有猝倒。

六、治疗

（一）非手术治疗

主要针对一些轻度鼾症病。

1. 睡眠时调整体位　改仰卧为侧卧。
2. 减肥　可用各种方法，如应用药物，控制饮食，适当运动等。
3. 药物治疗　睡前服抗忧郁药，普罗替林（Protriptyline）30毫克，可能奏效，但有可致心律失常，口干及尿潴留不良反应。
4. 机械通气治疗　包括鼻腔持续正压通气（NCPAP）和双水平气道正压（Bipap）通气。NCPAP是于睡眠时通过密闭的面罩将正压空气送入气道，空气流通调至100U／min，压力维持在5～15cmH$_2$O之间。严重时，实行气管插管或气管切开保留导管术。

（二）手术治疗

中度或重度OSAS患者大多需要手术治疗。手术治疗的先决条件是确诊呼吸道狭窄的部位。手术治疗特别是适应于年轻患者。

1. 鼻及咽气道矫治，如鼻中隔成形、鼻甲切除、鼻息肉等新生物切除、慢性鼻窦炎手术；咽扁桃体刮除及扁桃体切除等。
2. 悬雍垂腭咽成形术（UPPP）及其他不常用的手术。舌根部分切除、下颌骨水平滑行切开、舌骨固定于下颌弓等。
3. 气管切开术或造瘘术为最有效的方法，但不易为患者所接受。

七、护理

（一）非手术治疗的护理

1. 预防窒息。

（1）密切观察患者呼吸及血压情况，加强夜间巡视，尤其在凌晨4～6时更要特别注意，因这个时段最易发生频繁呼吸暂停或猝死，必要时床旁备好气管切开包等抢救用品，以备急用。

（2）安排患者住距医生办公室、护士站近的单人房间，以保证睡眠环境安静，避免对其他患者的影响，同时利于病情变化时的急救。

（3）体位：指导患者睡眠时取半坐卧位或侧卧位，防止软腭及舌根下塌阻塞呼吸道。

（4）嘱患者睡前3~4小时内不饮含酒精的饮料。

（5）勿擅自使用镇静安眠等中枢神经系统抑制药物。

2. 减轻上呼吸道阻塞　使用口器治疗的患者，睡前将舌保护器置于口中，使舌保持轻度前伸置位，增加咽腔前后径距离，从而减轻上呼吸道阻塞症状。

3. 吸氧　症状严重者遵医嘱给予持续低流量吸氧或使用鼻腔持续正压通气治疗，以纠正患者的缺氧状况。

4. 正压通气治疗。

（1）通气前准备：初次治疗的患者上机前需向其解释通气的目的及方法，以消除患者的紧张情绪。训练患者呼吸，使其能与呼吸机同步。准备好抢救用品，如负压吸引装置、气管切开包、麻醉插管等。

（2）选择合适的面罩及松紧度：根据病情及患者的耐受情况选择鼻罩或面罩。呼吸阻塞轻症患者首选鼻罩通气，无效时换用面罩。四头带或软帽固定带的松紧以无明显漏气的最小张力为宜，因过松造成漏气，过紧又影响面部血液循环，使被压皮肤缺血进而造成坏死。为防止鼻梁、鼻翼两侧皮肤受损，可在该处垫上纱布。用四头带固定时，后枕要垫上包布，以免头发滑动影响头带的固定。

（3）体位：患者可取半卧位或坐位，使头、颈、肩在同一平面上，头略向后仰，以保持气道通畅，枕头不宜过高，因枕头高可使呼吸道狭窄，影响气流通过，降低疗效。

（4）气道管理：①保持呼吸道通畅：指导患者进行有效的咳嗽、排痰，协助患者翻身、拍背。患者无力咳嗽或出现意识障碍不能自行排痰时，应卸除面罩吸痰，必要时经麻醉插管吸痰。②加强气道湿化及雾化吸入。③在病情允许的情况下鼓励患者多饮水。

（5）监护：严密观察患者的动脉血气分析。血氧饱和度、呼吸频率及幅度、患者的意识和主观感觉。

（二）手术治疗的护理

1. 常规准备。

（1）一般准备：完善术前常规检查。术前1日根据医嘱及病情需要完成药物皮肤敏感试验。OS-AHS患者多并发有高血压、冠心病和高血脂，嘱患者积极配合检查，并督促患者按时服药。

（2）术区准备：

①鼻部准备：保持术区周围皮肤清洁。剪去患侧鼻毛。

②咽部准备：术晨刷牙、漱口，保持口腔清洁。

（3）术日晨准备：全麻患者术前至少禁食水6小时。术前置入鼻饲管，全麻后置入导尿管。

（4）心理护理：向患者说明手术的目的和意义及术中可能发生的情况、术后注意事项。使患者积极配合手术，减轻其焦虑感，树立起治愈疾病的信心。

2. 术后护理。

（1）严密观察患者呼吸情况，及时吸出口鼻咽腔分泌物，保持呼吸道通畅。

（2）注意观察术后疗效，睡眠时打鼾症状有无改善，鼻腔堵塞情况有无再出现。

（3）详见本章第四节中"扁桃体切除术患者的护理"。如同时进行鼻腔手术，详见"鼻窦炎患者的术后护理"。

（三）健康教育

（1）告知患者因术中切除部分软腭及腭垂，故术后可能有饮食呛咳及鼻腔反流现象，一般会在2周内消失。

（2）饮食指导：术后4周内勿进食干硬、大块、酸辣刺激性食物，进食后漱口，注意口腔卫生。

（3）生活指导：控制饮食，戒除烟酒，健身运动，适当减肥。

（4）不宜从事驾驶、高空作业等有潜在危险的工作，避免发生意外。

（5）定期随访，监测心脏功能、血压等，预防并发症的发生。

第六节　急性喉炎

急性喉炎（acute laryngitis）是喉黏膜的急性弥漫性卡他性炎症，为上呼吸道急性感染性疾病之一。常继发于急性鼻炎及急性咽炎，亦有原发于喉部。此病多发于冬、春两季。发生于儿童则病情多较严重。无明显性别差异，但与职业有关。

一、病因

（一）感染

多发于上呼吸道感染后，先有病毒入侵，继发细菌感染。常见细菌有金黄色葡萄球菌、溶血性链球菌、肺炎链球菌、流感杆菌、卡他球菌等。

（二）职业因素

过多吸入生产性粉尘、化学气体的刺激如氯、氨、硫酸、硝酸、毒气、烟熏等，易引起喉部黏膜的急性炎症。

使用嗓音较多的教师、演员、售票员等，如发声不当或使用声带过度，急性喉炎的发病率较高。

（三）外伤

异物、手术器械的损伤喉部黏膜，也可继发急性喉炎。

（四）其他

烟酒过多、受凉受湿、疲劳致全身和呼吸道局部抵抗力降低时，细菌乘虚进入，易诱发本病。

二、病理

发病初期喉黏膜充血，白细胞浸润并有水肿，继则分泌物增多，渐成脓性。小儿急性喉炎的病理表现以声门下区为甚，也称急性声门下喉炎，发炎后易肿胀发生喉阻塞。小儿咳嗽功能不强，不易排出喉及下呼吸道分泌物，更使呼吸困难加重。若治疗不当或当机体抵抗力较差时，则有圆形细胞浸润，渐发生纤维变性，该种病理变化较为顽固，不易恢复正常。有时病变可深及喉内肌层。

三、临床表现

（一）声嘶

声嘶是急性喉炎的主要症状，轻者发声时音质失去圆润和清亮，音调变低、变粗；重者发声嘶哑，更甚者仅能作耳语，或完全失声。

（二）喉痛

患者感喉部不适、干燥、异物感，喉部及气管前有轻微疼痛，发声时喉痛加重。

（三）咳嗽

有痰因喉黏膜发炎时分泌物增多，常有咳嗽，起初干咳无痰，至晚期则有黏脓性分泌物，因较稠厚，常不易咳出，粘附于声带表面而加重声嘶。

（四）全身症状

成人一般全身中毒症状较轻。重者可有发热、畏寒、疲倦、食欲缺乏等症状。因急性喉炎可为急性鼻炎或急性咽炎的下行感染，故常有鼻部、咽部的炎性症状。

四、实验室及其他检查

（一）间接喉镜检查

见双侧声带急性充血、肿胀，可有黏膜下出血，声带边缘肿胀变厚，发声时闭合不紧，喉黏膜及声门下黏膜充血肿胀。

（二）直接喉镜检查（小儿）

声门下黏膜红肿明显，呈双重声带样，声门裂隙变窄。小儿直接喉镜检查宜慎重，因可诱发喉痉挛。

（三）颈侧X线摄片（小儿）

可排除喉部不透X线异物。

（四）血常规检查

急性喉炎继上呼吸道感染而发生者，白细胞总数可在$10 \times 10^9 / L$以上。

五、诊断

根据症状和检查所见，诊断并不困难。诊断标准如下：

1. 起病较急。
2. 声音嘶哑，甚至失声，喉痒，喉干，喉痛，阵咳。
3. 声带充血，水肿，声门闭合不全。
4. 有发热，恶寒，头痛，全身不适等症。

六、鉴别诊断

小儿急性喉炎需与下列疾病相鉴别：

（一）急性喉气管支气管炎

为气管支气管黏膜的急性弥漫性炎症，故较急性喉炎病情更重，炎症范围深入下呼吸道，致肺部症状也较明显。喉镜检查除有急性喉炎表现外，可见声门下区黏膜红肿明显，有脓苔及较多的黏稠分泌物，甚至有假膜形成。肺部呼吸音减弱，有干、湿啰音，胸部X线检查纹理变粗，有点片状阴影。

（二）咽白喉

起病较缓慢，全身中毒症状明显，喉内可见到假膜。取假膜涂片或培养可找到白喉杆菌。

（三）呼吸道异物

有异物史，X线检查及支气管镜检查可作鉴别。

（四）支气管哮喘

有反复发作史，无声哑，有哮鸣音，用解痉药可缓解。

七、治疗

（一）一般治疗

急性炎症期间不吃刺激性食物，少讲话或噤声休息，以利炎症消退。病情重者，尤其儿童患者应加强支持疗法，每天保证一定的进入液量及营养。室内要保持适当的温度及湿度，避免呼吸道干燥加重病情。儿童急性喉炎应严密观察病情，注意呼吸及心脏情况，必要时吸氧，以防发生心力衰竭。

（二）控制感染

使用抗生素控制感染扩散。声带红肿显著者加用类固醇激素，如泼尼松、氢化可的松、地塞米松等。特别是小儿急性喉炎，可以解除轻度喉阻塞症状，应及早应用。

（三）蒸气吸入疗法

如用热水1杯，干毛巾1条，将干毛巾围于口、鼻与杯口之间，张口徐徐呼吸。杯内可放薄荷、复方安息香酊等药物。

（四）气管切开

小儿重度喉阻塞或经药物治疗，喉阻塞症状未缓解者，应及时做气管切开术。如无条件，在紧急情况下可先做环甲膜穿刺以缓解喉阻塞症状，方法为：患者仰卧，头向后伸，摸清环状软骨的前弓，在环状软骨的上缘与甲状软骨下缘之间即是环甲膜，用1～2个粗针头从此处缓缓刺入，针尖一经穿透甲膜进入声门下腔，即空气从针孔中出入，且有落空感，这样使之先通气，争取时间做正规气管切开术。亦可紧急行环甲膜切开术。

八、护理

1. 执行耳鼻喉科疾病一般监护常规。

2. 保证患儿安静，尽量减少患儿哭闹、躁动及说话。以使声带休息。消除患儿的恐惧心理。

3. 保证营养，喉炎患儿进食易呛咳而加重病情，喂养时应特别耐心，禁食刺激性食物。

4. 保持呼吸道通畅，吸入潮湿的空气可改善血液循环，缓解喉头肌痉挛，对减轻呼吸困难及其他症状有明显效果，故应保持室内湿度＞60%，也可用超声雾化吸入，每日2次。

5. 呼吸困难者，给予氧气吸入，备气管切开包，喉阻塞严重者，及时向医师报告，施行气管切开术。

6. 禁用阿托品等吗啡类药物，免抑制呼吸，或致分泌物干结而不易咳出。

7. 病情观察，可根据患儿声音嘶哑程度、咳嗽性质、三凹征、喉鸣、青紫和烦躁程度来判断缺氧的程度，给予氧气吸入，随时做好气管切开的准备工作。

8. 在治疗过程中，严密观察循环如中枢神经系统症状，注意有无肺部并发症，以免发生心力衰竭。

9. 按医嘱及时准确给予抗生素，有喉阻塞症状者，加类固醇激素，酌情给予祛痰止咳药及清热解毒中药。

10. 健康教育。

（1）帮助患者及家长掌握本病有关知识，避免受凉、感冒，加强体育锻炼，增强体质。

（2）在整个病程中，应如实将病情向家长说明，地于病情发展而可能采取的措施，应事先告诉家长，让他们有心理准备，取得他们的配合。为了减轻患儿恐惧心理，让家长陪伴。提供小儿熟悉的或感兴趣的玩具，以减少其不安。

第七节　急性会厌炎

急性会厌炎（acute epiglottitis）又称急性声门上喉炎，是一种危及生命的严重感染，可引起喉阻塞而窒息死亡。成人、儿童均可患病，全年都可发生，以冬春季节多见。

一、病因

本病多为乙型流感杆菌引起，也可继发于病毒感染及邻近器官的炎症，或由异物、外伤所引起。

二、临床表现

有急慢性感染病史。主要表现为会厌及杓状会厌壁的急性水肿，并伴有蜂窝织炎性改变或形成脓肿。

1. 有全身中毒症状，如寒战、高热、全身不适、食欲减退等。

2. 吞咽困难发生很快，重者饮水时呛咳、张口流涎；轻者自觉有物堵于咽喉部。

3. 以吸气性呼吸困难为主，伴有高音调吸气性喘鸣及呼气性鼾响。患者常为坐位，身体前倾，头向下用力呼吸。病情发展迅速，可在4~6小时内突然发生阻塞而窒息。患者虽有呼吸困难，但发音多正常而言语含混。

三、实验室及其他检查

1. 间接喉镜检查可以见到会厌舌面黏膜充血、肿胀和水肿如球状，有时以一侧为著。如形成脓肿则见局部隆起，其上见黄色脓点、脓头或溢脓小瘘。一侧或两侧舌骨大角、甲状软骨板外缘、下颌角等处有触痛，颈部偶可发生肿胀。

2. 对不易检查的幼儿，喉部侧位X线摄片有助于诊断。

四、诊断

对有明显喉痛的患者，如咽部检查无异常，应进行喉镜检查，诊断并不困难。

五、治疗与护理

1. 明确诊断后应立即使用大剂量抗生素及肾上腺皮质激素治疗，并以静脉滴注给药为宜。

2. 给予10%葡萄糖酸钙静脉推注及抗组胺类药物治疗。

3. 如已形成会厌脓肿，则须在直接喉镜或间接喉镜下予以切开。脓肿已自行穿破者可将其瘘口扩大。未形成脓肿而会厌肿胀剧烈者，可在肿胀的黏膜上做几条直线切口，以减轻症状。

4. 严重呼吸困难者，须行气管切开术。但不宜使患者头过于后仰，否则会加重呼吸困难或窒息。

5. 除上述治疗外，还应注意水和电解质平衡及主要脏器的中毒症状，并及时予以处理。

6. 积极防治上呼吸道感染、扁桃体炎、咽炎、口底炎等。急性会厌炎有时甚急，有条件者最好留院观察治疗或住院治疗。向患者家属交代病情的严重性及危险性，并解释抗生素及激素药量必需用足的重要意义。加强心理护理，缓解患者急躁情绪。

第八节　喉阻塞

因喉部或其邻近组织的病变，使喉部通道（特别是声门处）发生狭窄或阻塞，引起呼吸困难者，称喉阻塞（laryngeal obstruction），亦称喉梗阻。它不是一种独立的疾病，而是一个由各种不同病因引起的症状。

一、病因

喉阻塞可发生于任何年龄，但儿童发病更多见，病势更急。

（一）小儿先天性喉畸形

如先天性喉蹼、喉闭锁、喉软骨畸形、喉狭窄等，可发生本症，但较为少见。

（二）咽喉及邻近急性炎症

最常见者为小儿的急性咽喉炎症，如急性会厌炎、会厌脓肿、急性喉炎、急性喉气管炎、白喉、咽部脓肿以及颌下蜂窝织炎等。

（三）喉水肿

如变态反应性喉水肿、血管神经性喉水肿、药物过敏、麻醉插管时间过长导致的喉水肿等。

（四）喉部外伤

喉挫伤或裂伤、喉部异物嵌顿、误食腐蚀性药物或吸入有毒气体，以及喉的蒸气灼伤等。

（五）良、恶性肿瘤

以喉癌、喉乳头状瘤较为多见。喉外病变如巨大甲状腺肿等，常可造成喉的压迫、阻塞。

（六）双侧喉返神经损伤与麻痹

麻痹的声带固定在旁中线位，使声门狭窄。

二、临床表现

由于喉阻塞为多种病因所引起的一组具有共同表现的临床症候群，所以对于病史和病因的询问非常重要，对于小儿患者，尤其要重视有无异物接触史的询问。

（一）吸气期呼吸困难

此为喉阻塞的主要特征。表现为吸气运动加强，时间延长，吸气深而慢；而呼气时间缩短。其发生机制与喉的解剖生理和空气动力学有关。

（二）吸气期喉喘鸣

由于吸入气流通过狭窄的声门裂，产生空气涡流反击声带，使之颤动而产生的一种尖锐的喘鸣声。一般来说，喉阻塞越重，喉喘鸣越响。

（三）吸气期软组织凹陷

由于吸气困难、胸腔内负压增加，将胸壁及其周围的软组织吸入，遂出现胸骨上窝、锁骨上窝、肋间隙、剑突下和上腹部吸气期的凹陷，称为四凹征。

（四）声嘶

若病变累及声带，则常有发声嘶哑。

（五）发绀

因缺氧而面色青紫、面容焦虑、脉搏快速，烦躁不安则是喉阻塞的晚期症状。

根据病情轻重，将喉阻塞分为4度。

一度：安静时无呼吸困难。活动或哭闹时有轻度吸气性呼吸困难、稍有吸气性喉喘鸣及吸气性胸廓周围软组织凹陷。

二度：安静时也有轻度呼吸困难，吸气性喉喘鸣和吸气性胸廓周围软组织凹陷，活动时加重，但不影响睡眠和进食，无烦躁不安等缺氧症状。脉搏尚正常。

三度：呼吸困难明显，喉喘鸣声较响，吸气性胸廓周围软组织凹陷显著，并出现缺氧症状，如烦躁不安，不易入睡，不愿进食，脉搏加快等。

四度：呼吸极度困难。患者坐卧不安，手足乱动，出冷汗，面色苍白或发绀，定向力丧失，心律不齐，脉搏细数，昏迷、大小便失禁等。若不及时抢救，则可因窒息以致呼吸心跳停止而死亡。

三、实验室及其他检查

间接喉镜或纤维镜颈部x线正侧位和断层摄片、CT或磁共振检查可确定病史。

四、诊断

根据症状和体征，一般诊断不难；吸气困难和三凹征明显者，更易辨认。病情允许时，应尽量及时找出引起喉阻塞的病因，直接喉镜检查，有助于下咽和喉腔疾病的诊断。对幼儿和有严重呼吸困难或心衰征象者做直接喉镜时应慎重，以防发生喉痉挛。

五、鉴别诊断

需与肺炎及支气管哮喘等引起的呼吸困难相鉴别。

六、治疗

应尽快解除呼吸困难，严重者应争分夺秒，挽救生命。具体治疗方法可根据病因、呼吸困难的程度、患者一般情况、耐缺氧能力以及客观条件等因素全面考虑，择优而行，但应当机立断，以免延误抢救时机。

Ⅰ度：明确病因，对因治疗。喉部急性炎症引起者，应及时应用足量抗生素和激素治疗。

Ⅱ度：积极进行病因治疗，密切观察呼吸，做好气管切开或插管的准备工作。多数的炎性病变，用类固醇激素和足量抗生素治疗，大都可避免手术。若为喉内异物，应及早取出，若为肿瘤，可考虑行气管切开术。

Ⅲ度：引起喉阻塞的原因能在较短时间内缓解时，如急性炎症、喉水肿、异物等，可积极治疗病因。若经对因治疗未见好转且全身情况较差，应争取时间及早施行手术，以免发生窒息或心力衰竭。由白喉、外伤、肿瘤等原因引起的喉梗阻，应及早行气管切开术。

Ⅳ度：立即行麻醉插管或气管切开术，同时吸痰、给氧或人工呼吸、治疗心力衰竭等。情况缓解后再行病因治疗。

七、预防

积极病因治疗，严密观察病情变化，若病因一时无法消除，或估计药物治疗在短期内难以奏效者，如喉外伤、喉肿瘤、双侧喉返神经麻痹等，均应争取时间施行气管切开术。

八、护理

（一）一般护理

1. 取半卧位，利于患者呼吸。
2. 随时清除患者口内分泌物，取除义齿。
3. 小儿可由父母陪伴，避免哭闹，必要时酌情给少量镇静剂。

4. 适当给患者吸氧（给氧浓度不宜过大），以缓解患者的缺氧状态。

5. 喉部雾化吸入，以促进喉部炎症，水肿的消退。

6. 准备好气管切开包等急救器械及药品。

7. 病室定时通风换气，温湿度适宜（温度21℃～24℃，相对湿度达到60%～70%）。

（二）病情观察与护理

1. 接诊喉阻塞患者后，要详细了解病情，准确及时判断喉阻塞程度，严密观察呼吸、脉搏、体温变化。出现呼吸困难及全身情况有下列变化，应及时通知医生，赢得抢救时间。

（1）急性喉炎患者，出现犬吠样咳嗽。

（2）气管异物患者，咳嗽伴有气管拍击声。

（3）呼吸急促、口唇、甲床发绀、四凹症明显，患者坐卧不安，烦躁不安，出冷汗，血压下降，脉细弱，说明呼吸极度困难。

2. 做好喉镜、气管镜检查以及气管切开等急救准备工作。行气管切开术者应做好气管切开前后的护理。

（三）健康教育

1. 锻炼身体，增强体质，减少上呼吸道感染机会。

2. 凡患喉部急性炎症应及时治疗，控制炎症继续发展。

3. 进食时，忌大声嬉笑，误将异物吸入。

4. 儿童忌将锐利铅笔或球类玩具含于口内，以免误吸。

第九节　鼻咽癌

鼻咽癌（nasopharyngeal carcinoma，NPC）是原发于鼻咽，以颈淋巴结转移和颅神经损害为常见临床特征的恶性肿瘤。我国广东、广西、湖南、福建、江西、海南等省区发病率尤高。广东四会和香港地区发病率为男性30／10万人口，女性15／10万人口。本病的男女之比约为2.38：1。发病年龄多在3～86岁之间。

一、病因

目前认为与遗传、病毒及环境因素等有关。

（一）遗传因素

NPC具有种族及家族聚集现象，广东省的多次病例对照调查研究，发现8%～10%

的NPC具有家族癌史，明显高于对照组。在广东、广西的高发区内主要以操广州方言者的发病率高。侨居国外的中国南方人后代仍保持着较高的NPC发病率。

（二）EB病毒

从Old等（1966）首次用免疫扩散法在鼻咽癌患者的血清中检测到高滴度抗EB病毒抗体以来，经过大量研究，现已基本公认EB病毒与鼻咽癌的发生有密切关系。近年应用分子杂交及聚合酶链反应（PCR）技术检测，发现鼻咽癌活检组织中有 EBV DNA特异性病毒mRNA或基因产物表达，证实EB病毒在鼻咽癌发展中的重要作用。

（三）环境因素

鼻咽癌高发区的大米和水中微量元素镍含量较低发区高，鼻咽癌患者头发中镍含量亦高。镍和二亚硝基哌嗪能诱发大鼠鼻咽癌，说明镍元素对鼻咽癌的发病有一定作用。

二、病理

鼻咽癌的好发部位以顶部为最常见，侧壁、前壁次之，底部最少。病理学大体形态可分为结节型、菜花型、黏膜下型、浸润型与溃疡型。组织学分为未分化癌、低分化癌、较高分化癌（鳞癌和腺癌）三类。

三、临床分期

鼻咽癌的分期标准过去十多年一直使用1978年长沙会议制定的分期标准。1992年全国鼻咽癌会议上对鼻咽癌的分期进行了修改，提出了新的分期标准。

（一）原发肿瘤（T）

T_0：未见原发肿瘤。

T_x：原发肿瘤不能确定。

T_1：肿瘤局限于鼻咽腔内。

T_2：肿瘤局部浸润，鼻腔、口咽、茎突前隙、软腭、颈椎前软组织、颈动脉鞘区部分侵犯。

T_3：颈动脉鞘区肿瘤占据，单一前组或后组颅神经损害，颅底、翼突区翼腭窝受侵。

T_4：前后组颅神经同时受侵，鼻旁窦、海绵窦、颞下窝受侵，直接浸润第一、第二颈椎。

（二）颈部淋巴结（ ）

N_0：临床未触到淋巴结。

N_1：上颈淋巴结，直径小于4cm，活动。

N_2：下颈淋巴结或肿块直径4～7cm，或肿块活动受限。

N_3：锁骨上区淋巴结或肿块直径大于7cm或肿块固定及皮肤受侵。

（三）远处转移（M）

M_0：无远处转移。

M_1：有客观指标证实有远处转移。

（四）临床分期标准

Ⅰ期：$T_1 N_0 M_0$。

Ⅱ期：$T_2 N_2 \sim 2 M_0$，$T_0 \sim 3 N_2 M_0$。

Ⅳ$_A$期：$T_4 N_0 \sim 3 M_0$，$T_0 \sim 4 N_3 M_0$。

Ⅳ$_B$期：任何T，任何NM_1。

四、临床表现

应注意地区、生活习惯和家族史以及接触放射物质和空气污染等。鼻咽部由于位置隐蔽，早期症状轻微，故易被漏诊或误诊。医务人员必须密切关注，重视临床症状，才能早期发现，及时治疗。最常见的症状有：

（一）鼻出血

鼻咽癌早期即有出血倾向，鼻腔分泌物带血丝，最常见者为前鼻孔向鼻咽部抽吸鼻涕吐出涕中带血，或擤出鼻涕带血，以晨起时多见。开始出现少量血丝，时有时无，常被误诊为呼吸道炎症，未予重视，待出血量较多时，病变常已进入晚期。

（二）耳部症状

鼻咽肿瘤侵犯或压迫咽鼓管口，常可引起患侧耳鸣、耳闷塞感及听力下降，或伴有鼓室积液。

（三）鼻部症状

鼻咽部肿瘤逐渐长大，可阻塞后鼻孔，出现鼻塞，多为单侧性，瘤体增大时可能会发生两侧阻塞。

（四）头痛

早期即可有头痛，疼痛呈间歇性，部位不定，常偏于患侧颞、顶或枕部，晚期破坏颅底或向颅内蔓延则为持续性头痛，部位固定。

（五）颈部淋巴转移

早期即可发生一侧乳突尖下胸锁乳突肌前缘上端，颈深淋巴结增大，继之对侧亦有转移，增大之淋巴结无痛、质地较硬，活动度小或固定。

（六）颅神经症状

肿瘤破坏颅底或经破裂孔侵入颅内，常先侵犯Ⅴ及Ⅵ颅神经，故有头痛、患侧面部麻木、眼球不能外展及复视等症状。亦可引起其他颅神经症状。

（七）检查

间接鼻咽镜或光导纤维鼻咽镜检查，于咽隐窝及鼻咽顶后壁可见黏膜溃疡或有菜花状、结节状肿物。鼻咽造影及CT检查可显示较小肿瘤。X线颅底平片可显示颅底骨质情况。

五、实验室及其他检查

（一）鼻咽镜检查

鼻咽镜检查是诊断鼻咽癌的主要方法，在鼻咽镜下观察鼻咽腔内结构左、右是否对称，黏膜有无粗糙、苍白、局部隆起等早期病变。如见新生物，应确定其部位、类型及范围。

（二）电子纤维鼻咽镜或鼻内窥镜

有放大功能，有利发现早期微小病变和适于检查咽反射敏感者。

（三）颈部触诊

颈上深部可触及质硬、活动度差、无痛性肿大淋巴结。

（四）EB病毒血清学检查

常用的有EBVCA／IgA、EA／IgA抗体检测，前者阳性率达93％，比临床症状早4～6个月，为鼻咽癌诊断的辅助指标。

（五）影像学检查

颅底X光平片、CT或MRI检查有利于了解肿瘤病变范围及颅底破坏程度。

六、诊断和鉴别诊断

（一）诊断

鼻咽癌早期诊出率不高，这可能与早期症状易为患者忽略、患者就诊晚、病变部位较隐蔽、易漏检及病情发展迅速有关。所以，确诊多为较晚期。在临床上凡遇中年患者有回吸涕中带血、一侧顶枕部头痛、颈部淋巴结肿大、一侧中耳积液等临床表现时，应反复进行鼻咽部检查。对可疑者，应进行活组织检查或脱落细胞检查，必查时，要反复检查，直至确诊。X线平片、鼻咽部造影有助于观察肿瘤大小、侵犯范围、有否骨质破坏；磁共振、CT检查可观察到鼻咽部软组织微小肿瘤，有利于早期诊断；血清学诊断可检测EB病毒的各种抗原的抗体，它已应用于流行病学调查，亦可作为临床的辅助诊断，并可以帮助判定治疗效果及预后。对颈部肿大的淋巴组织，如怀疑为鼻咽癌转移，应尽量不取活检（除非绝对必要），以免促使肿瘤扩散；可行颈部淋巴结穿刺抽吸做细胞学检查。

（二）鉴别诊断

1. 咽扁桃体增殖常见于30岁以下的年轻人，多位于鼻咽顶部，呈对称性，表面光滑呈纵行嵴状隆起，常因增生而形成结节或因感染而形成肉芽状结节，应注意癌变并存，常需活检鉴别。

2. 炎症　鼻咽黏膜粗糙，分泌物多或有普遍性的淋巴滤泡增殖，需活检鉴别。

3. 结核　鼻咽顶部黏膜糜烂、溃疡和肉芽肿样隆起、表面分泌物多而脏，还常伴颈淋巴结肿大，与鼻咽癌难以鉴别，需活检确诊。

4. 坏死性肉芽肿病程发展很快，常伴发热或有恶臭，鼻咽顶中央呈肉芽状坏死。其边缘清楚，常累及鼻腔，口咽甚至穿破上腭或鼻旁皮肤形成溃疡。

5. 纤维血管瘤多见于15～25岁的女性，有经常反复鼻出血及鼻塞史，出血量多。病变多发生在鼻咽顶部及后鼻孔，呈圆形或分叶状，表面光滑呈紫红色，触诊实而富有弹性，亦可破坏颅底骨，并引起颅神经症状，应慎重加以鉴别。活检会引起大出血，应忌用。

6. 颈部肿块。

（1）淋巴结炎：急性者常有红、肿、热、痛等典型症状，易鉴别。慢性炎症常有龋齿、慢性扁桃体炎和咽喉炎。淋巴结光滑、活动，直径一般在2cm以内。

（2）淋巴结核：多见于青少年，颈深、浅淋巴结常同时受累。并常伴有淋巴结周围炎症与周围组织粘连成团或邻近多方淋巴结融合成多结节状或分叶状。触之质地较软，有轻度痛感。

（3）恶性淋巴瘤：多年轻，病程短，病变范围广，常为双侧颈部，可伴有腋下，纵隔和（或）其他区域淋巴结肿大，质地软，有弹性感。

七、治疗

鼻咽癌的治疗包括放射治疗、手术治疗、化学治疗与免疫治疗。首选放射治疗。

（一）放射治疗

选用^{60}Co　γ线或高能X线（6～8MV）和电子束（4～5MeV）。一般予常规连续放疗，每次2Gy，每周5次，鼻咽总量66～70Gy／6.5～7.0周。早期病例可选用外照射加后装腔内治疗；中晚期病例无远处转移者，可选用放疗加增敏、超分割或加速超分割放疗；晚期病例有远处转移者，予姑息性放疗。放疗后复发或残存病灶可采用立体定向放射治疗。

（二）化学治疗

在鼻咽癌的治疗中，高能放射治疗是公认的主要有效治疗方法。事实上，放射治疗仅用于治疗原发肿瘤及区域淋巴结，而绝大多数鼻咽癌为低分化癌和未分化癌，主要为低分化鳞癌，恶性度高，发展快，除颈部淋巴结转移外还极易出现远处转移。而较晚期的患者，经放射治疗后仍易复发和转移。因此，鼻咽癌除放疗外应用化学治疗是十分必要的。化疗有全身疗法或动脉插管疗法2种，常用的药物有环磷酰胺、顺铂、氟尿嘧啶、阿霉素。

1. CBF方案。

CTX0.6 ~ 1.0g iv $d_{1, 4}$；

BLM 10mg iv $d_{1~5}$；

5-FU 500mg iv drip $d_{2, 5}$。

每5天为一周期，隔周后第二周期；4个周期为一疗程。

2. AVCC方案。

ADM25mg／m^2 iv d_1；

CTX 500mg／m^2 iv d_1；

CC.U 50mg／m^2 po q_n d_1。

每4周1次。

3. FP方案。

5-FU 750mg／m^2 iv drip $d_{1~5}$；

PDD 20mg iv drip $d_{1~5}$。

每4周重复1次。

4. BMP方案。

BLMA5 10mg im $d_{1, 3, 5, 8}$；

MTX 40mg／m^2 iv drip $d_{1, 8}$；

DDP 20mg／m^2 iv drip $d_{1~3}$或$d_{1~5}$；

每3 ~ 4周重复。

5. CAP方案。

CTX 200mg／m^2 iv drip d_1；

ADM 30mg／m^2 iv d_1；

DDP 90mg／m^2 iv drip d_1；

每4周重复。

6. IFOP方案。

IF0 60mg／kg iv drip$d_{1, 3, 5, 7, 9}$，配合应用美斯那；

DDP 20mg／m^2 iv drip $d_{2, 4, 6, 8, 10}$。

此方案可加放疗。

7. B-CMF方案。

BLM 30mg／d iv drip $d_{1~4}$；

CTX 200mg／m^2 iv $d_{1~5}$；

MTX 20mg／m^2 iv drip $d_{1, 5}$；

5-FU 400mg／m^2 iv drip d$_{1\sim5}$。

在白细胞恢复正常时，每3～4周重复。BLM的累积剂量限制为300mg，此后仅用CMF。

8. BP方案。

紫杉醇（Taxlo）135～175mg／m^2 iv drip d$_1$，配合应用脱敏药和西咪替丁；

BLMA5 10mg im d$_{2,9}$；

DDP 100mg／m^2 iv drip d$_2$，配合水化、碱化、止吐剂。

每21～28天为一周期。

（三）手术治疗

对放射治疗不敏感或放疗后复发残存的肿瘤，进行手术切除和颈部淋巴结清扫术，可提高疗效。但鼻咽癌一般不采取手术治疗。

（四）免疫治疗

当前临床上用于免疫治疗的药物有干扰素、白细胞介素Ⅱ、胸腺素等。免疫治疗用于鼻咽癌的研究，仍处于初级阶段，有待进一步研究提高。

八、护理

（一）心理护理

加强心理护理，医护人员对患者应持积极治疗态度，工作耐心，消除顾虑，提高患者抗病信心。

（二）生活护理

放疗开始时给软饭或普通饭，2周后，如有食欲缺乏、味觉不敏、厌食肉类油腻之物时，可给清淡少油的素菜及蛋类。一旦发生口咽部溃疡应进半流质或流质饮食，以减少对黏膜的刺激，并可避免疼痛。此外宜适当补充牛奶、水果等，且须多饮水。重症摄食不足者应予补液，包括静脉高营养。加强皮肤、口腔护理。

（三）放射治疗的护理

放射治疗是治疗鼻咽癌的主要手段之一。由于射线对肿瘤细胞的杀灭，以及对正常组织的损伤，毒素的吸收等，患者在照射数小时或1～2天后，常出现全身和局部反应，表现为虚弱、乏力、头晕、头痛、厌食、恶心、呕吐、腹胀、皮肤黏膜反应等。因此护士应对放射治疗有全面的了解，在放射治疗期间应注意以下方面的护理：

1. 放射治疗前护理。

（1）向患者讲明放射治疗的重要性及有效性，整个治疗过程需要多长时间及其有关注意事项等。鼻咽癌患者常有心理异常，认为癌为不治之症，有忧郁、恐惧、悲观、绝望等心理交织在一起，个别患者甚至有轻生的念头，护理人员应理解患者的心理，以高度的责任感、同情心和人道主义精神，处处体贴和关心患者，满足患者心理和生活上的需要，解除其恐惧心理，协助患者顺利渡过放射治疗。患者入院时要热情接待，语言亲切、态度和蔼，主动和患者谈心，帮助患者熟悉医院环境，讲明在放射治疗期间会出现的反应以及如何配合治疗等，鼓励其树立战胜疾病的信心。

（2）外照射前，应嘱患者去掉义齿、金耳环、金项链等，照射区皮肤勿涂红汞、碘酒等刺激性药物，也禁贴氧化锌胶布及其他各类治疗性药膏。主要是为防止重金属物产生的第二次射线，从而加重皮肤的损害。

（3）劝告患者戒烟酒，忌食辛辣刺激性食物，以减少对口腔、食管及胃肠道的刺激，对鼻咽癌戒烟尤为重要，因其与治疗效果及复发密切相关。

（4）对术后患者的伤口，在接受放射治疗前应妥善处置，尤其是接近软骨及骨组织的伤口，须在愈合以后方可实行照射。一般伤口除急需照射外，也应在伤口愈合后接受照射治疗。

（5）对鼻咽癌在放射治疗之前，患者应洁齿，拔除深度龋齿及残根，伤口愈合7～10天后方可放疗，因照射可破坏龋齿周围的骨组织。鼻咽腔部有如咽炎、鼻炎、副鼻窦炎或鼻咽部及口腔肿瘤感染，应先控制感染，消除炎症，这是因为感染灶可降低放射治疗的敏感性。有出血者应先止血。

（6）放射治疗之前应做肝肾功能及血常规检查，白细胞在$4.0 \times 10^9 /$ L以上，血小板在$100 \times 10^9 /$ L以上，肝肾功能正常方可放射治疗。慢性消耗引起的恶病质应先纠正其恶病质再行放射治疗。

2. 放射治疗中护理。

（1）注意口腔卫生，每次饭后用软毛牙刷刷牙，用多贝尔溶液或生理盐水漱口。

（2）保持鼻腔清洁，每天用生理盐水冲洗鼻咽1～2次。

（3）保持放射野皮肤干燥洁净。干反应：用无刺激性软膏涂擦。湿反应：注意放射区域皮肤清洁干燥，避免衣物摩擦。

（4）耳部勿进脏水脏物，防止外来感染，以免继发化脓性中耳炎，适当给予抗生素滴耳剂局部滴用。

（5）若鼻腔干燥可滴以无菌液状石蜡湿润，鼻塞可滴用麻黄碱。

（6）嘱患者坚持使用木制螺旋张口器练习张口，以免放疗后由于咀嚼肌和下颌关节纤维变导致的张口困难。

（7）放疗中因味觉的改变，口腔无味或有异味感需吃软食或流食，鼓励进食。

3. 放射治疗后护理。放疗后继续注意皮肤反应；嘱患者继续练习张口活动；防止头颈部蜂窝织炎等。

（四）手术治疗患者的护理

1. 手术前监护。

（1）向患者及家属说明手术的重要性，并多给予鼓励，增强其战胜疾病的信心。

（2）给予患者高热量、高蛋白、高维生素的饮食。食物宜为温凉的软食，避免过酸过辣等刺激，以防损伤黏膜。可告之患者使用吸管，以利于吞咽。

（3）手术前用多贝尔溶液或甲硝唑注射液漱口，每日4次，注意口腔卫生。

（4）每日为患者冲洗鼻腔1~2次，保持鼻腔清洁。

2. 手术后护理。

（1）患者全麻术后应由专人看护，密切观察患者的面色、呼吸、血压、脉搏和体温，及时发现病情变化，预防出血。

（2）患者涕中有少量鲜血，局部可用麻黄碱、肾上腺素。

（3）从术后第一日起，用1.5%过氧化氢擦拭口腔，生理盐水冲洗，及时用负压吸引抽吸冲洗液，每日4次，防止口腔感染。

3. 鼻咽部出血护理。

（1）少量涕中带血时局部可用麻黄碱。

（2）中量出血时，局部可用麻黄碱或肾上腺素纱条鼻咽堵塞止血，肌内注射止血剂。

（3）大量出血时嘱患者勿将血咽下，保持呼吸道通畅，防止窒息。吸氧，鼻部置冰袋冷敷，凡士林无菌纱布填塞后鼻孔压迫止血。准备好抢救用物，静脉给予止血药。

（五）健康教育

开展防癌普查，对中老年人有一侧颈上淋巴结不明原因的肿大，或反复一侧耳闷堵塞，中耳积液，或一侧鼻塞、鼻涕带血等，应尽快到肿瘤科请医生检查，如发现可疑病灶，进一步做脱落细胞学检查或病理活检以确诊。生活在鼻咽癌高发区的中老年人也应定期到医院做防癌查体和做EB病毒检查。积极治疗鼻咽部慢性炎症和增生溃疡，防止忧思郁怒，加强体育锻炼，不吸烟，少饮酒，患病后更应身心愉快，生活有节，并根据本人体质适当进行轻微活动。如打太极拳等。放射治疗期间，口干舌燥时宜多食新鲜蔬菜、水果，如胡萝卜、山楂、柠檬等，保持口腔清洁。鼻咽癌预后较好，放射治疗可使大多数早、中期患者治愈，中医中药对放疗后不良反应处理有一定疗效。

第十节　喉癌

喉癌（carcinoma of larynx）是喉部最常见的恶性肿瘤，其发病率目前有明显增长趋势。喉癌的发病率地区差别很大，东北地区发病率最高，占全身恶性肿瘤5.7%~7.6%，占耳鼻咽喉恶性肿瘤的7.9%~35.0%。其男女性别发病率差别很大，据国外资料统计男女之比为（8.4～30）：1，1986年上海市喉癌发病率男女性别之比为6.75：1，而辽宁省喉癌发病率男女性别之比为1.97：1。喉癌的高发年龄为50～70岁。发病率城市高于农村，空气污染重的重工业城市高于污染轻的轻工业城市。

一、病因和病理

病因尚不明确，目前认为喉癌的发病与吸烟、饮酒关系极为密切。在65岁以上的患者中，吸烟者患喉癌的风险是非吸烟者的9倍，当吸烟与饮酒共同存在时则会发生相加或重叠的致癌作用。此外，接触有害粉尘、口腔卫生欠佳、某些维生素和微量元素缺乏、遗传因素、EB病毒感染等与喉癌发病均有一定关系。

喉癌以鳞状上皮细胞癌多见，占喉部恶性肿瘤的70%，腺癌次之，约占20%。肉瘤罕见。喉癌的发生部位以声门区癌为多见，占60%；声门上癌占30%～40%；声门下癌为4%～6%；原发于声门区癌多为高分化和中分化癌，预后较好，声门上癌和声门下癌常为低分化及未分化癌，预后较差。

二、临床分期

1987年国际抗癌协会公布癌T.M分期标准：

（一）喉癌的T.M分类

声门上区

T_{is}：原位癌。

T_1：肿瘤局限于原发部位，运动正常。

T_2：声门上区肿瘤累及声门上的邻近部位或向声门侵犯，未固定。

T_3：声门上肿瘤累及声门或声门下，固定并（或）有向深部浸润的其他征象。

T_4：声门上癌向喉外扩散，如下咽或口咽。

T_x：原发癌灶完全无法分级。

声门区

T_{is}：原位癌。

T_1：肿瘤局限于声门区，声带活动正常，（T_{1a}：一侧声带受累，T_{1b}：双侧声带受累）。

T_2：声门区肿瘤向声门下或声门上侵犯，声带运动正常或受限，未固定。

T_3：声门肿瘤累及声门上和（或）声门下，一侧或两侧声带固定。

T_4：声门肿瘤向喉外扩散，如穿破软骨支架或累及下咽或穿破皮肤。

T_x：原发癌灶完全无法分级。

声门下区

T_{ia}：原位癌。

T_1：肿瘤局限于声门下，运动正常。

T_2：声门下肿瘤向声门区侵犯，未固定。

T_3：声门下肿瘤累及声门区或声门及声门上区，固定。

T_4：声门下肿瘤向喉外扩散。如穿至下咽部或向气管扩散，或穿破皮肤。

T_x：原发癌灶完全无法分级。

N：淋巴结转移。

N_0：局部淋巴结无明显转移。

N_1：同侧单个淋巴结转移，大小为3cm或小于3cm。

N_2：同侧单个淋巴结转移，最大直径超过3cm但小于6cm；或同侧有多个淋巴结转移，其中最大直径无超过6cm者；或两侧或对侧淋巴结转移，其中最大直径无超过6cm者。

N_{2a}：同侧单个淋巴结转移，最大直径超过3cm，小于6cm。

N_{2b}：同侧多个淋巴结转移，其中最大直径无超过6cm者。

N_{2c}：同侧或对侧淋巴结转移，其中最大直径无超过6cm者。

N_3：转移淋巴结之最大直径超过6cm。

N_x：局部转移淋巴结完全无法分级。

M：远处转移。

M_0：无明显远处转移。

M_1：有远处转移。

M_x：远处转移无法判断。

（二）喉癌的T．M分期

0：$T_{is}N_0M_0$。

Ⅰ期：$T_1N_0M_0$。

Ⅱ期：$T_2N_0M_0$。

Ⅲ期：$T_3N_0M_0$，$T_1 \sim T_3N_1M_0$。

Ⅳ期：T_4N_0，N_1M_0；T任何期N_2，N_3M_0。T任何期，任何M。

三、临床表现

（一）声门上癌

早期仅有喉部异物感和吞咽不适，病变进展出现喉痛，疼痛向同侧部及耳部放散，累及会厌软骨时，痛向中间放散，吞咽时加剧。肿瘤溃破后，引起咳嗽，咳出脓血臭痰。晚期开始出现音哑，甚少引起呼吸困难。肿瘤侵犯下咽、会厌谷或舌根时，可出现吞咽困难。由于该区域淋巴组织丰富，早期可发生淋巴结转移，出现同侧颈淋巴结肿大。

（二）声门癌

早期可出现声嘶，持续存在，进行性加重，可有刺激性干咳，痰中带血，常伴呼吸困难。晚期亦可出现喉痛，肿瘤向声门上、下发展，可发生颈侧淋巴结或喉前、气管前淋巴结的转移。

（三）声门下癌

该区病变较隐蔽，早期无症状，或仅有咳嗽，如累及环杓关节或声带，则产生音哑及呛咳，肿瘤溃烂则有血痰。癌肿向上发展侵犯声带深层组织，影响声带运动，可出现声嘶阻塞气管，产生呼吸困难。该型癌肿常有气管旁淋巴结转移。

四、实验室及其他检查

（一）间接、直接喉镜检查

可见癌瘤部位、大小、形状（乳头状、结节样、菜花样或表面糜烂等），并可做活组织检查。

（二）导光纤维喉镜检查

因镜体柔软可弯曲，检查时患者痛苦小，安全，可适用于老年人，且可在直视下发现隐蔽微小病变，并可摄影及行活组织检查。

（三）显微喉镜检查

由手术显微镜及支撑喉镜两部分组成，可很好地显露喉腔诸结构，发现早期病变，双手操作行显微手术，可以摄影及录像。但设备价值昂贵，且必须在全麻下进行，目前多用于早期声带病变的切除。

（四）X线检查

喉侧位片，断层摄片，可辅助喉镜检查，观察肿瘤大小、形状等。

（五）CT检查

可以显示披裂软骨、环状软骨上界、前联合、声门下区等部位是否有病变。为临床选择治疗方案及能否保留发音和吞咽功能提供较为可靠的信息。

（六）B型超声波检查

该检查方法简单而安全，可显示淋巴转移灶及颈部血管的解剖关系。

五、诊断和鉴别诊断

（一）诊断

根据病史、临床表现及实验室及其他检查所见，诊断困难不大，最后确诊取决于病理检查结果。

（二）鉴别诊断

1. 喉结核主要症状为喉部疼痛和声嘶。发声低弱，甚至失声。喉痛剧烈，常妨碍进食。喉镜检查见喉黏膜苍白水肿，有浅溃疡，上覆黏脓性分泌物，偶见结核瘤呈肿块状。病变多发生于喉的后部。胸部X线检查，多患有进行性肺结核。喉部活检可作为鉴别时的重要依据。

2. 喉乳头状瘤病程较长，可单发或多发，肿瘤呈乳头状突起，病变限于黏膜表层，无声带运动障碍。

3. 喉梅毒患者声嘶而有力，喉痛轻。喉镜检查病变多见于喉前部，黏膜红肿，常有隆起的梅毒结节和深溃疡，破坏组织较重，愈合后瘢痕收缩粘连，致喉畸形。血清学检查及喉部活检可确诊。

六、治疗

（一）手术治疗

手术治疗为喉癌的主要治疗手段，手术既要彻底切除癌肿组织，又要保留发声功能。手术指征为：确诊为喉癌的Ⅰ期、Ⅱ期及Ⅲ期部分患者；患者愿意接受手术治疗；患者一般状况良好。常用手术方法有以下几种：

1. 喉部分切除术是在彻底切除肿瘤的基础上可基本保留喉功能的手术方法。常用的手术方法有如下3种：

（1）垂直半喉切除术，适用于T_1、T_2的声门癌。

（2）水平半喉切除术，适用于T_1、T_2的声门上癌。

（3）水平加垂直喉切除术，主要适用于T_3、T_4的部分病例。

2. 喉全切除术为将整个喉部切除，以此治疗晚期喉癌的有效手术方法，主要适用于Ⅲ期、Ⅳ期病变。喉全切除术后，由于患者呼吸改道和丧失发声能力，在生活上、工作上带来很大的困难和痛苦，故应指导患者建立相应的生活和保健制度，并根据情况解决术后发声说话问题。

3. 颈淋巴结廓清术是治疗喉癌伴有颈部淋巴结转移的有效方法。若患者全身情况允许，应争取一期手术，即进行喉切除的同时行颈淋巴结廓清术，包括胸锁乳突肌、肩胛舌骨肌、二腹肌、颈内静脉、副神经和颌下腺等组织，与淋巴结一起切除。

（二）放射治疗

目前多采用^{60}钴或中子加速器照射，适宜于早期声门型、低分化癌；亦适于喉癌晚期不能手术者的姑息治疗。通常情况，放射治疗多是术后应用巩固疗效，或术前应用，以缩小肿瘤范围。

（三）化学药物治疗

对不适宜手术和放疗的喉癌患者，可选用化疗。常用药有平阳霉素、环磷酰胺、顺铂等。化疗也可作为手术和放疗综合治疗的一部分，可单一用药，也可联合化疗。

1. DF方案。

DDP80～100mg／m² iv drip 水化 $d_{1, 29}$；

5-FU750～1000mg／m² iv drip $d_{1～4}$。第4周重复；

6周为1疗程。

2. DMP方案。

DDP20mg／m² iv drip $d_{1～5}$；

MTX200mg／m² $d_{14、21}$加CF；

PYM10mg／次 im 每周3次，隔日用。

28天为1周期。

3. POD方案。

PYM10mg im每周3次，隔日用；

VCR1.4mg／m² $d_{1、8}$；

DDP80mg／m² iv drip d_1；

每4周重复。

七、护理

（一）一般护理

1. 患者入院后热情接待，测量血压、脉搏、呼吸、体温每日2～4次，并记录，详细介绍病房环境、规章制度。

2. 向患者做好解释工作及应配合事项，注意有无感冒、局部炎症及女患者月经来潮等，如有异常应及时与医生联系。做好鼻、咽、口腔及外耳道卫生。

3. 加强心理护理，喉癌患者入院后有复杂的心理反应，护理人员应安慰患者及其家属，使其消除顾虑，增强治病信心。

（二）手术前、后的护理

1. 术前准备。

（1）向患者说明手术目的，手术后恢复的过程等，取得合作。教会其术后表达思想的方法。备好笔、纸，以备笔谈。

（2）清洁口腔，多漱口。

（3）备皮自下颌缘至第3肋水平，二侧至胸锁乳突肌后缘。男性剃须，女性洗头发。

（4）术晨放鼻饲管。摘下义齿和饰物。

2. 术后护理。

（1）全麻清醒后，给予半卧位。

（2）随时吸引口腔内积存的唾液及血性物。

（3）套管护理同气管切开术护理。

（4）饮食：鼻饲约12天，在此过程中应注意患者的营养状态，并根据病情适当调整饮食。鼻饲后期可练习经口进食，待进食顺利即可拔除鼻饲管。

（5）颈部皮肤切口缝线于6～7天拆除，造瘘口缝线7～10天拆除。

（三）健康教育

1. 加强卫生宣教，不吸烟，不嗜酒，不过量进食刺激性强的食品及过分热烫的饮食，避免发音疲劳，积极治疗咽喉慢性炎症。

2. 注意口腔卫生，积极治疗喉白斑病、喉角化症等喉癌前期病变，以防癌变。

3. 加强对工业生产、生活中烟雾及粉尘作业的管理，防止对环境的污染。

4. 对不明原因的声音嘶哑、咽部不适、异物感、刺激性干咳等症状，经消炎、对症治疗不见好转，应进一步检查。

5. 做好出院指导，锻炼身体，增强体质。忌吸烟和饮酒。教会患者更换气管套管方法及其注意事项。喉部有不适症状随时复查。

第五章 消化系统常用诊疗技术及护理

第一节 胃酸分泌功能检查

胃酸分泌功能检查是收集病人空腹及应用刺激剂后胃液标本，测定胃液量、胃液酸度及pH值，用以评价胃黏膜的分泌功能。检查项目包括基础胃酸排泌量（basic acid output，BAO）、最大胃酸排泌量（maximal acid output，MAO）和高峰胃酸排泌量（peak acid output，PAO）。

一、适应证

1. 辅助诊断促胃液素瘤、消化性溃疡、慢性萎缩性胃炎、胃癌。

2. 胃大部切除术和迷走神经切除术前，估计手术的预期效果，或术后判定迷走神经切除是否完全。

3. 制酸剂、抗胃蛋白酶等药物的疗效评价。

二、禁忌证

1. 食管肿瘤、狭窄或重度静脉曲张者。

2. 上消化道出血止血不足2周者。

3. 心肺功能不全，支气管哮喘发作者。

4. 鼻咽部有急性感染者。

三、方法

（一）胃管插入

1. 病人取坐位或半卧位，取下义齿。胸前铺橡胶单和治疗巾。嘱病人放松。

2. 术者戴无菌手套，检查胃管是否通畅，测量插入长度并做标记。将胃管涂以液状石蜡，左手垫无菌纱布持胃管，右手（或以镊子）夹胃管前端送入口腔内（或一侧鼻腔），当插至14~16cm处时，嘱病人做吞咽动作，随即将胃管吞入食管。

3. 当胃管插至50cm（经口腔插入）或56cm（经鼻腔插入）标记处时，管末端接注射器进行抽吸，以证明胃管是否在胃内。若未能抽出胃液，可通过改变胃管深度、病人体位后再予抽吸。如能抽出，将胃管用胶布固定于病人面部。

（二）胃液留取

1. 将空腹胃液全部抽出，标记为"0"，记录总量，取10ml送检，以测定总酸度。

2. 继续抽吸1小时胃液量，测定BAO。

3. 给予五肽促胃液素6μg／kg，肌注，然后每15分钟抽尽胃液1次，每次各留10ml送检，标记标本号次，如此抽吸胃液标本4次，以测定刺激后MAO和PAO。

四、护理

（一）术前护理

1. 向病人说明检查方法及意义，减少其顾虑和不安，取得病人的配合。

2. 抽胃液前24～48小时停用任何影响胃液分泌的药物。

3. 嘱病人检查前晚禁食，检查当天早晨空腹。

4. 准备好胃管包、试管等物品。

（二）术后护理

1. 抽胃液完毕后协助病人漱口、洗脸，并嘱病人卧床休息，不适缓解后可进食。

2. 观察病人有无恶心、呕吐、呕血、黑便等现象，如发现异常及时协助医生进行对症处理。（结果分析）　正常基础胃液量，即以3.99～6.65kPa（30～50mmHg）负压持续抽吸1小时所得的胃液总量约为10～100ml。总酸度为10～15U，游离酸度为0～30U，试验后胃液总量约为50～100ml，总酸度约40～60U，游离酸度约20～40U。正常胃液pH在1.3～1.8之间。　BAO为3.9±1.98mmol／h（一般不超过5mmol／h）；MAO为3～23mmol／h，女性略低；PAO为20.26±8.77mmol／h。

第二节　腹腔穿刺术

腹腔穿刺术（abdominocentesis）是为了诊断和治疗疾病，对有腹腔积液的病人进行腹腔穿刺、抽取积液的操作过程。

一、适应证

1. 抽取腹腔积液进行各种实验室检查，以寻找病因。

2. 对大量腹腔积液病人，可适当抽放腹腔积液，以缓解胸闷、气短等症状。

3. 腹腔内注射药物，以协助治疗疾病。

二、禁忌证

有肝性脑病先兆者，禁忌腹腔穿刺放腹腔积液。

三、方法

1. 协助病人坐在靠椅上，或平卧、半卧、稍左侧卧位。

2. 选择适宜穿刺点。一般常选择左下腹部脐与髂前上棘连线中外1／3交点处，也有取脐与耻骨联合中点1cm，偏左或右1.5cm处，或侧卧位脐水平线与腋前线或腋中线的交点。对少量或包裹性腹腔积液，须在B超定位下穿刺。

3. 穿刺部位常规消毒，戴无菌手套，铺消毒洞巾，自皮肤至腹膜壁层用2％利多卡因逐层作局部浸润麻醉。

4. 术者左手固定穿刺部位皮肤，右手持针经麻醉处逐步刺入腹壁，待感到针尖抵抗突然消失时，表示针尖已穿过腹膜壁层，即可行抽取和引流腹腔积液，并置腹腔积液于消毒试管中以备检验用。诊断性穿刺可选用7号针头进行穿刺，直接用无菌的20ml或50ml注射器抽取腹腔积液。大量放液时可用针尾连接橡皮管的8号或9号针头，在放液过程中，用血管钳固定针头，并夹持橡皮管。

5. 放液结束后拔出穿刺针，穿刺部位盖上无菌纱布，并用多头绷带将腹部包扎，如遇穿刺处继续有腹腔积液渗漏时，可用蝶形胶布或涂上火棉胶封闭。

6. 术中应密切观察病人有无头晕、恶心、心悸、气短、面色苍白等，一旦出现应立即停止操作，并对症处理。注意腹腔放液速度不宜过快，以防腹压骤然降低，内脏血管扩张而发生血压下降甚至休克等现象。肝硬化病人一次放腹腔积液一般不超过3000ml，过多放液可诱，发肝性脑病和电解质紊乱，但在补充输注大量清蛋白的基础上，也可以大量放液。

四、护理

（一）术前护理

1. 向病人解释穿刺的目的、方法及操作中可能会产生的不适，一旦出现立即告知术者。

2. 检查前嘱病人排尿，以免穿刺时损伤膀胱。

3. 放液前测量腹围、脉搏二血压和腹部体征，以观察病情变化。

（二）术后护理

1. 术后卧床休息。

2. 测量腹围，观察腹腔积液消长情况。

3. 密切观察穿刺部位有无渗液、渗血，有无腹部压痛、反跳痛和腹肌紧张的腹膜感染征象。

第三节 十二指肠引流术

十二指肠引流术（duodenal drainage）是用十二指肠引流管将十二指肠液及胆汁引出体外的检查方法。用以协助诊断肝、胆、胰系统疾病，判断胆系运动功能。

一、适应证

1. 疑有胆道炎症、结石、肿瘤和梗阻者。
2. 疑有肝胆寄生虫病者，如华支睾吸虫（肝吸虫）、胆道蛔虫等。
3. 疑有胰腺病变者。

二、禁忌证

1. 重度食管静脉曲张、食管狭窄、食管肿瘤者。
2. 严重高血压、心力衰竭、主动脉瘤、晚期妊娠者。
3. 胆囊炎、胰腺炎的急性期。
4. 溃疡病出血止血未满2周者为相对禁忌证。

三、方法

1. 病人用3%过氧化氢溶液或朵贝液漱口，胸前铺橡胶单和治疗巾。
2. 检查十二指肠引流管是否通畅完好，管上的标记是否清楚。
3. 以液状石蜡润滑引流管前端，左手用无菌纱布托引流管，右手将管从病人口腔缓缓插入约50～55cm，即达胃内。当证实引流管确在胃内后，抽出全部胃内容物，注入温生理盐水50ml，使弯曲的引流管伸直。
4. 嘱病人放松，取右侧卧位，并将臀部用枕垫高，每间隔1～2分钟将引流管送下约1cm，经30～60分钟可达十二指肠内。不可送入过快，以免管端在胃内迂回。
5. 当引流管第二标记线（55cm）到达门牙后，继续下送时应经常抽取少量液体，根据抽出液性状判断管端位置，如液体呈现淡黄色、较清澈、黏稠，酚红试纸测试呈红色时，表示管端已进入十二指肠内。若呈黄色则引流管仍盘于胃内，应往外拔出少许再如前法缓缓送入，如因幽门括约肌痉挛致引流管不能通过，可皮下注射阿托品0.5mg，或在X线下观察金属管头的位置，并在透视下自腹外推压金属头，使其进入十二指肠。
6. 确认引流管进入十二指肠后约75cm，即可用胶布将管固定于面部，管外端置于床面水平以下，液体自然流出，此为十二指肠液。留取十二指肠液10ml，并标记为"D管"。继续引流至十二指肠液流尽，以免残存的胰酶分解、破坏以后采集的胆汁内容物。

7. 十二指肠液引流毕，将50ml预温的33％硫酸镁溶液自管中缓慢注入，使胆管口括约肌松弛。用血管钳夹闭引流管外口，约5～10min后松开血管钳，并用注射器轻抽，即流出液体，以后因虹吸作用，液体可自行缓慢流出。弃去硫酸镁溶液，开始流出金黄色液体来自胆总管，留标本10ml，标记为"A管"；继之流出来自胆囊的稍黏稠的棕黄、棕褐色液体约30～75ml，留标本并标记为"B管"；最后流出来自肝内胆管的稀薄淡黄色的胆汁，留标本标记为"C管"，将三瓶标本及时送检。

8. 需做细菌培养时，准备分别标有D、A、B、C的无菌培养瓶4个，以无菌操作留取D、A、B、C胆汁各1ml立即送检。

9. 如为肿瘤病人，需进行脱落细胞检查，应冷却标本，然后送检。

10. 注入硫酸镁后若无胆汁流出，可再注入50ml，若仍无胆汁流出，提示胆管痉挛或梗阻。如引流管在3小时仍不能进入十二指肠，应停做或改期再做。

四、护理

（一）术前护理

1. 向病人解释检查的目的、方法及操作中可能会产生恶心、呕吐等不适，取得病人配合。

2. 检查前12小时禁饮食，检查晨空腹。

3. 准备无菌十二指肠引流包、标本瓶、无菌手套等检查物品。

（二）术后护理

1. 拔管后，帮助病人漱口、洗脸。若有不适应暂时禁食，待不适缓解后再进食。

2. 观察病人有无呕血、黑便等消化道出血现象，一旦发现应积极配合医生进行处理。

第四节　上消化道内镜检查术

上消化道内镜检查包括食管、胃、十二指肠的检查，是应用最广、进展最快的内镜检查，亦称胃镜检查。通过此检查可直接观察食管、胃、十二指肠炎症、溃疡或肿瘤等的性质、大小、部位及范围，并可行组织学或细胞学的病理检查。

一、适应证

适应证比较广泛，一般来说所有诊断不明的食管、胃、十二指肠疾病，均可行此项检查。主要适应证如下：

1. 有明显消化道症状，但不明原因者。

2. 上消化道出血需查明原因者。

3. 疑有上消化道肿瘤，但X线钡餐检查不能确诊者。

4. 需要随访观察的病变，如溃疡病、萎缩性胃炎、胃手术后及药物治疗前后对比观察等。

5. 需作内镜治疗者，如摘取异物、急性上消化道出血的止血、食管静脉曲张的硬化剂注射与结扎、食管狭窄的扩张治疗等。

二、禁忌证

1. 严重心、肺疾病，如严重心律失常、心力衰竭、严重呼吸衰竭及支气管哮喘发作等。

2. 各种原因所致休克、昏迷等危重状态。

3. 急性食管、胃、十二指肠穿孔，腐蚀性食管炎的急性期。

4. 神志不清、精神失常不能配合检查者。

5. 严重咽喉部疾病、主动脉瘤及严重的颈胸段脊柱畸形等。

6. 急性传染性肝炎或胃肠道传染病一般暂缓检查。

7. 慢性乙、丙型肝炎或抗原携带者、艾滋病病人应有特殊的消毒措施。

三、方法及配合

1. 检查前5～10分钟用2%利多卡因咽部喷雾2～3次。

2. 协助病人取左侧卧位，双腿屈曲，头垫低枕，使颈部松弛，松开领口及腰带。病人口边置弯盘，嘱病人咬紧牙垫。

3. 胃镜插入的方法有单人法和双人法。

（1）单人法：术者面对病人，左手持操作部，右手执镜端约20cm处，直视下经咬口插入口腔，缓缓沿舌背、咽后壁向下推进至环状软骨水平时，可见食管上口，并将胃镜轻轻插入。

（2）双人法：助手站立于术者右后方，右手持操作部，左手托住镜身。术者右手执镜端约20cm处，左手食指、中指夹住镜端，右手顺前方插入，当进镜前端达环状软骨水平时，嘱病人做吞咽动作，即可通过环咽肌进入食管。当胃镜进入胃腔内时，要适量注气，使胃腔张开至视野清晰为止。

4. 检查中配合医生将内镜从病人口腔缓缓插入。插镜过程中，护士应密切观察病人的反应，保持病人头部位置不动，当胃镜插入15cm到达咽喉部时，嘱病人做吞咽动作，但不可将唾液咽下以免呛咳，让唾液流入弯盘或用吸管吸出。如病人出现恶心不适，护士应适时作些解释工作，并嘱病人深呼吸，肌肉放松，如恶心较重，可能是麻醉不足，应重新麻醉。检查过程中应随时观察病人面色、脉搏、呼吸等改变，由于插镜刺激迷走神经及低氧血症，病人可能发生心搏骤停、心肌梗死、心绞痛等，一旦发生应立即停止检查并积极抢救。

5. 配合医生处理插镜中可能遇到的问题：

（1）如将镜头送入气管，术者可看到环形气管壁，病人有明显呛咳，应立即将内镜退出，重新进镜。

（2）如镜头在咽喉部打弯，病人会出现明显疼痛不适，术者可看到镜身，应把角度钮放松，慢慢将内镜退出重新插入。

（3）插镜困难其原因可能是未对准食管入口或食管入口处的环咽肌痉挛等原因，应查明原因，切不可用力，必要时在镇静药物的辅助下再次试插。

（4）当镜面被黏液血迹、食物遮挡时，应注水冲洗。

6. 检查完毕退出内镜时尽量抽气，以防止病人腹胀，并手持纱布将镜身外黏附的黏液、血迹擦净。

四、护理

（一）术前护理

1. 向病人仔细介绍检查的目的、方法、如何配合及可能出现的不适，使病人消除紧张情绪，主动配合检查。

2. 仔细询问病史和体格检查，以排除检查禁忌证。检测乙、丙型肝炎病毒标志，对阳性者用专门胃镜检查。

3. 检查前禁食8小时，估计有胃排空延缓者，需禁食更长时间，有幽门梗阻者需先洗胃再检查。

4. 如病人过分紧张，可遵医嘱给予地西泮5～10mg肌注或静注；为减少胃蠕动和胃液分泌，可于术前半小时遵医嘱给予山莨菪碱10mg，或阿托品0.5mg静注。

5. 准备用物。①胃镜检查仪器一套；②喉头麻醉喷雾器，无菌注射器及针头；③2%利多卡因、地西泮、肾上腺素等药物；④其他用物如无菌手套、弯盘、牙垫、润滑剂、酒精棉球、纱布、甲醛固定液标本瓶等。

（二）术后护理

1. 术后因病人咽喉部麻醉作用尚未消退，嘱其不要吞咽唾液，以免呛咳。麻醉作用消失后，可先饮少量水，如无呛咳可进饮食。当天饮食以流质、半流质为宜，行活检的病人应进食温凉饮食。

2. 检查后少数病人出现咽痛、咽喉部异物感，嘱病人不要用力咳嗽，以免损伤咽喉部黏膜。若病人出现腹痛、腹胀，可进行按摩，促进排气。检查后数天内应密切观察病人有无消化道穿孔、出血、感染等并发症，一旦发现及时协助医生进行对症处理。

3. 彻底清洁、消毒内镜及有关器械，妥善保管，避免交叉感染。

第五节　食管胃底静脉曲张内镜下止血术

食管胃底静脉曲张内镜下止血术主要包括内镜食管静脉曲张硬化剂治疗（endoscopic variceal sclerotherapy，EVS）和内镜食管静脉套扎术（endoscopic variceal ligation，EVL）。前者主要目的是控制急性出血和预防再出血，后者则主要适合于中度和重度静脉曲张的病人，与硬化剂治疗联合应用可以提高疗效。

一、适应证

1. 食管静脉曲张和／或胃底静脉曲张破裂出血药物止血无效者。
2. 既往曾接受分流术、断流术或脾切除术后再出血。
3. 经三腔管压迫和血管升压素或生长抑素暂时止血后数小时。
4. 重度食管静脉曲张，有出血史，全身状况差，不能耐受外科手术者。
5. 拟外科手术治疗，术前行EVS。
6. 预防食管静脉曲张破裂出血的择期治疗。

二、禁忌证

1. 心、肺、脑、肾严重功能不全。
2. 严重出血，出血性休克未纠正。
3. 全身情况极差，不能配合和耐受治疗者（内镜食管静脉曲张硬化剂治疗）。内镜食管静脉曲张硬化剂治疗（EVS）的主要作用包括：增厚静脉管壁；静脉内血栓形成；静脉周围黏膜凝固坏死形成纤维化，增强静脉的覆盖层，从而防止静脉曲张破裂出血。硬化剂治疗的方法及配合如下：

（1）病人体位、内镜插入方法等同胃镜检查。

（2）用2％利多卡因咽部喷雾局麻后，插入内镜达十二指肠球部，在胃镜顺序退出的同时，观察并记录出血病变部位和／或静脉曲张的程度、范围。

（3）常用的硬化剂有0.5％～1.0％乙氧硬化醇、5％鱼肝油酸钠、95％乙醇。协助操作医师将准备好的硬化剂自活检孔道送入注射针，在食管或胃底静脉外选择穿刺点，先远端后近端，不在同一平面上注射，以防止术后狭窄，然后伸出针尖穿刺静脉，可静脉内外结合注入硬化剂。剂量为静脉外每点1ml，静脉内每点3～6ml，总剂量不超过20～30ml，一般共选择4～5个点。注射结束后拔出针头再观察数分钟，有穿刺点出血者立即喷洒肾上腺素或凝血酶或压迫注射点。

（4）注射点的压迫方法有套管压迫法、气囊压迫法和镜身压迫法。注射点压迫的目的包括：①注射前压迫曲张静脉的近侧端，使血管充盈，易于穿刺；②注射后压迫使血流缓慢，有利于硬化剂与血管壁有较长时间接触，不至于快速消散于血流；③对注射后针孔予以压迫，可以止血。

（5）术中注意监测病人的血压、脉搏，如有异常及时通知医师给予对症处理。

三、内镜食管静脉套扎术

内镜食管静脉套扎术（endoscopic esophageal varix ligation，EVL）是在内镜下，用食管静脉曲张套扎器把安装在内镜头端的橡皮圈套扎在被吸入的曲张静脉上，形成息肉状，数天后自行脱落。EVL不影响食管壁肌层，不会导致食管腔狭窄。内镜食管静脉套扎的方法及配合如下：

1. 病人体位及插镜方法同胃镜检查。

2. 协助操作医师将安装好套扎器的胃镜送入食管或胃内确定套扎的部位。套扎器有以下几部分组成：

（1）外罩：接于内镜末端；

（2）内环：为可滑入外罩的小圆圈，其内有一缺口用于连接操作钢丝；

（3）装线圆锥：与内环连接；

（4）操作钢丝。

3. 直视下使内环全周与套扎部位接触后进行负压吸引，将曲张静脉吸入内环所形成的腔内，此时视野成红色，即拉操作钢丝，"O"形橡皮圈则从内环脱落自然固定在病变基底部，将病变套扎，然后退镜即完成1次套扎。用多发连续结扎器（有5环、6环）1次插入可连续结扎多个点。结扎顺序从贲门与食管交界处开始，然后依次向近侧结扎，一般应在距切牙30cm范围内多次结扎。每次结扎数目根据静脉曲张数量与严重程度而定。

4. 术中严密监测血压、脉搏，注意病人有无恶心、呕吐，呕吐物是否为血性，以防大出血。

5. 套扎治疗可反复进行，一般需间隔2周，有利于病灶的修复。

四、护理

（一）术前护理

1. 观察病人全身情况和生命体征，失血性休克或肝性脑病者需纠正后才能施行内镜下止血术。

2. 术前向病人解释止血术的目的、方法、注意事项，解除其顾虑，取得配合。

3. 术前常规禁食8小时。

4. 术前常规检查血常规、出凝血时间。准备足量的新鲜血以备用。

5. 建立静脉通道（选用静脉留置针）。第1次做硬化剂注射或曲张静脉套扎术者可在术前和术中静滴降门脉压药物（如生长抑素等），以后酌情应用。

6. 术前半小时按医嘱酌情给予镇静剂及解痉剂如地西泮及丁溴东莨菪碱。其余同胃镜检查的准备。

（二）术后护理

1. 术后禁食24小时，并遵医嘱静脉补液，以后进流质饮食2天。

2. 遵医嘱给予抗生素2～3天，并连续服用氢氧化铝凝胶3天。

3. 术后严密观察病情，定时测定血压、脉搏，观察有无呕血、便血，注意有无并发症出现，并给予积极处理。常见的并发症包括：

（1）迟发性出血：套扎治疗1周左右，因局部溃疡可发生大出血。

（2）溃疡：EVS、EVL均可发生溃疡，一般无症状，可自愈。EVS发生的溃疡与硬化剂的刺激、注射的次数以及硬化剂黏膜下泄漏程度有关，行EVL治疗者可在套扎部位发生浅表溃疡，治疗后应根据医嘱常规给予制酸剂和黏膜保护剂。

（3）穿孔：发生与内镜穿破或穿刺针穿透食管及硬化剂反应性组织坏死有关，小穿孔可以自愈，大穿孔死亡率极高。

（4）狭窄：发生率约为3％，可能与硬化剂剂型、浓度和注射方法有关。

（5）其他并发症：如胸骨后疼痛、咽下困难、低热等，一般在术后2～3天内消失；肺部并发症有胸腔积液和ARDS；偶见菌血症、食管旁脓肿、纵隔炎等；偶见异位栓塞，如脑、肺栓塞。

第六节　结肠镜检查术

结肠镜检查主要用以诊断炎症性肠病以及大肠的肿瘤、出血、息肉等，并可行切除息肉、钳取异物等治疗。

一、适应证

1. 原因不明的慢性腹泻、便血及下腹疼痛，疑有结肠、直肠、末端回肠病变者。

2. 钡剂灌肠有可疑病变需进一步明确诊断者。

3. 炎症性肠病的诊断与随访。

4. 结肠癌术前诊断、术后随访，息肉摘除术后随访观察。

5. 需作止血及结肠息肉摘除等治疗者。

6. 大肠肿瘤普查。

二、禁忌证

1. 严重心肺功能不全、休克及精神病病人。

2. 急性弥漫性腹膜炎、腹腔脏器穿孔、多次腹腔手术、腹腔内广泛粘连及大量腹腔积液者。

3. 肛门、直肠严重狭窄者。

4. 急性重度结肠炎，如急性细菌性痢疾、急性重度溃疡性结肠炎及憩室炎等。

5. 妊娠妇女。

三、方法及配合

1. 协助病人穿上检查裤后取左侧卧位，双腿屈曲，嘱病人尽量在检查中保持身体不要摆动。

2. 术者先做直肠指检，了解有无肿瘤、狭窄、痔疮、肛裂等。助手将镜前端涂上润滑剂（一般用硅油，不可用液状石蜡）后，嘱病人张口呼吸，放松肛门括约肌，以右手食指按物镜头，使镜头滑入肛门，此后按术者口令，遵照循腔进镜配合滑进、少量注气、适当钩拉、去弯取直、防袢、解袢等插镜原则逐渐缓慢插入肠镜。

3. 检查过程中，护士密切观察病人反应，如病人出现腹胀不适，可嘱其做缓慢深呼吸；如出现面色、呼吸、脉搏改变常应停止插镜，同时建立静脉通路以备抢救及术中用药。

4. 根据情况可摄像或取活组织行细胞学等检查。

5. 检查结束退镜时，应尽量抽气以减轻腹胀。

四、护理

（一）术前护理

1. 向病人详细讲解检查目的、方法、注意事项，解除其顾虑，取得配合。

2. 嘱病人检查前1天进流质饮食，检查晨禁食。

3. 做好肠道准备。肠道清洁有多种方法，现多用20%甘露醇500ml和5%葡萄糖生理盐水1000ml混合液于检查前4小时口服，导致渗透性腹泻，其对结肠黏膜无刺激作用；亦可口服主要含氯化钠的清肠液3000～4000ml；或口服主要含磷酸缓冲液的清肠液，饮水量不足1000ml就可达到同样的清肠效果。

4. 根据医嘱术前给予病人肌注地西泮，由于药物会使病人对疼痛的反应性降低，发生肠穿孔等并发症时腹部症状可不明显，应予特别注意。术前半小时用阿托品0.5mg肌注或山莨菪碱10mg肌注。

（二）术后护理

1. 检查结束后，病人稍事休息，观察15～30分钟再离去。嘱病人注意卧床休息，做好肛门清洁。术后3天内进少渣饮食。如行息肉摘除、止血治疗者，应给予抗生素治疗、半流质饮食和适当休息3～4天。

2. 注意观察病人腹胀、腹痛及排便情况。腹胀明显者，可行内镜下排气；观察粪便颜色，必要时行粪便隐血试验，腹痛明显或排血便者应留院继续观察。如发现剧烈腹痛、腹胀、面色苍白、心率增快、血压下降、粪便次数增多呈黑色，提示并发肠出血、肠穿孔，应及时报告医生，协助处理。

3. 做好内镜的消毒工作，妥善保管，避免交叉感染。

第七节　肝穿刺活组织检查术

肝穿刺活组织检查术（1iverbiopsy）简称肝活检，是由穿刺采取肝组织标本进行组织学检查或制成涂片做细胞学检查，以明确肝脏疾病诊断，或了解肝病演变过程、观察治疗效果以及判断预后。

一、适应证

1. 原因不明的肝大、肝功能异常者。
2. 原因不明的黄疸及门脉高压者。

二、禁忌证

1. 全身情况衰竭者。
2. 肝外阻塞性黄疸、肝功能严重障碍、腹腔积液者。
3. 肝包虫病、肝血管瘤、肝周围化脓性感染者。
4. 严重贫血、有出血倾向者。

三、方法

1. 病人取仰卧位，身体右侧靠近床沿，并将右手置于枕后，嘱病人保持固定的体位。

2. 确定穿刺点，一般取右侧腋中线8～9肋间肝实音处穿刺。如疑诊肝癌、肝脓肿者，应在B超定位下进行。

3. 常规消毒穿刺部位皮肤，铺无菌孔巾，以2%利多卡因由皮肤至肝被膜进行局部麻醉。

4. 备好快速穿刺套针，根据穿刺目的不同，选择12或16号穿刺针，活检时选较粗的穿刺针。取1支1.0～20ml注射器，吸取3～5ml无菌生理盐水后与穿刺针连接。

5. 先用穿刺锥在穿刺点皮肤上刺孔，由此孔将穿刺针沿肋骨上缘与胸壁呈垂直方向刺入0.5～1.0cm，然后将注射器内液推注0.5～1.0ml，冲出存留在穿刺针内的组织，以免针头堵塞。

6. 将注射器抽吸成负压并保持，同时嘱病人先深吸气，然后于深呼气后屏气，术者将穿刺针迅速刺入肝内，穿刺深度不超过6cm，立即进行抽吸，吸得标本后，立即拔出。

7. 穿刺部位以无菌纱布按压5~10分钟，再以胶布固定，以多头腹带束紧12小时，压上小沙袋4小时。

8. 将抽吸的肝组织标本制成玻片，或注入95％乙醇或10％甲醛固定液中送检。

四、护理

（一）术前护理

1. 根据医嘱测定病人肝功能，出、凝血时间，凝血酶原时间及血小板计数，若异常应根据医嘱肌注维生素K_1 10mg，连用3天后复查，正常者方可施术。

2. 术前行胸部X线检查，观察有无肺气肿、胸膜增厚。验血型，以备必要时输血。

3. 向病人解释穿刺的目的、意义、方法，消除顾虑和紧张情绪，并训练其屏息呼吸方法（深吸气，呼气，憋住气片刻），以利术中配合。情绪紧张者可于术前1小时口服地西泮5mg。穿刺前测量血压、脉搏。

（二）术后护理

1. 术后病人应卧床24小时。

2. 测量血压、脉搏，开始4小时内每15~30分钟测1次。如有脉搏细速、血压下降、烦躁不安、面色苍白、出冷汗等内出血征象，应立即通知医生紧急处理。

3. 注意观察穿刺部位，注意有无伤口渗血、红肿、疼痛。若穿刺部位疼痛明显，应仔细检查原因，若为一般组织创伤性疼痛，可遵医嘱给予止痛剂，若为气胸、胸膜休克或胆汁性腹膜炎，应及时处理。

第六章 妇产科常用诊疗技术及护理

第一节 生殖道细胞学检查

一、概述

女性生殖道细胞指阴道、宫颈管、子宫和输卵管的上皮细胞。由于阴道上皮细胞受卵巢女性激素的影响而出现周期性变化。因此，检查女性生殖道脱落细胞既可反映体内女性激素水平，又能协助诊断生殖系统不同部位恶性肿瘤及观察其治疗效果。是临床防癌普查和内分泌检查时不可缺少的一种简便、经济、实用的辅助诊断方法。

二、适应证

1. 早期宫颈癌筛查，30岁以上已婚妇女应每年检查1次。
2. 宫颈炎症需排除癌变者。
3. 卵巢功能检查，适用于卵巢功能低下、功能失调性子宫出血、性早熟等患者。
4. 怀疑宫颈管恶性病变者。
5. 胎盘功能检查，适用于疑似妊娠期间胎盘功能减退的孕妇。

三、禁忌证

1. 生殖道急性炎症。
2. 月经期。

四、操作方法

1. 阴道涂片 了解未孕妇女的卵巢功能或妊娠妇女的胎盘功能。取阴道上1／3段侧壁表面分泌物及浅层细胞做涂片。

2. 宫颈刮片 宫颈刮片是筛查早期宫颈癌的重要方法。取材应在宫颈外口鳞柱状上皮交接处，以宫颈外口为圆心，用木制小刮板轻轻刮取1周后涂片。现多应用薄层液基细胞学技术，采用特制的宫颈采样拭子刷取宫颈细胞，并洗脱于保存液中送检，此技术提高了识别宫颈高度病变的灵敏性。

3. 宫颈管涂片 用于了解宫颈管内状况。用小刮板放人宫颈管内轻刮1周后涂片。现多用"宫颈细胞刷"置于宫颈管内1cm左右，旋转360°后取出，并洗脱于保存液中送检。

五、结果评定及临床意义

1. 用于卵巢功能的检查　阴道脱落细胞受卵巢激素的影响，连续涂片检查能反映卵巢功能的动态变化，可协助诊断不孕的原因、月经失调的类型以及随诊治疗效果。

2. 用于妇科肿瘤的诊断　生殖道脱落细胞学诊断的报告方式有两种：一种是分级诊断，以往我国多采用此法，应用巴氏5级分类法。另一种是描述性诊断，采用TBS分类法，目前我国正在推广使用。

（1）巴氏5级分类法：

巴氏 I 级：未见不典型或异常细胞，为正常阴道细胞涂片。

巴氏 II 级：发现不典型细胞，但无恶性特质细胞，属良性改变或炎症。

巴氏 III 级：发现可疑恶性细胞，为可疑癌。

巴氏 IV 级：发现不典型癌细胞，待证实，为高度可疑癌。

巴氏 V 级：发现多量典型的癌细胞。

（2）TBS分类法及其描述性诊断内容：

①良性细胞学改变：包括感染及反应性细胞学改变。

②鳞状上皮细胞异常：包括未明确诊断意义的不典型鳞状上皮、鳞状上皮细胞内病变（分低度、高度）和鳞状细胞癌。

③腺上皮细胞异常：包括不典型腺上皮细胞、腺原位癌和腺癌。

④其他恶性肿瘤细胞。

六、护理措施

1. 向受检者宣教有关生殖道脱落细胞的知识，使其配合。做好检查用物的准备和处理工作。

2. 受检者于检查前2日内禁止性交、阴道检查及阴道内放置药物治疗。

3. 取标本时动作应轻、稳、准，避免损伤组织引起出血。若阴道分泌物较多，应先用无菌干棉球轻轻擦拭后再取标本。

4. 涂片必须均匀地向一个方向涂抹，禁忌来回涂抹，以免破坏细胞。

5. 玻片应做好标记，避免混淆患者姓名和取材部位。

6. 向受检者说明生殖道脱落细胞检查结果的临床意义，嘱其及时将病理报告结果反馈医师，以免延误诊治。

第二节　宫颈活组织检查

一、概述

宫颈活组织检查简称宫颈活检，是自宫颈病变处或可疑部位取小部分组织进行病理学检查，绝大多数宫颈活检是诊断最可靠的依据。取材的方法有局部活组织检查和诊断性宫颈锥形切除。

二、局部活组织检查

（一）适应证

1. 宫颈脱落细胞学涂片检查巴氏Ⅲ级及Ⅲ级以上者；宫颈脱落细胞学涂片检查巴氏Ⅱ级经抗感染治疗后复查仍为巴氏Ⅱ级者；TBS分类为鳞状上皮细胞异常者。

2. 阴道镜检查时反复可疑阳性或阳性者。

3. 疑有宫颈癌或慢性特异性炎症（结核、尖锐湿疣、阿米巴等），需明确诊断者。

（二）禁忌证

1. 生殖道急性或亚急性炎症。

2. 妊娠期或月经期。

3. 血液病有出血倾向者。

（三）操作方法

1. 患者取膀胱截石位，消毒外阴，铺无菌洞巾。

2. 放置窥阴器，充分暴露宫颈，用干棉球擦净宫颈表面黏液，消毒局部。

3. 选择宫颈外口鳞–柱交接处或特殊病变处，取适当大小的组织。临床明确为宫颈癌，只为确定病理类型或浸润程度可以行单点取材；可疑宫颈癌者，在宫颈时钟位置3、6、9、12点4处取组织；为提高准确性，可以用复方碘溶液涂擦宫颈阴道部，选择不着色区取材，或在阴道镜引导下取材。

4. 手术结束时用带尾棉球或带尾纱布卷压迫局部止血。

5. 将所取组织分别放在标本瓶内，并做好部位标记。

（四）护理措施

1. 术前向患者讲解手术的目的、过程或注意事项，取得患者配合。

2. 术中及时为医师传递所需用物，观察患者反应，给予心理支持。

3. 术后嘱患者观察有无阴道出血，12小时后自行取出带尾棉球或带尾纱布卷，保持会阴清洁，禁止性生活、盆浴1月。

4. 指导患者及时领取病理报告并及时反馈给医师。

三、诊断性宫颈锥切术

（一）适应证

1. 宫颈刮片细胞学检查多次找到恶性细胞，而宫颈多处活检及分段诊刮病理检查均未发现癌灶者。

2. 宫颈活检为原位癌或镜下早期浸润癌，而临床可疑为浸润癌，为明确病变累及程度及决定手术范围者。

3. 宫颈活检证实有重度不典型增生者。

（二）禁忌证

同宫颈活组织检查。

（三）操作方法

1. 硬膜外或蛛网膜下腔麻醉下，患者取膀胱截石位，消毒外阴阴道，并导尿。

2. 宫颈表面涂碘液，在病灶外或碘不着色区外0.5cm处，用尖刀做环形切口，深约0.2cm，按30°～50°角向内做宫颈锥形切除。

3. 于切除组织12点处做一标记，装入标本瓶中送检。

4. 用无菌纱布卷压迫创面止血。

5. 将行子宫切除术者，最好在锥切术后48小时内进行。

（四）护理措施

1. 术前告知患者手术应在月经干净后3～7天内进行。向患者及家属说明手术过程，减轻其内心恐惧。

2. 术中配合医生做好导尿、止血、标本标记与固定。

3. 术后患者留滞观察1小时，观察有无阴道出血、头晕及血压下降等出血反应。

4. 告知患者术后休息3天，遵医嘱应用抗生素预防感染。保持会阴清洁，2个月内禁止性生活及盆浴。

5. 嘱患者于术后24小时后自行取出阴道内纱布，观察阴道出血情况，若出血多及时就诊。术后6周到门诊探查宫颈管有无狭窄。

第三节　常用穿刺检查

一、概述

妇产科常用的穿刺检查有经腹壁腹腔穿刺、经阴道后穹隆穿刺和经腹壁羊膜腔穿刺。

二、经腹壁腹腔穿刺

经腹壁腹腔穿刺术（abdominal paracentesis）是指在无菌条件下用穿刺针经腹壁进入腹腔抽取腹腔及盆腔积液进行化验检查、细菌培养及脱落细胞学检查，以明确积液性质或查找肿瘤细胞。此外，还可用于人工气腹、腹腔积液放液及腹腔化疗等。

（一）适应证

1. 辨明腹腔积液的性质。
2. 鉴别贴近腹壁的肿瘤性质。
3. 因腹腔积液引起呼吸困难等压迫症状者放出腹腔积液，缓解症状。
4. 注入抗癌药物进行腹腔化疗。
5. 气腹造影时，穿刺注入二氧化碳后再行X线摄片，盆腔器官显影清晰。

（二）禁忌证

1. 疑有腹腔内器官严重粘连，特别是晚期卵巢癌有盆腹腔广泛转移致肠梗阻者。
2. 疑有巨大卵巢囊肿者。

（三）护理措施

1. 术前向患者讲解经腹壁腹腔穿刺术的目的和操作规程，减轻其心理压力。
2. 术中严密观察患者的生命体征及反应，注意引流管是否通畅，记录腹腔积液性质及引流量。
3. 放腹腔积液时应固定好针头，控制放液量及速度，每小时不应超过1000ml，一次放腹腔积液不应超过4000ml，以免腹压骤减出现休克征象。若出现异常，应立即停止放腹腔积液。术后应紧束缚带或腹部加压沙袋。
4. 留取足量送检标本，腹腔积液细胞学检查需200ml，其他检查需20ml。抽出液体应标记后及时送检，脓性液体应做细菌培养和药物敏感试验。
5. 因气腹造影而行穿刺者，X线摄片完毕需将气体排出。
6. 告知患者术后需卧床休息8～12小时，遵医嘱给予抗生素预防感染。

三、经阴道后穹隆穿刺

经阴道后穹隆穿刺（culdocentesis）是指在无菌条件下，用穿刺针经阴道后穹隆刺入盆腔，抽取直肠子宫陷凹处积存物进行肉眼观察、化验和病理检查。直肠子宫陷凹是腹腔最低部位，积液、腹腔内积血、积脓易积存于该部位，是妇产科常用辅助诊断方法。

（一）适应证

1. 怀疑有腹腔内出血时。

2. 怀疑盆腔内有积液、积脓时；若为盆腔积脓，可行穿刺引流及注入广谱抗生素药物。

3. B型超声引导下行卵巢子宫内膜异位囊肿或输卵管妊娠部位注药治疗。

4. B型超声引导下经后穹隆穿刺取卵，用于各种助孕技术。

（二）禁忌证

1. 盆腔严重粘连，较大肿块占据直肠子宫陷凹部位并凸向直肠者。

2. 疑有肠管和子宫后壁粘连者。

3. 临床已高度怀疑恶性肿瘤者。

4. 异位妊娠准备采用非手术治疗者。

（三）护理措施

1. 术前应认真评估患者健康状况，做好抢救准备。

2. 术中应严密观察生命体征变化，重视患者主诉。

3. 穿刺时注意进针方向和深度，告知患者禁止移动身体，以免损伤直肠和子宫。

4. 若抽出血液，应观察血液是否在短时间内凝集，出现凝集为血管内血液，血液不凝集为腹腔内血液。抽出液体应注明标记及时送检，并做常规和细胞学检查，脓性液体应行细菌培养和药物敏感试验。

5. 术后注意患者阴道流血情况，嘱其半卧位休息，保持外阴清洁。

四、经腹壁羊膜腔穿刺

经腹壁羊膜腔穿刺（amniocentesis）是指在中晚期妊娠时，用穿刺针经腹壁、子宫肌壁进入羊膜腔抽取羊水，供临床分析诊断或注入药物进行治疗。

（一）适应证

1. 产前诊断。

（1）羊水细胞染色体核型分析、染色质检查以明确胎儿性别。

（2）诊断或评估胎儿遗传病可能。

（3）羊水生化测定。

2. 治疗。

（1）羊膜腔内注药引产终止妊娠。

（2）须羊膜腔内注射肾上腺皮质激素促进胎儿肺成熟。

（3）母儿血型不合，需给胎儿输血。

（4）羊水过少或羊水过多。

（二）禁忌证

1. 术前24小时内两次体温>37.5℃。

2. 孕妇有流产先兆时，不宜用于产前诊断。

3. 心、肝、肾功能严重异常，或各种疾病的急性阶段，不宜进行羊膜腔内注射药物流产。

4. 穿刺部位皮肤感染。

（三）护理措施

1. 术前向孕妇及家属说明操作目的、过程，缓解其紧张心理，积极配合。

2. 选择合适的穿刺时间，产前诊断宜在16～22周进行，胎儿异常引产宜在妊娠16～26周内。

3. 胎儿异常引产前应做血、尿常规，出凝血时间和肝功能检查。

4. 术中严格执行无菌操作规程。若抽不出羊水，应调整穿刺方向、深度；若抽出血液，应立即拔针，并压迫穿刺点，包扎腹部；若羊水过少，不要勉强操作，以免误伤胎儿。

5. 穿刺针进入时不可过深过猛，尽可能1次成功，最多不超过2次。穿刺及拔针前后，注意观察孕妇有无呼吸困难、发绀等异常情况，警惕发生羊水栓塞的可能。

6. 嘱孕妇术后多休息，减少活动；观察有无穿刺部位液体渗出、阴道流血及胎心率和胎动变化，如有异常，及时就诊。

第四节　会阴切开术

一、概述

会阴切开术（episiotomy）是最常用的产科手术。常用术式有会阴后一侧切开和会阴正中切开两种。

二、适应证

1. 初产妇需行产钳术、胎头吸引术、臀位助产术。

2. 初产妇会阴体较长或会阴部坚韧，有严重撕裂可能。

3. 为缩短第二产程。

4. 重度子痫前期需缩短第二产程。

5. 预防早产儿因会阴阻力引起颅内出血。

三、操作方法

1. 会阴后一侧切开　在会阴后联合正中偏左或偏右0.5cm，于正中线呈45°，宫缩时剪开皮肤及阴道黏膜4～5cm，注意阴道黏膜与皮肤切口长度一致。

2. 会阴正中切开　沿会阴后联合中线垂直剪开约2～3cm。

四、护理措施

1. 术前向产妇宣教操作目的和注意事项，取得配合和理解。

2. 密切观察产程进展，协助医师掌握会阴切开的时机。

3. 术中指导产妇正确运用腹压。

4. 术后嘱产妇健侧卧位，保持会阴部的清洁。

5. 注意观察会阴切口情况，及时发现异常。

6. 外阴伤口肿胀疼痛明显者，可用50%硫酸镁或95%酒精湿热敷，然后配合烤灯、理疗，有利于伤口的愈合。

7. 会阴后一侧切口于术后第5天拆线，正中切开于术后第3天拆线。

第五节　胎头吸引术

一、概述

胎头吸引术是将胎头吸引器（vacuum extractor）置于胎头，形成一定负压后吸住胎头，通过牵引协助胎儿娩出的一种助产手术。常用的胎头吸引器有金属直形、牛角形空筒和金属扁圆形胎头吸引器。

二、适应证

1. 需缩短第二产程者，如产妇患心脏病、子痫前期等。

2. 子宫收缩乏力致第二产程延长，或胎头拔露达30分钟胎儿仍不能娩出者。

3. 有剖宫产史或子宫有疤痕，不宜过分屏气加压者。

三、禁忌证

1. 有严重头盆不称、面先露、产道阻塞、尿瘘修补术后等，不能或不宜经阴道分娩者。

2. 宫口未开全或胎膜未破者。

3. 胎头位置高，未达阴道口者。

四、护理措施

1. 术前向产妇讲解胎头吸引术助产的目的及方法，取得产妇积极配合。

2. 牵拉胎头吸引器前，检查吸引器有无漏气。吸引器负压要适当，一般以每分钟使负压增加0.2kg／m²为度，最大负压以0.6kg／m²为度；如无负压表，则抽吸空气150ml；压力过大容易使胎儿头皮损伤，压力不足容易滑脱；若发生滑脱，可重新放置，但不应超过2次，否则改行剖宫产。

3. 牵引时间不应超过20分钟。指导产妇配合操作，当胎头双顶径越过骨盆出口时，避免用力增加腹压。

4. 术后仔细检查软产道，有撕裂伤应立即缝合。

5. 留产妇在产房观察2小时，注意监测产妇生命体征、宫缩及阴道流血等。

6. 新生儿护理：

（1）密切观察新生儿头皮产瘤大小、位置，有无头皮血肿、头皮损伤，以便及时处理。

（2）注意观察新生儿面色、反应、肌张力等，警惕发生颅内出血，做好新生儿抢救准备。

（3）新生儿静卧24小时，避免搬动，出生后3天内禁止洗头。

（4）给予新生儿维生素K10mg肌内注射，预防出血。

第六节　产钳术

一、概述

产钳术是用产钳（forceps）牵拉胎头以娩出胎儿的手术。根据手术时胎头所在位置分为出口、低位、中位、高位产钳4种。目前临床仅行出口产钳术及低位产钳术。

二、适应证

1. 同胎头吸引术。

2. 胎头吸引术因阻力较大而失败者。

3. 臀先露后出胎头娩出困难者。

4. 剖宫产娩出胎头困难者。

三、禁忌证

1. 同胎头吸引术。

2. 胎头颅骨最低点在坐骨棘水平及以上，有明显头盆不称者。

3. 确定为死胎、胎儿畸形者，应行穿颅术。

四、护理措施

1. 术前明确胎位，检查产钳是否完好。向产妇及家属说明操作目的、步骤及方法，指导产妇正确使用腹压，缓解紧张情绪。

2. 放置及取出产钳时，指导产妇全身放松，张口吸气。产钳闭合时，立即听胎心，及时发现有无脐带受压。术中注意观察产妇宫缩及胎心变化。

3. 术后产妇及新生儿护理同胎头吸引术。

第七节　剖宫产术

一、概述

剖宫产术（cesarean section）是经腹壁切开子宫取出已达成活胎儿及其附属物的手术。手术应用恰当能使母婴转危为安，但也存在出血、感染和脏器损伤的危险，故决定行剖宫产术应慎重。主要术式有子宫下段剖宫产术、子宫体部剖宫产术和腹膜外剖宫产术3种。

二、适应证

1. 头盆不称。

2. 相对性头盆不称及产力异常者。

3. 妊娠并发症及并发症者。

4. 过期妊娠儿、珍贵儿、早产儿、临产后出现胎儿窘迫等。

三、禁忌证

死胎及胎儿畸形、不应行剖宫产终止妊娠。

四、护理措施

1. 术前准备。

（1）告知产妇剖宫产的目的，耐心解释有关疑问，缓解其焦虑。做好备皮、药物敏感试验等准备，可参见"腹部手术患者护理"。

（2）术前禁用呼吸抑制剂，以防发生新生儿窒息。

（3）术日晨禁食水，留置导尿管。

（4）观察并记录胎心变化，做好新生儿保暖和抢救工作。

（5）产妇可取侧斜仰卧位，防止仰卧位低血压综合征的发生。

2．术中配合。

（1）密切观察并记录产妇的生命体征。若因胎头入盆太深致取胎头困难，助手可在台下戴无菌手套自阴道向宫腔方向推胎头。

（2）观察并记录导尿管是否通畅、尿量及尿色；破膜时，应注意产妇有无咳嗽、呼吸困难等症状，监测羊水栓塞的发生。

3．术后护理，在腹部手术后及产褥期妇女护理的基础上。

（1）观察产妇子宫收缩及阴道出血情况，术后24小时取半卧位，有利于恶露的排出。

（2）留置尿管24小时，拔管后指导产妇自行排尿。

（3）鼓励产妇勤翻身并尽早下床活动，根据肠功能恢复的情况，指导进食。

（4）按医嘱补液、应用抗生素2～3天。腹部切口缝线一般术后5～7天拆除。

（5）健康宣教：指导产妇保持外阴清洁；落实避孕措施，至少避孕2年；鼓励符合条件的妇女坚持母乳喂养；做产后保健操，促进骨盆肌及腹肌张力恢复；若出现发热、腹痛、阴道流血过多等，及时就诊；产后42天复诊。

第八节　人工剥离胎盘

一、概述

人工剥离胎盘术是指胎儿娩出后，术者用手剥离胎盘并取出滞留于宫腔内胎盘的手术。

二、适应证

1．胎儿娩出后，胎盘部分剥离引起子宫大量出血。

2．胎儿娩出后30分钟，胎盘尚未剥离排出者。

三、操作方法

1．产妇取膀胱截石位，导尿排空膀胱，重新消毒外阴，术者更换无菌手套。

2．术者右手五指并拢呈圆锥形沿脐带进入子宫腔，找到胎盘边缘，手背紧贴子宫壁，以手掌的尺侧缘慢慢将胎盘从边缘部开始逐渐与子宫壁分离，左手在腹壁配合按压子宫底。待整个胎盘剥离后，手握胎盘取出。

四、护理措施

1．术前向产妇说明人工剥离胎盘术的目的，取得配合；并做好输液输血准备。

2．密切观察产妇生命体征。

3. 严格执行无菌操作规程，动作轻柔，切忌粗暴，不可多次进出宫腔。若剥离确实困难，应考虑是否为胎盘植入，切不可强行剥离。

4. 术后注意观察子宫收缩及阴道流血，宫缩不良应按摩子宫，并按医嘱注射宫缩剂。

5. 认真检查胎盘、胎膜是否完整，若有少量胎盘缺损，可用大刮匙轻刮1周。

6. 术后监测有无体温升高、下腹疼痛及阴道分泌物异常等，遵医嘱应用抗生素预防感染。

第九节　诊断性刮宫术

一、概述

诊断性刮宫术简称诊刮，通过刮取子宫内膜和内膜病灶行活组织检查，做出病理学诊断。若同时疑有宫颈管病变时，应对宫颈管和宫腔分别进行诊刮，简称分段诊刮。

二、适应证

1. 子宫异常出血或阴道排液，需证实或排除子宫内膜癌、宫颈管癌或其他病变者（如流产、子宫内膜炎等）。

2. 无排卵性功能失调性子宫出血或怀疑子宫性闭经，需在月经周期后半期了解子宫内膜改变。

3. 女性不孕症需了解有无排卵及子宫内膜病变。

4. 功能失调性子宫出血或疑有宫腔内组织残留致长期多量出血时，彻底刮宫有助于诊断并迅速止血。

三、禁忌证

1. 急性阴道炎、急性宫颈炎、急性或亚急性附件炎。

2. 术前体温>37.5℃

四、主要操作方法

1. 刮匙由内向外沿宫腔四壁、宫底及两侧角有次序地将内膜刮除并注意宫腔有无变形、高低不平等。若高度怀疑刮出物为癌组织，应停止刮宫，以免引起出血及癌扩散。若怀疑子宫内膜结核，应注意刮取两侧宫角部。

2. 刮出的子宫内膜全部固定于10%甲醛溶液或95%酒精中，送病理检查。

3. 行分段诊刮时先不探测宫腔，用小刮匙首先刮宫颈内口以下的颈管组织，然后按一般诊断性刮宫处置，将颈管和宫腔组织分开送检。

五、护理措施

1. 术前向患者讲解诊断性刮宫的目的和过程，解除思想顾虑。出血、穿孔和感染是刮宫的主要并发症，做好输液、配血的准备。

2. 告知患者术前5天禁止性生活。了解卵巢功能时，术前至少停用性激素1个月，以避免错误结果。

3. 不孕症患者应选择月经前期或月经来潮12小时内刮宫，以判断有无排卵。功能失调性子宫出血患者，若疑为子宫内膜增生症，应选择月经前1~2天或月经来潮24小时内刮宫；若疑为子宫内膜不规则脱落，应选择月经第5~6天刮宫。

4. 术中让患者学会深呼吸等放松技巧，转移其注意力，以减轻疼痛。

5. 协助医师观察并挑选刮出的可疑病变组织并固定，做好记录，及时送检。

6. 术后告知患者保持外阴清洁，2周内禁止性生活及盆浴，遵医嘱服用抗生素。

7. 一周后到门诊复查并了解病理检查结果。

第十节　妇产科内镜检查

一、概述

内镜检查是临床常用的一种诊疗方法，利用连接于摄像系统和冷光源的内窥镜，窥探人体体腔及脏器内部，观察组织形态、有无病变，必要时取活组织行病理学检查，以明确诊断。妇产科常用的内镜有阴道镜、宫腔镜和腹腔镜。

二、阴道镜检查

阴道镜检查是利用阴道镜将子宫颈的阴道部黏膜放大10~40倍，观察肉眼看不到的较微小病变（宫颈异常上皮细胞、异型血管及早期癌前病变），选择可疑部位做活体组织检查，以提高确诊率。

（一）适应证

1. 宫颈刮片细胞学检查巴氏Ⅱ级以上，或TBS提示上皮细胞异常者。

2. 有接触性出血，肉眼观察宫颈无明显病变者。

3. 肉眼观察可疑癌变者，行可疑病灶指导性活组织检查。

4. 宫颈、阴道及外阴病变治疗后复查和评估。

5. 可疑下生殖道尖锐湿疣者。

（二）护理措施

1. 检查前应排除滴虫、淋病奈瑟菌等感染，急性宫颈炎症及阴道炎患者均应先治疗。检查前24小时内避免性交、阴道检查、阴道冲洗等操作。

2. 向受检者提供预防保健知识，介绍过程及可能出现的不适，减轻心理压力。

3. 使用阴道窥器时不蘸润滑剂，以免影响观察。术中配合医生调整光源，及时传递所需用物。

4. 术后嘱患者休息，如有活检标本及时固定、标记及送检。

三、宫腔镜检查

宫腔镜检查是应用膨宫介质扩张宫腔，经宫腔镜直接观察子宫颈管、宫颈内口、子宫内膜及输卵管开口，用于指导诊刮、活检和疾病治疗等。

（一）适应证

1. 异常子宫出血者。

2. 不孕症、反复流产及怀疑宫腔粘连者。

3. 评估B型超声及子宫输卵管点造影检查发现的宫腔异常。

4. 宫内节育器的定位与取出。

（二）禁忌证

1. 急性或亚急性生殖道炎症。

2. 严重心肺功能不全或血液疾患。

3. 近期（3个月内）有子宫穿孔或子宫手术史。

4. 宫颈瘢痕影响宫颈扩张者，宫颈裂伤或松弛致灌流液外漏者。

（三）护理措施

1. 一般选择月经干净7天内进行检查。

2. 术前详细询问病史，糖尿病患者应选择5％甘露醇替代5％葡萄糖液。术前需进行妇科检查、宫颈脱落细胞学和阴道分泌物检查。

3. 术中注意患者反应，给予心理支持。配合医师控制宫腔总灌入量，葡萄糖液进入患者血液循环量不应超过1L，防止低钠、水中毒。

4. 术后卧床休息30分钟，观察并记录生命体征、有无腹痛等。遵医嘱应用抗生素3～5天。

5. 指导患者保持外阴清洁，2周内禁止性交及盆浴。

四、腹腔镜检查。

腹腔镜检查是将腹腔镜自腹壁插入盆、腹腔内通过视频观察盆、腹腔内脏的形态、有无病变，必要时取组织送病理学检查，以明确诊断的方法。

（一）适应证

1. 怀疑子宫内膜异位症，腹腔镜是确诊的金标准。

2. 原因不明的急、慢性腹痛与盆腔痛及治疗无效的痛经者。

3. 不孕症患者，明确或排除盆腔疾病，判断输卵管通畅程度，观察排卵情况。

4. 绝经后持续存在小于5cm的卵巢肿块。

5. 计划生育并发症的诊断。

6. 恶性肿瘤手术和化疗后的效果评价。

（二）禁忌证

1. 严重心、肺疾病或膈疝，凝血功能障碍。

2. 弥漫性腹膜炎或怀疑腹腔内广泛粘连。

3. 盆腔肿块过大，超过脐水平及妊娠>16周者。

4. 腹腔内大出血。

（三）并发症

1. 血管损伤：误伤腹膜后大血管或腹壁下动脉，引起大出血。

2. 脏器损伤：误伤膀胱、直肠等。

3. 与气腹相关的并发症：如皮下气肿等。

4. 其他并发症：如穿刺口愈合不良或穿刺口痛等。

（四）护理措施

1. 术前准备。

（1）评估患者身心状况，协助医师掌握适应证。向患者讲解腹腔镜检查的目的、操作步骤、术中配合及注意事项等，以配合手术。

（2）术前1日晚肥皂水灌肠，腹部皮肤准备时注意清洁脐孔。

（3）术日晨禁食水。

2. 术中配合。

（1）随CO_2气体进入腹腔，将患者改为头低臀高15°位，并按医生要求及时更换所需体位。

（2）严密观察生命体征变化，如有异常及时处理。

3. 术后护理。

（1）拔出导尿管，嘱患者自主排尿。卧床休息30分钟后即可下床活动，以尽快排出腹腔气体。向患者讲解术后可能发生的不适及原因。

（2）术后当日可进半流食，次日可摄入正常饮食。

（3）注意观察生命体征及穿刺口有无红肿、渗出。

（4）遵医嘱给予抗生素。

（5）术后2周内禁止性交。

第十一节 输卵管通畅检查

一、概述

输卵管通畅检查是检查输卵管是否通畅，了解子宫腔和输卵管腔形态及输卵管阻塞部位。常用方法有输卵管通气术、输卵管通液术、子宫输卵管造影术。

二、适应证

1. 女性不孕症，疑有输卵管阻塞。
2. 评价输卵管绝育术、输卵管再通术或输卵管成形术的效果。
3. 对输卵管黏膜轻度粘连者有疏通作用。

三、禁忌证

1. 生殖器官急性炎症或慢性炎症急性或亚急性发作。
2. 月经期或不规则阴道流血。
3. 严重全身性疾病。
4. 碘过敏者不能做子宫输卵管造影术。
5. 体温>37.5℃。

四、护理措施

1. 月经干净3～7天内进行检查为宜，术前3天禁止性生活。
2. 术前宣教操作目的、方法及步骤，消除紧张心理。行输卵管造影术前，应询问其过敏史，并做碘过敏试验。便秘者行清洁灌肠，以保持子宫正常位置。
3. 检查时所需溶液应加温至接近体温，以免引起输卵管痉挛。
4. 术中通液器须紧贴宫颈外口，以免液体外漏；推注液体速度不可过快，压力不超过21.28kPa（160mmHg），防止输卵管损伤。
5. 注意观察受检者反应，发现异常，及时处理。若注射造影剂过程中出现呛咳，应警惕造影剂栓塞，立即停止注射，取出造影管，严密观察生命体征，必要时按肺栓塞处理。
6. 输卵管通气术后取头低臀高位，减轻刺激后症状。
7. 术后告知受检者2周内禁止性生活及盆浴。按医嘱应用抗生素预防感染。

第七章　手法器械类疗法护理规范

第一节　针刺疗法护理规范

一、针刺疗法概念

针刺疗法是指以中医理论为指导，运用不同的针刺手法在人体上刺激一定的穴位，通过经络腧穴，调整人体脏腑气血，达到治疗疾病的目的。在护理上常的有毫针刺法、梅花针刺法、耳针刺法等。

二、适应证

针刺的适应证非常广泛，内、外、妇、儿等各科都可应用，根据不同的病证选用相应的穴位进行针刺，对于疼痛性病证、功能失调性病证及某些急性病证，可视为首选疗法。

为适应针灸临床治疗和研究发展需要，世界卫生组织于1996年召开了意大利米兰会议，提出64种针灸适应证，并作如下论述：

1. 采用类似针灸法或传统疗法随机对照试验过的针灸适应证有：戒酒、变应性鼻炎（花粉症）、竞技综合征、面瘫、胆绞痛、支气管哮喘、心神经官能症、颈椎病、运动系统慢性疼痛（颈、肩、脊柱、膝等）、抑郁、戒毒、痛经、头痛、偏瘫或其他脑病后遗症带状疱疹、高血压、原发性低血压、阳痿、引产、失眠、白细胞减少、腰痛、偏头痛、妊娠反应、恶心呕吐、肩周炎（冻结肩）、手术后疼痛、经前期紧张症、神经根疼痛综合征、肾绞痛、类风湿性关节炎、扭伤和劳损、下颌关节功能紊乱、紧张性头痛、戒烟、义神经痛、泌尿道结石。

2. 有足够数量的患者为样本但无随机性对照试验的针灸适应证有：急性扁桃体炎和急性咽喉炎、背痛、胆道蛔虫症、慢性咽炎、胎位不正、小儿遗尿、网球肘、胆结石、肠道激惹综合征、梅尼埃病、肌筋膜炎、儿童近视、单纯性肥胖、扁桃体切除术后疼痛、精神分裂症、坐骨神经痛。

有反复的临床报道，效果较快或有一些试验依据的针灸适应证有：便秘、缺乳、泄泻、女性不孕、胃下垂、呃逆、尿失禁、男性不育（精子缺乏）。

三、禁忌证

1. 患者在过度饥饿、暴饮暴食、醉酒后及精神过度紧张时禁止针刺。

2. 孕妇的少腹部、腰骶部、会阴部及身体其他部位具有通气行血功效，针刺后会产生较强针感的穴位（如合谷、足三里、风池、环跳、三阴交、血海等），禁止针刺。月经期禁止针刺。

3. 患者严重的过敏性、感染性皮肤病者，以及患有出血性疾病（如血小板减少性紫癜、血友病等）。

4. 小儿囟门未闭时头顶部禁止针刺。

5. 重要脏器所在处，如胁肋部、背部、肾区、肝区不宜直刺、深刺；大血管走处及皮下静脉部位的腧穴如需针刺时，则应避开血管，使针刺斜刺入穴位。

6. 对于儿童、破伤风、癫痫发作期、躁狂型精神分裂症发作期等，针刺时不宜留针。

7. 乳中及神阙等穴禁止针刺。

四、评估要点

1. 局部皮肤情况，有炎症、破溃、冻伤的部位禁用。
2. 对疼痛的耐受程度。
3. 女性患者妊娠期禁用。

五、护理操作规范要点

（一）毫针刺法

1. 物品准备　治疗盘内备以消毒的毫针、镊子、75％酒精棉球，干棉球、弯盘2个（一个盛放污棉球；一个内盛消毒液，浸泡用过的毫针）。

2. 体位　根据针刺穴位的不同，选择适宜的体位，充分暴露针刺部位，以操作方便、患者感到舒适、肌肉放松能持久留针为宜。如：胸腹部穴位取仰卧屈膝或仰靠坐位，背部穴取俯伏坐位或俯卧位。

3. 进针法　以75％酒精棉球消素穴位皮肤后，术者以左手拇指或食指按压穴位，用右手持针，紧靠左手指甲缘，以拇、食指下压力快速将针刺入皮肤，然后右手边捻转针柄边将针体刺入深处。此为单手进针法，多用于5cm以内的短针。若为5cm以上的长针，可采用双手进针，即以左手拇、食指裹棉球捏住针体，露出针尖0.67～1.00cm，右手拇、食指夹持针柄，两手同时下压，快速将针尖刺入穴位皮肤，然后左手支持针体，右手拇、食指捻转针柄，将针刺入深处。

4. 针感　当针刺入一定深度时，局部出现酸、麻、胀、重感，亦可向一定方向传导。此谓"得气"，为正常针感。

5. 进针角度　针体与皮肤呈直角，垂直刺入，称"直刺"。适用于肌肉丰厚、深刺部位；针体与皮肤呈45°角刺入，称"横刺"，适用于肌肉浅薄的部位，如头面部。

6. 手法　针刺得气后，根据证的虚实，采用相应的补泻手法。一般在得气后，捻转幅度小、速度慢，或提插时，重插慢提为补法；相反，在得气后捻转幅度大、速度快，或提插时轻插重提为泻法。

7. 起针　左手将消毒干棉球按压穴位处，右手、拇食指将针柄轻轻捻转上提，将针取出，同时左手用棉球轻轻按压穴位即可。

8. 护理要点

（1）行针刺操作时，环境必须保持整洁、空气新鲜、光线充足、温度适宜。

（2）针具必须经高压灭菌后，方可使用，穴位皮肤应用75％酒精充分消毒，并坚持做到一穴一针，避免感染。

（3）向患者作好解释，消除紧张心理。在过度疲劳、饥饿时，避免立即行针，以免晕针。

（4）为患者摆好适宜体位，充分暴露进针部位，但要注意保暖，留针时可用支被架盖毛毯或棉被，并嘱咐患者不要随意变动体位，以免弯针或折针。

（5）行针刺治疗时随时观察患者面色、汗出情况，并询问患者感觉。患者如诉头晕、恶心，见面色苍白或头部汗出，即为"晕针"应立即取针，扶患者平卧，喝些热开水，即可缓解。若症状较重，应报告医生处理。

（6）取针时，应核对留针穴位及针数，以免将针遗忘在患者身上。面部等血管丰富部位，取针后应用干棉球按压片刻，以免皮下血肿。

（7）用过的针具应立即浸泡于消毒液中，半小时后可用纱布擦净，并检查针体有无锈蚀、折弯、针尖有无倒刺，不能使用者应挑出报废。将修好之针具整齐插入带盖方盘内的棉垫上，送高压灭菌，方可继续使用。

（二）梅花针刺法

1. 物品准备　治疗盘、75％酒精棉球、无菌梅花针（即以5～7枚不锈钢针）固定在略有弹性20～30cm长的针杆一端制成无菌镊子、弯盘。

2. 体位　以充分暴露叩刺部位，患者感舒适，不易受凉为宜。

3. 操作方法

（1）暴露叩刺部位，以75％酒精棉球充分消毒皮肤。

（2）术者以右手握住针柄后端，食指伸直压住针柄前端，运用腕关节上下弹力进行，由轻到重叩击。

（3）叩刺时要求针尖与皮肤呈垂直点、针尖触及皮肤即迅速弹起，动作连续，一般每分钟60～80次。

（4）根据部位大小，掌握叩刺时间，一般每次5～15分钟。

（5）叩刺完毕，再用酒精棉球消毒叩刺部位。

（6）将梅花针用棉球擦净，泡入消毒液中。

4. 梅花针护理要点。

（1）叩刺前应检查梅花针有无倒刺或不平整现象，有则不宜使用。

（2）叩刺时用力须均匀、稳准，切忌拖刺、斜刺。

（3）根据病情，可分轻、中、重三种不同手法叩刺，一般初次接受治疗宜轻刺，即皮肤经叩刺后呈潮红状，不出血为度。中刺即以皮肤潮红有丘疹为度。对某些顽固病证，如神经性皮炎，即可重刺，以皮肤轻微出血为度。

（4）局部皮肤有外伤、溃烂者，禁用此法。

（5）叩刺后，局部皮肤偶有搔痒，嘱患者可用酒精棉球涂抹避免抓破皮肤。

（三）耳针

1. 物品准备　治疗盘、75%酒精、无菌棉签、胶布、镊子无菌针盒（内盛无菌揿针或王不留行药籽）、探测仪或圆头压棍。

2. 操作方法。

（1）根据病情，在耳壳相应部位用探测仪或压棍测定反应点（般局部可见变色、凹陷、小丘疹或压痛明显者），并做标记。

（2）用棉签蘸75%酒精消毒内壳针刺部位皮肤。

（3）以无菌镊子夹取揿针的针圈，将针尖对准穴位或反应点垂直揿入，用小块胶布固定针圈。若用王不留行药料，可将药将放入小块胶布中间，以镊子夹取胶布，将药将对准穴位，压紧即可。

（4）固定后以手指压迫穴位处，以疼痛明显为宜，留针期每日按压3~4次。

3. 耳针护理。

（1）耳壳结构菲薄，末梢血管不丰富.感染后较难愈合，故应注意无菌操作。

（2）取穴以少而精为宜，应根据主要病症取其反应明显的穴位。

（3）留针期间，避免洗涤针处，若留针处出现剧痛或发热不适时，应及时取出并局部予以消炎处理。

（4）留针时间一般3~7天，夏季出汗较多、可减少留针时间，以免感染。

六、注意事项

1. 针刺治疗前应做好思想工作，消除恐惧心理。

2. 所用针具应经过严格消毒，也可采用一次性针具。

3. 对身体虚弱的患者，针刺手法不宜过强，尽量让患者采取卧位。

4. 胁肋、胸背部、肾区等重要脏器所在部位，不宜直刺、深刺；有大血管走行的部位，针刺时应避开血管斜刺。

5. 对于容易针的患者，事先应采取相应的准备措施。

6. 刚参加重体力劳动或剧烈运动者，应让其休息片刻后再进行针刺。

7. 针刺眼区穴位和须部的风府、哑门等穴，以及背部的腧穴，一定要注意掌握好角度，动作幅度不宜过大。

8. 对于尿潴留的患者针刺腹部时，要注意针刺方向、角度及深度，以免刺伤膀胱。

第二节　指针疗法护理规范

一、指针疗法概念

指针疗法是指施术者以手指代替针，在患者手上适当穴位和一定部位，运用腕力和指力的刺激，以达到治疗疾病的目的的一种简便的传统疗法。这种疗法，主要是用大拇指、中指及食指点刺，故又称"指尖点刺法"。

二、适应证

由于指针疗法不需要任何操作器械及穴位消毒，可以随时随地应用，因此可应用于多种急症的处理，如晕厥、剧烈疼痛等。

又因指针疗法具有疼痛小的特点，因此广泛适用于年老体弱、儿童、惧怕针刺者及孕妇等。也可作为患者自我治疗及预防疾病的一种方法。

三、禁忌证

1. 原因不明的高热，指针会增加体内的消耗。

2. 过饥过饱、酒醉、劳累过度时不易指针。

3. 妊娠妇女禁忌指压合谷。

四、评估要点

1. 评估穴位局部皮肤情况，有炎症、破溃、冻伤的部位禁用。

2. 评估患者对疼痛的耐受程度。

3. 女性患者妊娠期腹部穴位禁用。

五、护理操作规范要点

指针的基本手法可分揉、扪、捏、切四种。

（一）揉法

揉法是用手指的尖端、在选定的穴位上，做环形平揉的一种手法。揉动时手指的尖端不能离开所接触的皮肤，手指连同皮下组织一起做一小圆形转动，勿使手指尖与皮肤呈摩擦状态，否则便成了按摩中的摩法。揉法含有揉按之意。

用拇指作揉法时，首先将其他四指作握空拳状。四指尖微屈向掌心，指掌空虚，腕微屈内收。拇指伸直、盖住拳眼。也可将其余四指伸直，使拇指端接触欲揉的穴位。

用中指作揉法时，中指伸直，以中指尖端抵穴位上，食指和无名指的尖端附在中指的远侧指间关节两侧，倒钩状勾向手心。拇指端抵止在中指远侧指间关节的掌面，以辅助中指。

用食指做揉法时，食指伸直，以指尖端抵穴位上，其余四指作握拳状。

每平揉一小圆周为1次。每穴位一般以50～120次为标准，2～3分钟。但次数多少以病情轻重而定。更主要的是对主穴和配穴的时间，应有显著不同。一般病情重，操作时间、次数多，主穴揉的时间长。

关于揉的面积，要根据腧穴的部位而定，皮下脂肪少、揉的面积就小；反之，皮下脂肪多、或皮肤比较松弛的地方，揉的面积则大。揉的范围在施术时可以酌量增减，但手指尖端不能离开穴位中心、否则就失去手法的作用。所以，整个手指的运动范围恰如画一个圆锥形。以指尖为圆锥顶，指的根部为圆锥底。

（二）扪法

扪法是用拇指或中、食指重按腧穴的一种方法。扪法在临床上应用广泛，常和揉法合并使用。扪按的时间较其他手法为稍长，一般一个穴3分钟左右。扪按时患者可感到酸、麻、胀和轻微的有点疼痛，其作用同于针刺的得气。

扪按时必须逐渐施加压力，一般在重扪扪前，轻轻按揉，不可突然用力。在得气后，亦应慢慢减轻指力，最后停止。一般来说，压法适用于气血不足的虚寒症。

（三）揉法

捏法是用两手指对称捏压穴位的手法。可用拇食二指及拇、中二指，或用拇指和其他各指，上下左右对称地相向用力。借用指压的力量或者在选定的穴位上，用拇指甲稍为地点动。如捏合谷、劳宫穴等。

捏法常与掐法合并应用，称为掐捏法。一般适用于急症，实症。

（四）切法

切法是用指甲切按穴位或选定的部位、属于单指法。一般用拇指甲切按时，要注意手法的运用，操作前要用酒精棉球擦拭指甲以消毒，切压时指力不要过重，防止切伤皮肤。时间不宜过长，不超过半分钟。本法多用于部位狭窄的部位，如少商、少泽、中冲等穴位。多适应于热症、急症。

指针手法的补泻：指针施术时，由于手法和用力不同，作用不一样。轻用力刺激能起兴奋作用，叫作补法，一般适用于身体衰弱的虚寒患者和慢性病。重力捏切为重刺激，重刺激能起抑制作用，叫作泻法。故有"轻则补虚，重则泻实"之说。

以上疗法中，施术者要注意：

1. 注意手的消毒，避免交叉感染。

2. 注意指甲的修整圆滑，不要过长，过短。过长容易刺伤皮肤，过短又会影响掐压的效果。

3. 要保持手的温暖（冬天，可用热水浸洗双手），手指太凉就会影响疗效。

4. 在进行指针的过程中，要精神集中，随时注意患者的面部表情和面色变化，如不是昏迷的患者，可询问感受如何。

5. 如掐压后，患者反而出现面色苍白，手指发凉，额头汗出。应改变手法，轻轻按揉，让患者休息，慢慢适应。

六、注意事项

1. 指力的轻重以患者能耐受为宜，以免患者产生不适或晕针；对年老体弱者和儿童，施术时指力不可过重。

2. 指针的施术时间以1~3分钟为标准，亦可根据病情增减。

3. 急性传染病、皮肤病、肿瘤以及腹痛拒按的患者，不宜使用指针。

4. 小儿头部的门区和孕妇的合谷、三阴交以及腹部穴位等，不宜用指针。

5. 过饥、过饱、酒醉、劳累过度时，不宜用指针。

第三节　火灸疗法护理规范

一、火灸疗法概念

火灸疗法又称灸疗、灸法、灸疗法等，是我国传统针灸医学的一个主要的组成部分，是指运用艾绒或其他药物在体表的穴位上烧灼、温熨，借灸火的热力以及药物的作用，通过经络的传导，以起到温通气血、扶正祛邪，达到防治疾病的一种治法。

二、适应证

灸疗是借助艾条所产生的药力和热力，通过刺激一定的穴位及有关部位，激发调节经络的功能；通过经络的传导和输送气血的作用，进而调整脏腑功能，改善体质，增强机体抗病能力，使人体的病理变化恢复为正常的生理状态，从而达到防治疾病的目的。所以，灸疗的应用范围十分广泛，它可以治疗外在体表的病证，也可治疗内在脏腑的病证；既可治疗很多慢性病，又能治疗一些急证危证，按其作用可归纳为以下几方面：

1. 寒凝血滞、经络痹阻引起的各种病症，如风寒湿痹、痛经、闭经、寒疝腹痛等。

2. 外感风寒表证及中焦虚寒、呕吐、腹痛、泄泻等。

3. 脾肾阳虚、元气暴脱之证，如久泻、久、遗尿、遗精、阳痿早泄、虚脱、休克等。

4. 气虚下陷、脏器下垂之症，如胃下垂、肾下垂、子宫脱垂、脱肛以及崩漏日久不愈等，及妇女更年期引起的颜面早衰、浑身无力、精神倦怠、自汗盗汗、失眠多梦、早泄、尿频、脱肛、大小便失禁、四肢厥冷等。

5. 外科疮疡初起（用于疮疡溃久不愈，有促进愈合、生长肌的作用）、瘰疬、乳痈初起，各种痛症、疖肿未化脓者（可消瘀散结、拔毒泄热）等症。

6. 气逆上冲的病症，如脚气冲心、肝阳上亢之证可灸涌泉穴调理之。

7. 防病保健、淡斑、生发等。

8. 贫血、低血压、白细胞减少等

9. 对早、中期癌症有明显的止痛消炎作用，并可增加食欲提高免疫功能。

10. 民间早有以艾灸之法瘦腰减脂，腰腹肥胖者不必改变平时的饮食习惯，每日温灸腰腹部1～2次，连续几周后即可收到明显的减肥效果。

三、禁忌证

1. 凡暴露在外的部位，如颜面，不要直接灸，以防形成瘢痕，影响美观。

2. 皮薄、肌少、筋肉结处，妊娠期妇女的腰骶部、下腹部，乳头、阴部、睾丸等不要施灸。另外，关节部位不要直接灸。

3. 极度疲劳，过饥、过饱、酒醉、过劳、大渴、大惊、大恐大怒者、大汗淋漓、情绪不稳，或妇女经期忌灸。伤寒者。

4. 某些传染病（猩红热、麻疹、丹毒、传染性皮肤病者）、白喉、大叶性肺炎、肺结核晚期者。高热、昏迷、抽风期间，或身体极度衰竭，形瘦骨立等忌灸。

5. 艾叶过敏者（闻到艾灸气味出现呕吐、憋气、头晕、连续打喷嚏、咳嗽等症状）、经常性的皮肤过敏者。

6. 凡属实热证或阴虚发热、邪热内炽等证，如高热、高血压危象、肺结核晚期、大量咯血、呕吐、严重贫血、急性传染性疾病皮肤痈疽疔疖并有发热者，均不宜使用艾灸疗法。心悸、心动过速、血压过高者、中风早期者。

7. 无自制能力的人，如精神病患者等忌灸。

8. 幼儿囟门未闭合前的囟会穴及孕妇、酒醉、空腹、过饱极度疲劳、男女乳头、阴部、睾丸、大血管处、心脏部位、眼球女性经期、身体极度衰竭、形瘦骨立的人、血脉过快、皮肤不健康者忌灸。

四、评估要点

1. 核对医嘱并评估患者体质及艾灸处皮肤情况。

2. 患者既往史、当前症状、发病部位及相关因素。

3. 患者年龄、文化层次、当前心理状态和对疾病的信心。

五、护理操作规范要点

1. 行艾灸时，须注意患者保持舒适体位，以免患者自行移动时艾灰脱落或艾炷倾倒而发生烫伤或烧坏衣被。

2. 艾条灸时，要注意燃点的距离，太近则易烫伤，太远则疗效不佳，应随时询问患者温热感，并观察局部潮红程度。行艾炷灸时，更应认真守护观察，以免发生烫伤。

3. 灸后如起小水泡，一般不须处理或涂甲紫，较大水泡应消素后用无菌针头刺破，涂上甲紫或金万红软膏。

4. 艾条灸毕后，应将剩下之艾条套入玻璃试管内或将燃头浸入水中，以彻底熄灭，防止再燃。如有绒灰脱落床上，应清扫干净，以免复燃烧坏被褥。

5. 艾灸毕应为患者盖好衣被，开窗通风，保持室内空气新鲜。

6. 凡颜面、五官区域、大血管、黏膜处及热证，一般不宜艾灸。

7. 护理要点

（1）皮肤潮红：艾灸时，由于热力的作用，会使局部的毛细血管扩张，刺激血液流动，所以会出现皮肤潮红的现象。

（2）灸泡：灸泡是灸疮的前一个阶段，多见于化脓灸。

（3）灸疮：灸疮是艾灸的特征性表现，只有有灸疮，疗效才好。灸疮期间也要坚持温和灸，让艾灸效力持续，否则会出现病情反复。

（4）口渴：很多人艾灸之后会口渴，这是正常的。艾灸后可以喝红糖水或温开水，不要喝菊花茶等寒凉性质的饮料，否则会影响艾灸的效果。

（5）灸感传导：施灸部位或远离施灸部位产生其他感觉，例如酸胀、麻、热、重、痛、冷等。

（6）排病反应：出现其他脏腑的疾病，一般没有诱因或身体疲劳的现象，是体内病邪通过其他出口排出体外的表现。

8. 常用灸法

（1）直接灸：将大小适宜的艾炷，直接放在皮肤上施灸。若施灸时需将皮肤烧伤化脓，意后留有瘢痕者，称为瘢痕灸；若不使皮肤烧伤化脓，不留瘢痕者，称为无瘢痕灸。

①瘢痕灸：又名化脓灸。施灸时先将所灸腧穴部位，涂以少量的大蒜汁，以增加黏附和刺激作用，然后将大小适宜的艾炷置于腧穴上，用火点燃艾炷施灸。每壮艾炷必须燃尽，除去灰烬后，方可继续易住再灸，待规定壮数灸完为止。施灸时由于火烧灼皮肤，因此可产生刷痛，此时可用手在施灸腧穴周围轻轻拍打，借以缓解疼痛。在正常情况下，灸后1周左右，施灸部位化胶形成灸疮，5~6周，灸疮自行痊愈，结痂脱落后而留下痕。临床上常用于治疗哮喘、肺结核、高血压、心脑血管病和瘰疬等慢性疾病。

②无瘢痕灸：施灸时先在所灸腧穴部位涂以少量的凡士林，以使艾炷便于黏附，然后将大小适宜的艾炷，置于腧穴上点燃施灸，当灸炷燃剩五分之二或四分之一而患者感到微有灼痛时，即可易炷再灸。若用麦粒大的艾炷施灸，当患者感到有灼痛时，医者可用镊子柄将艾炷熄灭，然后继续易位再灸，按规定壮数灸完为止。一般应灸至局部皮肤红呈而不起泡为度。因其皮肤无灼伤，故灸后不化脓，不留瘢痕。一般虚寒性疾患，均可此法。

（2）间接灸：用药物将艾炷与施灸腧穴部位的皮肤隔开进行施灸的方法。如生姜间隔灸、隔盐灸等。

①隔姜灸：用鲜姜切成直径2~3cm、厚0.2~0.3cm的薄片，中间以针刺数孔，然后将姜片置于应灸的腧穴部位或患处，再将艾炷放在姜片上点燃施灸。当艾炷燃尽，再易炷施灸。灸完所规定的壮数，以使皮肤红润而不起泡为度。常用于因寒而到的呕吐、腹痛、腹泻及风寒痹痛等。

②隔蒜灸：用鲜大蒜头，切成厚0.2~0.3cm的薄片，中间以针刺数孔，然后置于应灸腧穴或患处，然后将艾炷放在蒜片上点燃施灸。待艾炷燃尽，易炷再灸，直至灸完规定的壮数。此法多用于治疗疬、肺结核及初起的肿疡等症。

③隔盐灸：用纯净的食盐填敷于脐部，或于盐上再置一片姜片，置大艾炷施灸。多用于治疗伤寒阴证或吐泻并作，中风脱证等。

④隔附子饼灸：将附子研成粉末，用酒调和做成直径约3cm、厚约0.8cm的附子饼，中间以针刺数孔，放在应灸腧穴或患处，上面再放艾炷施灸，直到灸完所规定壮数为止。多用治疗命门火衰而致的阳痿、早泄或疮久溃不敛等症。

（3）艾卷灸

①艾条灸：是取纯净细软的艾绒24g，半铺在26cm长、20cm宽的细草纸上，将其卷成直径约1.5cm圆柱形的艾卷，要求卷紧，外裹以质地柔软疏松而又坚韧的桑皮纸，用胶水或褙糊封口而成。也有每条艾绒中渗入肉桂、干姜、丁香、独活、细辛、白芷、雄黄各等分的细末6g，则成为药条。施灸的方法分温和灸和雀啄灸。

温和灸：施灸时将艾条的一端点燃，对准应灸的腧穴部位或患处，距皮肤2~3cm，进行熏烤。熏烤使患者局部有温热感而无灼痛为宜，一般每处灸5~7分钟，至皮肤红呈为度。对于昏厥局部知觉迟钝的患者，医者可将中、食二指分开，置于施灸部位的两侧，这样可以通过医者手指的感觉来测知患者局部的受热程度，以便随时调节施灸的距离和防止烫伤。

雀啄灸：施灸时，将艾条点燃的一端与施灸部位的皮肤并不固定在一定距离，而是像鸟雀啄食一样，一上一下活动地施灸。另外，也可均匀地上、下或向左右方向移动或作反复地旋转施灸。

②温针灸：是针刺与艾灸结合应用的一种方法，适用于既需要留针而又适宜用艾灸的病症。操作时，将针刺入腧穴得气后，并给予适当补泻手法而留针，继将纯净细软

的艾线捏在针尾上，或用艾条一段长2cm，插在针柄上，点燃施灸。待艾绒或艾条烧完后，除去灰烬，取出针。

③温灸器灸：用金属特制的一种圆筒灸具，故又称温筒灸。其筒底有尖有平，筒内套有小筒，小筒四周有孔。施灸时，将艾线或加掺药物，装入温灸器的小筒，点燃后，将温灸器之盖扣好，即可置于腧穴或应灸部位，进行熨灸，直到所灸部位的皮肤红润为度。有调和气血，温中散寒的用。

（4）灯火灸法：灯火灸法又称灯草灸、灯芯灸等，是用灯芯草蘸油点燃后快速按在穴位上焠烫的方法。灯火灸又可分为明灯爆灸法、阴灯灼灸法和压灯指温熨法等。

①明灯爆灸法：也叫明火直灸法，民间称为爆灯火。

取灯芯草1根，约10cm长，蘸植物油，并使之浸渍寸许。点燃灯芯之后，以灵捷而快速的动作，对准所选灸穴位直接点触于穴位上爆灸。一触即离去，并听到爆响"叭"之声，即告成功。此称为1壮。

本法灸后局部皮肤稍微灼伤，偶然可引起小水泡，3~4天水泡自然吸收而消失，常用于治疗急性病症，包括小儿急性病。民间普遍用于治疗各种常见病，多发病。

②阴灯灼灸法：又称阴灯灸法或熄灯火樵法。

施灸方法为取灯芯草1~2根，长约10cm。把灯芯草蘸植物油点燃约半分钟即吹灭灯火，停约半分钟，等灯芯温度稍降，利用灯火余烬点于治疗穴上灼灸之，一触即起为1壮。每穴可以雀啄般地灼灸1~3壮。

本法具有安全可靠，无灼伤之弊，且疗效良好，又可消除害怕心理等优点，适用于各科急性和慢性病的治疗。

③压灯指温熨法：术者取灯芯草1~3根，藤植物油点燃明火然后把拇指指腹压在灯芯火上，旋即把拇指指腹的温热迅速移压在忠部或治疗穴位上熨灼之，如此反复做3~5次即可。本法属间接熨灸法，适用于婴幼儿疾患和老年，虚弱性慢性疾病。

它具有安全可靠，无直接灼伤皮肤等优点，患者易于接受通常多用于2周岁以下的婴幼儿，也可用于害怕灯火灼的患者。

六、注意事项

（一）艾灸前注意事项

1. 因为艾灸时不能吹到风，艾灸前请关小门窗，房间内不可以通风。夏天也是，不可通风不可开空调。

2. 饭后不可以马上艾灸，饭后1小时后才可以灸，因为过饱不可以艾灸。

3. 脉搏每分钟超过90次以上禁灸；过饥、过饱、酒醉禁灸：孕妇的腹部和腰骶部禁用；身体发炎部位禁灸。

（二）艾灸中注意事项

1. 艾灸时不可以过饱或过饥，心情大悲大喜大怒也不可以艾灸，要保持心情平静舒缓。

2. 艾灸中如果穴位表面出现湿气，是体内寒气通过穴位排出，体内寒气较重，艾灸起了作用。

（三）艾灸后注意事项

1. 艾灸后半小时内不要用冷水洗手或洗澡。艾灸完毕全身毛细孔打开，易受寒凉。

2. 艾灸后要喝较平常多量的温开水（绝对不可喝冷水或冰水），便于排毒，水温可以稍微高点。不可以喝冷开水，夏天也是，有助排泄器官排出体内毒素。

3. 艾灸后不可以马上洗澡。一般情况下，都是洗好澡后再艾灸。或者艾灸完，隔开几小时后再洗澡。

4. 艾灸完，如果出现疲劳乏力精神不济，属正常现象。此时身体在进行休整，可稍事休息，不必劳累。

（四）其他注意事项

1. 灸的顺序应先阳后阴，先背腰部后胸腹部，先上部后下部，先头面躯干后四肢，先灸左方，再灸右方。

2. 艾灸的补法，温灸，火灭后按摩穴位；泄法，用嘴吹，助燃，开其穴，起消散作用。

3. 强壮男子虚症实症顽症，皮肉深厚处，宜施大柱；多壮型衰体弱久病虚症慢性病，宜小柱。

4. 颜面五官，心脏大血管处，心经区，阴部及重要经腱，关节活动处，不宜施直接灸，以防危险或留疤痕影响功能。

5. 婴幼儿的囟门不宜直接灸。

6. 要专心致志，耐心坚持施灸时要注意思想集中，不要在施灸时分散注意力，以免艾条移动，不在穴位上，影响效果。对于养生保健灸，则要长期坚持.偶尔灸是不能收到预期效果的。应找到适当的支撑点，使持艾条的手保持平稳，避免因手不稳使燃烧的艾条碰触并烫伤皮肤。

7. 要注意体位、穴位的准确性体位。一方面要适合艾灸的需要，同时要注意体位舒适、自然，要根据处方找准部位、穴位以保证艾灸的效果。

8. 眼睛应避开艾灸产生的烟，以免使眼睛出现流泪等不适。实施艾灸的房间应通风，以便散烟雾，但人应避风而坐。

9. 随着艾条的燃烧，将产生灰烬，应及时将灰弹掉，以免掉到身上，灼伤皮肤。

装灰的容器应为不可燃的铁、玻璃等制品,以防灰里火星复燃。

10. 用艾条灸后,可将艾条点燃的一头塞入直径比艾条略大的瓶内或放入盛少量水的容器内,以利于熄灭。当日或隔日如再施艾灸,可取新艾条。待数日用剩的艾条风干后,可再利用。

11. 要注意保暖和防暑,因施灸时要暴露部分体表部位,在冬季要保暖,在夏天高温时要防中暑,同时还要注意室内及时换取新鲜空气。

12. 要掌握施灸的程序,如果灸的穴位多且分散,应按先背部后胸腹,先头身后四肢的顺序进行。

13. 注意施灸的时间,有些病症必须注意施灸时间,如失眠症要在临睡前施灸。不要饭前空腹时和在饭后立即施灸。

14. 要循序渐进,初次使用灸法要注意掌握好刺激量,先小剂量,或灸的时间短一些,以后再加大剂量。不要一开始就大剂量进行。

15. 注意施灸温度的调节,对于皮肤感觉迟钝者或小儿,用食指和中指置于施灸部位两侧,以感知施灸部位的温度,做到既不致烫伤皮肤,又能收到好的效果。

16. 施灸后,局部皮肤出现灼热微红,属正常现象。

17. 如若不小心灼伤皮肤,局部出现小水泡,只要注意不擦破,可任其吸收。勿挤压、抓搔,忌发物、房事。

第四节　烙灸法护理规范

一、烙灸疗法概念

烙灸疗法是回族医学特色疗法之一,是将特制金属灸具烧热后,直接放置于穴位皮肤上,烙灼肌肤,流水流脓,使局部组织经络发生变化,排出异常体液,提升免疫功能,恢复机体正常功能的一种外治疗法。此法是在继承熏、熨、灼、烫法以清除病痛的基础上,又吸收融汇中医学中粹、火灸而独创的一种疗法。

二、适应证

烙灸疗法适应范围较广泛,临床急性和慢性疾病都有烙灸的适应证。常用于肩周炎、腰肌劳损、腰腿疼痛、骨质增生、椎间盘突出、胃脘寒疼、咳喘、面瘫、痛经等症。

此外,烙灸对于内科感冒、头痛、偏头痛、痢疾、慢性支气管炎、支气管哮喘、冠心病、神经衰弱、低血压、慢性胃炎、胃及十指肠溃疡、胃黏膜脱垂、胃下垂、呃逆、呕吐、中风后遗症、关节炎、便秘、肠炎、腹痛、腹胀、坐骨神经痛、贫血等;妇科月经不调、痛经、闭经、崩漏、带下病、盆腔炎、产后病等；儿科上呼吸道感染、小儿腹泻、小儿厌食、小儿夜啼、小儿呕吐、小儿佝偻病、小儿麻痹后遗症等；男科阳痿、遗精、不育症、精液异常症、睾丸炎等；外科乳腺炎、脉管炎、廉疮、瘰疬、静脉炎等；骨伤科落枕、扭挫伤、软组织损伤、损伤性关节炎等；皮肤科湿疹、疣、带状疱疹、神经性皮炎、牛皮癣、冻疮等等，均可以使用。

三、禁忌证

1. 凡暴露在外的部位，如颜面部不要烙灸，以防形成瘢痕，影响美观。

2. 皮薄、肌少、筋肉结聚处，妊娠期妇女的腰骶部、下腹部，男女的乳头、阴部、睾丸等不要烙灸。另外，关节部位不要烙灸。此外，大血管处、心脏部位不要烙灸，眼球属颜面部，也不要烙灸。

3. 极度疲劳，过饥、过饱、酒醉、大汗淋漓、情绪不稳，或妇女经期忌烙灸。

4. 某些传染病、高热、昏迷、抽风期间，或身体极度衰竭等忌烙灸。

5. 无自制能力的人，如精神病患者等忌烙灸。

四、评估要点

1. 核对医嘱并评估患者体质及烙灸处皮肤情况。

2. 患者当前症状、发病部位及相关因素。

3. 患者年龄、文化层次、当前心理状态和对疾病的信心。

4. 患者的感觉情况。

五、护理操作规范要点

烙灸属于直接灸法，采用特制铁质灸具，可以采用酒精灯将烙灸器烧红，直接灸腧穴部位，以局部皮肤微微发红为度，施灸皮肤如发生溃破、流水、流脓后，应该注意局部清洁，预防感染。每次30分钟，每天1次。

六、注意事项

1. 要专心致志，耐心坚持。烙灸时要注意思想集中，以免烙灸器具移动而不在穴位上或误伤皮肉。对于养生保健烙灸，则要长期坚持。

2. 要注意体位、穴位的准确性。体位一方面要适合烙灸需要，同时要注意体位舒适、自然，要根据处方找准部位、穴位，以保证烙灸效果。

3. 烙灸时一定要注意防止烫伤。

4. 要注意保暖和防暑。因烙灸时要暴露部分体表部位，在冬季要保暖，在夏季高温时要防中暑。

5. 要防止感染。因烙灸不当，局部烫伤可能起疱，产生灸疮，注意避免感染。

6. 要掌握烙灸程序。如果烙灸穴位多且分散，应按先背部后胸腹，先头身后四肢的顺序进行。

7. 要循序渐进。初次使用烙灸要注意掌握好刺激量，先少量、小剂量，或烙的时间短一些，逐渐加大剂量。

8. 烙灸晕灸虽不多见，但是一旦晕灸则会出现头晕、眼花、恶心、面色苍白、心慌、汗出等，甚至发生晕倒。出现晕灸后要立即停止烙灸，并躺下静卧，积极进行相应处理。

9. 注意烙灸温度调节。对于皮肤感觉迟钝者或小儿，用食指和中指置于施灸部位两侧，以感知施灸部位温度，做到既不致烫伤皮肤，又能收到好的效果。

第五节　挑治疗法护理规范

一、挑治疗法概念

针挑疗法也称挑治疗法、针刺疗法、挑病筋、截病根疗法，是用针在人体的腧穴、敏感点或一定部位挑刺，使皮肤微微出血，流出组织液，或挑出、挑断皮内纤维状物质（此即病根所在，瘀塞经络，气血不通，导致疾病丛生；而健康人则没有，一挑即出血），以治疗疾病的一种外治疗法。

二、适应证

本法临床用于血管神经性头痛、肩周炎、慢性喉炎、神经衰弱性失眠、背脘痛、腰肌劳损、脑血栓形成而引起的偏瘫、颈椎综合征、坐骨神经痛、支气管哮喘等多种疾病。

三、禁忌证

孕妇、有严重心脏病、出血性疾病及身体过度虚弱者禁用本法。

四、评估要点

1. 核对医嘱并评估体质及挑治处皮肤情况。
2. 患者当前症状、发病部位等相关因素。
3. 患者年龄、文化层次、当前心理状态和对疼痛的耐受情况。

五、护理操作规范要点

（一）辨证施治原则

挑刺法必须按照辨证施治的原则，明确病位，以做出临床诊断，确定治则和治法，选取相应的穴位和部位。

1. 以背俞、夹脊穴为主作定点挑治。背俞，是脏腑经气输注于背部的腧穴。《灵枢·背腧》提出背俞穴可主治五脏疾病,并提出了五脏背俞的穴名和穴位。同时还提出了背俞穴定穴时所出现的"按其处,应在中而痛解。"阳性反应现象。临床可观察背俞穴处的皮下组织有无降起、凹陷、松弛和皮肤温度的变异等反应现象,以此分析、判断属于某一经的疾病。也可以此寻求有关穴位邻近的阳性反应点作为取穴依据。如临床治疗头面、颊、须、项部诸官疾病,取颈1至7椎夹脊穴;治疗胸腔内脏及上肢疾病,取颈3至胸7椎夹脊穴;治上腹部内脏疾患,取胸8至12椎夹脊穴;治疗腰部和下腹部内脏疾患,取胸10至腰2椎夹脊穴;治疗肛门部和下肢部的疾患,取腰2至骶4椎夹脊穴等。

2. 以痛为腧找痛点挑刺。在病变体表局部区域内,找最明显的压痛点进行挑刺。如肩痛多在肩胛骨上的表面和三角肌的前缘等处找到痛点,腿痛多在腰骶关节表面找到痛点,即可在该痛点处挑治。

3. 以脊髓神经节段分布选点挑刺。这是运用"脊髓神经节段性分布"的理论应用于挑刺疗法中的一种方法。

4. 选反应点挑治。选用某些疾病在体表有关部位出现的反应点,如压敏点、疹点等。疹点的特征似丘疹,稍突出于皮肤,似针帽大小,多为灰白色或暗红色,棕褐或浅红色,压之不褪色。选点时要注意与痣、毛囊炎、色素斑相鉴别。找点困难时,可用手摩擦相应部位皮肤后,再进行寻找。

以上四种选穴方法,可单独应用,亦可综合选定穴位或部位进行挑治。

(二)适应证和部位选择

1. 头痛、头晕、感冒、神经弱、结膜炎、热性病,可于颈项部、额部选穴或选择敏感点;偏头痛、额神经痛、感冒、眼病、热性病,可于颈项部和颞部、额部选穴或敏感点;头晕眼病、发热、小儿抽指,可于项部、额部和眼区选穴或敏感点眼病,于风池穴和眼区周围选穴和点。

2. 急性结膜炎、眼底或视网膜出血,可于耳郭后风池穴附近和眼区周围部选区敏感点;颈淋巴结结核,可于颈部选穴或选点。

3. 急慢性喉炎、咽喉炎、扁桃体炎、上呼吸道感染,于结喉附近及颈部选取敏感点;胸痛、肋间神经痛、感冒,可于任脉选穴或敏感点,亦可于相应背俞穴选穴或选点。

4. 热病、急慢性胃肠炎、胃及十二指肠溃病、胃肠痉挛及神经痛、膀胱炎、月经不调,可循经选穴或按以痛为腧、脊神经分布、敏感点几种取穴原则综合取穴。

5. 上肢部风湿痛、肌肉麻痹、关节痛等疾病,于颈椎部选穴选点,亦可按以上四种选穴方法相结合,选取部位或敏感点。下肢部的风湿痛、肌肉麻痹、关节痛等于腰骶部选穴或敏感点亦可按以上四种选穴(点)方法结合应用。

6. 疳积,于鱼际部选穴或脾命、肺命部取穴;消化不良选取四缝或脾俞、胃俞。

（三）挑刺方法

挑刺部位确定后，用碘酒、酒精常规消毒。左手固定治点，右手持针，将针横刺刺入穴点的皮肤，纵行挑破0.2～0.3cm皮肤，然后将针深入表皮下挑，挑断皮下白色纤维样物数根，以挑尽为止。术后用碘酒消毒，敷上无菌纱布用胶布固定。也可先用0.5%盐酸普鲁卡因打一皮丘，用手术力在皮丘上切一小口，再将挑针刺入，挑出皮下白色纤维样物，用刀割断。术后处置同上。

（四）操作方法

1. 指导背部挑治患者反骑座椅上，两手扶于靠背架上暴露背部；其他部位亦应取合适体位。

2. 确定挑治点（穴），并用指甲掐一痕迹，常规消毒皮肤。

3. 左手固定局部皮肤，右手持针将挑治点（穴）的表皮划破0.2～0.3cm，然后深入表皮下挑断白色纤维状物。

4. 挑尽皮层纤维后，消毒局部，盖上消毒纱布，胶布固定。

（五）护理要点

1. 术前向患者做好解释，避免情绪紧张，令其合作。冬季注意保暖，防止着凉。

2. 术中注意无菌操作，挑后3～5天局部勿活水，以防伤口感染。

3. 挑治手法一般以强刺激效果好，但要视患者忍耐疼痛的程度而定，以免刺激过强导致晕针。

4. 治疗期间注意休息，少食刺激性食物。

5. 凡体质过度虚弱、孕妇、严重心脏病及水肿等患者应慎用或不用，避免意外。

6. 一般患者只挑一次，每次挑1～2个点（穴），必要时，可于7～10天后另选新点（穴）挑治。

六、注意事项

1. 术中注意无菌操作，嘱患者注意保持局部清洁，3～5日不用水洗，防止感染。

2. 针尖应在原口出入，不要在创口上下乱刺。

3. 挑治后注意休息，不吃刺激性食物。

4. 对孕妇、严重心脏病及有出血倾向的患者慎用或不用。

第六节　拔罐疗法护理规范

一、拔罐疗法概念

拔罐疗法（俗称火罐）是以罐为工具，利用燃烧、抽气等方法排除罐内空气，造成负压，使罐吸附于体表特定部位（患处、穴位），产生广泛刺激，形成局部充血或瘀血现象，以通经活络行气活血、消脚止痛、祛风散寒等来防病治病，强壮身体的一种治疗方法。

二、适应证

拔罐法具有通经活络、行气活血、消肿止痛、祛风散寒等作用。其适用范围较为广泛，如风湿痹痛，各种神经麻痹以及一些急慢性疼痛，如腹痛、腰背痛、痛经、头痛等均可应用，还可用于感冒、咳嗽、哮喘、消化不良、胃脘痛、眩晕等脏腑功能紊乱方面的病症。

此外，如丹毒、红丝疔、毒蛇咬伤、疮疡初起未溃等外科疾病亦可用拔法。

三、禁忌证

1. 皮肤过敏，全身枯瘦或皮肤失去弹力者。
2. 全身剧烈抽搐或烦躁不安者。
3. 浮肿病，或水肿者。
4. 重度失血、出血性疾患及出血倾向者。
5. 妇女月经期。
6. 妊娠妇女的下腹及腰骶部。

四、评估要点

1. 评估患者心理状况和体质。
2. 评估患者病情和局部皮肤黏膜情况。
3. 评估患者文化程度。

五、护理操作规范要点

（一）罐的种类

临床上常用罐有三种：玻璃罐、竹罐、陶罐。

（二）拔罐方法

1. 火罐　用火在罐内燃烧，形成负压，使吸附在皮肤上。操作方法有以下几种。

（1）闪火法：用镊子或止血钳夹住燃烧的酒精棉球，在火内绕一圈后，迅速退出，快速地将罐扣在施术部位。此法简便安全不受体位限制，为目前临床常用的方法。

（2）投火法：将纸片或酒精棉球点燃后、投入罐内，然后迅速将火罐扣于施术部位。

（3）滴酒法：用95％酒精或白酒，滴入罐内1～3滴（切勿滴酒过多，以免拔罐时流出烧伤皮肤），沿罐内壁摇匀，用火点燃后，迅速将罐扣在应拔的部位。

（4）贴棉法：用大小适宜的酒精棉一块，贴在罐内壁的下1／3处，用火将酒精棉点燃后，迅速将罐扣在应拔的部位。

（5）架火法：即用不易燃烧、传热的物体，如瓶盖、小酒盅等将95％酒精数滴或酒精棉球置其内，置于应拔部位，用火点燃，将制度迅速扣下。

2．水煮法　先将配制好的药物放在布袋内，扎紧袋口，放进清水煮成适当的浓度，再把竹罐投入药液内煮15分钟左右，用镊子取出竹罐，倒干罐内药液，迅速用凉毛巾紧打罐口，立即将罐扣在应拔部位，即能吸附在皮肤上。本法配合药物加强疏风止痛的作用，常用于风湿痹痛和某些软组织病证。所使用的药物多为疏风活血通络的中草药。

（三）起罐

1．拔罐时，一般留罐10～15分钟，待局部皮肤瘀血时，将罐取下。

2．取罐时，左手扶住罐身，右手按压罐口的皮肤，使空气进入罐内，火罐即可松脱，不可硬拉或旋动，以免损伤皮肤。

3．若罐大而吸附力强时，可适当缩短留罐的时间，以免起泡。

（四）特殊用法

临床上，根据病情需要，火罐还有以下几种常用的方法。

1．走罐　亦称推罐。即先在施术部位皮肤上涂一层凡士林或润滑油，再用上述方法将罐拔住，然后医生用右手握住罐子向上下或左右以及病变部位，往返推动，至局部皮肤充血红润为度。此法适于面积较大的部位，如脊背、腰臀、大腿等部位。

2．闪罐　即将罐拔住后，立即取下，如此反复多次地拔住取下，取下拔住，直至皮肤潮红或充血为度。

3．刺络拔罐　施术部位消毒后，用三棱针点刺出血或用皮肤针叩打后，再行拔罐，以加强活血祛瘀，消肿止痛作用。

（五）操作方法

1．暴露须拔罐部位（选择肌肉较为丰满、平整处），薄薄涂上凡士林油膏。

2．用血管针夹取95％酒精棉球，点燃。

3．左手持罐，罐口向下，右手持燃有酒精棉球之血管钳，迅速伸入罐内绕一圈，立即抽出，同时将罐叩按在所选部位上。

4. 待罐内皮肤隆起并呈红紫现象，留置10～15分钟。

5. 起罐时，左手按住罐口皮肤，右手扶住罐体，空气进入罐内，火罐即可脱落。

6. 拔罐后除留罐外，尚可在火罐吸着后，立即拔下，再闪火再吸、再拔，反复多次称闪罐；若待火罐吸着后，一手扶住罐体，用力上下左右慢慢来回推动，称走罐，用于面积较大的部位若患处皮肤消毒后，先用梅花针叩打或用三棱针浅刺出血，再行拔罐，留置10分钟后，起罐消毒皮肤，称刺血拔罐。

（六）拔罐应用

1. 留罐将罐吸附在体表后，使罐子吸拔留置于施术部位，一般留置5～10分钟；多用于风寒湿痹、颈肩腰腿疼痛。

2. 走罐罐口涂万花油，将罐吸住后，手握罐底，上下来回推拉移动数次，至皮肤潮红，用于面积较大、肌肉丰厚的部位，如腰背；多用于感冒、咳嗽等病症。

3. 闪罐罐子拔住后、立即起下，反复吸拔多次，至皮肤潮红；多用于面瘫。

4. 刺络拔罐先用梅花针或三棱针在局部叩刺或点刺出血，再拔罐使罐内出血3～5ml，多用于痤疮等皮肤疾患。

（七）护理要点

1. 拔罐时应使患者保持舒适位置，拔罐部位须平整，肌肉较丰满处。骨骼突出、毛发较多处不宜拔罐。

2. 拔罐前应仔细检查罐口是否光滑，罐体有无裂痕，以免损伤皮肤.或中途罐体破裂、漏气。

3. 根据需拔罐的部位，选择大小适宜的火罐。拔罐动作需稳、准、快，点燃之棉球切勿烧烤口，以免烫伤皮肤。

4. 留罐期间，应为患者加盖衣被以免受凉。并应观察罐内皮肤隆起程度及皮色变化，即要防止吸力不够，火罐脱落，影响疗效，又要避免因拔罐时间过长、吸力过大而出现较大水泡。

5. 拔出脓、血者，应用无菌棉球清洗干净，并覆盖无菌纱布，若局部出现较大水泡，则以无菌针头刺破水泡下缘，抽出渗出液涂以甲紫。必要时覆盖无菌纱布，防止感染。

6. 凡高热抽搐、癫狂、出现疾病、皮肤过敏、溃烂处、水肿及大血管处、孕妇的腹部、腰骶部均不宜拔罐。

六、注意事项

1. 拔罐部位的皮肤要平坦，肌肉应比较丰满，最好先洗净擦干。

2. 如用棉棒或棉球酒精或用液酒精法，所用酒精不要过多，燃烧时注意不要将罐口烧热，以免烫伤局部皮肤。

3. 骨性突出部位、血管丰富部位，以及心尖冲动处、乳房等部位，一般不宜拔罐。

4. 拔罐可机械地刺激皮肤，反射地影响大脑皮层，通经活络。拔罐的种类有充血性火（罐吸引后达到皮肤潮红）、瘀血性火罐（罐吸引后达到皮下出血，皮肤呈紫点或紫斑）、感冒、头痛宜在太阳穴拔充血性火罐；支气管炎、哮喘可在背部肺俞穴拔瘀血性火罐。

5. 根据病情拔罐，一般为轮流取穴，一次不宜过多。局部瘀血尚未消退时，不应再于原部位重复拔。

6. 拔罐过程中，体位切勿移动，以免火罐脱落。

7. 拔罐时注意保温，防止受风着凉。

8. 防止灼伤或烫伤。局部如有烫伤时，可涂甲紫等药物。局部起水泡时，小的不需处理，消毒包扎即可；大的则应在消毒后用无菌空针吸出积液，保留疱膜，然后涂抹清凉油，也可覆盖凡士林纱布及敷料后包扎，或用大黄、地榆、寒水石各等份，共研细面，用麻油调膏外敷。

9. 皮肤有过敏、溃疡、水肿者，及大血管分布部位，不宜拔罐。高热抽搐者，以及孕妇的腹部、腰骶部，亦不宜拔罐。

第七节　埋线疗法护理规范

一、埋线疗法概念

埋药线疗法是针灸学、中药学和现代物理学理论相结合的产物，它通过针具和药线在穴位内产生的生物物理作用和生物化学变化，将其刺激信息和能量以及中药通过经络传入体内，而达到治疗疾病目的的一种复合性治疗方法。

二、适应证

埋线疗法适应证很广泛，一般来说，凡能用针刺疗法治疗的疾病，均可应用埋线疗法治疗。根据文献报道及临床实践，常见的适应证有以下几类。

（一）疼痛性疾患

包括神经性疼痛、慢性炎变性疼痛、内脏疼痛等。如头痛、三叉神经痛、偏头痛、坐骨神经痛、关节炎性疼痛、胃脘痛、心绞痛等。

（二）功能性疾患

包括神经性、精神性、内分泌性及内脏功能失调性等疾病。如眩晕、舞蹈症、神经官能症、心律不齐、高血压、胃肠神经官能症、神经衰弱、失眠、功能性子宫出血、月经不调、阳痿、遗精、不孕症、症、癫痫、精神分裂症、面肌痉挛、面神经麻痹、咽部异感症等。

（三）慢性疾病

包括内、外、妇，儿、五官、皮肤等各科慢性疾患。如内科的支气管炎、支气管哮喘、慢性胃炎、胃及十二指肠溃疡病、胃下垂、中风、坐骨神经痛等。外科的颈椎病、肩周炎、慢性网尾炎、胆炎等；妇科的月经不调、带下病、不孕症、子宫出血、经前期紧张综合征，更年期综合征；儿科的小儿脑、百日咳、小儿遗尿、儿童多动症等；皮肤科的银屑病、神经性皮炎、荨麻疹等五官科的鼻炎、视神经萎缩等。

（四）其他

随着临床实践及研究的发展，现在临床上除以上慢性疾病外，对急性病、传染性病等均可应用。如流行性感冒、乙型及甲型肝炎、心绞痛、肾绞痛、百日咳、肺结核等。

三、禁忌证

一般说来，人体所有穴位，除去如神门、乳中等穴位不能埋线外，一般没有绝对的禁忌证，关键在于既要小心谨慎，认真负责，又有熟练的操作手法和正确掌握埋线方向角度及深度。但下列几种情况则应予注意。

1. 儿童患者禁用或慎用埋线。
2. 严重心脏病患者不宜使用，如必要时，不宜强刺激，埋入的羊肠线不宜过长。
3. 精神紧张、过劳或过饥者，禁用或慎用埋线，避免发生晕针。
4. 妇女有习惯性流产者应禁用。
5. 孕妇不宜在腰腹部及合谷、三阴交等穴埋线，月经期慎用。
6. 不宜在皮肤破损处理线，以免引起感染等不良后果。
7. 关节腔内不宜埋线，以免影响关节活动及关节腔内发生感染。
8. 禁针部位。
9. 有出血倾向性疾病者。
10. 皮肤局部有感染或有溃疡时不宜埋线，肺结核活动期骨结核、严重心脏病或妊娠期等均不宜使用本法。

四、评估要点

1. 评估患者心理状况和体质敏感程度。
2. 评估患者病情和对疼痛的耐受程度。评估患者文化程度。

五、护理操作规范要点

（一）操作方法

1. 严格消毒用碘附消毒液消毒所取穴位。

2. 持针埋线术者戴上医用手套，用镊子把羊肠线穿入埋线针针尖内，左手绷紧皮肤，右手持针快速刺入皮内，得气后左手将针芯往里推，右手将针头往外抽。将羊肠线留在穴位皮下组织或肌层内，然后将针退出。

3. 胶布敷贴用创可贴敷贴在针孔处，1天后取下。

4. 理线疗法的治疗时间及疗程的决定，一是根据疾病的性质、程度而定，二是根据埋线方法和羊肠线吸收情况而定。一般急性患者可3～5天埋线1次、亚急性可7～10天埋线1次，慢性病可15～30天埋线1次。疗程也是根据病情灵活掌握，一般病变可2～3次为一个疗程，慢性病3～5次为一个疗程，顽固性甚至10次为一疗程。一个疗程完后可间隔休息一定时间，一般以间隔2次埋线时间。

（二）埋线方法

1. 注线法　用镊子夹取一段已消毒备用的羊肠线（长短粗细根据病情和埋线部位确定），从针突孔放置在腰椎穿刺针套管的前端，从套管尾孔插入一段针芯。医生用右手拇、食指捏住针柄，左手用棉球夹住套管中下段，在皮丘处快速刺入皮下，按患者胖度及部位情况及补泻要求选择直刺、斜刺或平刺及针刺深度，当出现针感后施行补泻及行针手法，然后边推针芯边退针管，将羊肠线推注进穴位皮下或肌层，针孔处敷盖消毒纱布或创可贴。

2. 植线法　剪取一根2～4cm长的羊肠线，置于埋线针针尖缺口，两端用血管销夹住线圈挂在缺口上，医者右手持针，左手持钳，针尖缺口向下以15～40°角刺入，当针头缺口进入皮内后松开血管钳，右手持续进针直至羊肠线头完全埋入皮下，再进针0.5cm（或刺至需要深度），随后把针退出，用棉球或纱布压迫针孔片刻，再外盖敷料。

埋线多选用肌肉比较丰满的部位穴位，以腰部及腰部穴最常用，选穴原则与针刺疗法相同，但取穴要精简。每次埋线1～3穴，可间隔2～4周治疗1次。

3. 穿线法　在穴位两侧或上下两端1～2cm处常规消毒局麻后，医者用左拇指和食指捏起两皮丘间皮肤，用持针钳夹住穿有羊肠线的皮肤缝合针，从一侧局麻点刺入，穿过穴位下方的皮下组织或肌层，从对侧局麻点穿出，捏起两端羊肠线来回牵拉，使穴位产生酸、麻、胀感后，将羊肠线贴皮剪断，放下两针孔间皮肤，使线头缩入皮内，用无菌纱布包扎5～7天。

4. 切埋法　在选取的穴位或部位消毒局麻，用手术刀尖切开穴位处皮肤0.5～1cm，先将血管钳探到穴位深处，经过浅筋膜达肌层探找敏感点按摩数秒钟，休息1～2min，然后用0.5～1.0cm长的羊肠线4～5根埋于肌层内。羊肠线不能埋在脂肪层或过浅，以防止不易吸收或感染。切口处用丝线缝合一针，盖上敷料，3～5天拆线。

5. **割埋法** 在局麻皮丘上，用手术刀纵行切开皮肤0.5cm，用特制的小拉钩，或钝性探针在穴位底部，上下左右拉动按摩适当摘除脂肪或破坏筋膜，用力要轻柔，使之产生强烈刺激后将羊肠线植入穴位底部，无菌包扎5天。

6. **扎埋法** 先在选取的穴位或神经运动点及其两侧各1.5～3.5cm的皮肤上用甲紫做出标志。然后按手术常规严格消毒无菌操作，在局部处进行浸润麻醉。用手术刀尖顺皮肤纹理切开皮肤全层，切口长3～5cm。将血管钳从切口斜插到肌层，找到敏感点后做适当按摩弹拨2～4分钟，使之产生酸胀感，刺激强度以患者能耐受为度。用持针钳夹住带羊肠线的大号三角缝合针（或大圆缝针），由切口进入，经穴下深部肌层至对侧麻醉点穿出皮肤，用手指握住羊肠线两端来回抽动，呈拉锯状刺激数次，再从出针孔进针，经穴下浅肌层或筋膜层，由原切口穿出。将羊肠线打结，剪去线头，将线结埋入切口深处，再缝合切口，局部按摩后消毒包扎，切口有黄水渗出勿挤压。

（三）护理要点

1. 局部皮肤感染溃疡、感冒发热、月经期、有出血倾向者均不宜埋线；神经干及大血管分布的表浅部位避免埋线，以防损伤；胸背部埋线不宜过深，防止伤及内脏。

2. 羊肠线不宜外露，根据穴位不同部位，选择埋线的角度和深度，如局部有结节，可做局部剥离、松解。

3. 术后1～2天不污染针孔，埋线3天内不吃鱼腥及发物，埋线后局部轻度红肿热痛、轻度发热乏力属正常现象。

六、注意事项

1. 严格无菌操作，防止感染，三角针埋线时操作要轻、准、防止断针。

2. 埋线最好在皮下组织与肌肉之间，肌肉丰满的地方可埋入肌层，羊肠线头不可暴露在皮肤外面。

3. 根据不同部位，掌握埋线的深度，不要伤及内脏、大血管和神经干，以免造成功能障碍和疼痛。

4. 羊肠线用剩后，可浸泡75%酒精中，或用苯扎氯铵处理，临用时再用生理盐水浸泡。

5. 在一个穴位上做多次治疗时，应偏离前次治疗的部位。

6. 头眼部血管丰富，易出血，埋线时要缓慢进出针，出针后用于棉球按压针眼片刻，防止出血和皮下血肿出现。

7. 埋线后应休息3～7天，局部不要活生水，夏天每天应更换敷料。如有感染，应按炎症处理。

8. 通过埋线，患者症状控制后，最好再埋线1～2次以巩固疗效。有慢性病要埋线3～4次后才开始见效，患者不应随意停止治疗。

9. 用扎埋法时应注意。

（1）结扎穴位要抓住重点，分次进行，一次结扎不宜太多。

（2）结扎不能妨碍正常活动。结扎松紧要适当，不能过深或过浅，一般病程短、体质壮者线可穿得浅些，扎得紧些，病程长体质弱者及肌腱移行处线穿得深些，扎得松些。肌腱部位则只穿线而不结扎。

（3）结扎后有少量出血，一般加压包扎即可。若出血多而不止，可能损伤血管，则要抽线后加压止血。

（4）结扎后一般可有轻度疼痛，持续3～5天，如持续性剧痛，活动受限制，可能系结扎过紧所致，应将结扎线剪断放松，可不必抽线。

10. 注意术后反应　一种属于正常反应，由于刺激损伤及羊肠线刺激，在1～5天内，局部出现红、脚、热、痛等无菌性炎症反应。少数病例反应较重，切口处有少量渗出液，亦属正常现象，一般不需要处理，若渗液较多凸出皮肤表面时，可将乳白色渗液挤出，用70%酒精棉球擦去，覆盖消毒纱布。施术后患肢局部温度也会升高，可持续3～7天。少数患者可有全身反应，即埋线后4～24小时内体温上升，一般约在38℃，局部无感染现象，持续24天体温恢复正常。埋线后还可有白细胞总数及中性多形粒细胞计数的增高现象，应注意观察。

另一种则是异常反应，有以下几种情况：

（1）少数患者因治疗中无菌操作不严或伤口保护不好，造成感染，一般中治疗后3～4天出现局部红肿，疼痛加剧，并可伴有发热，应予局部热敷及抗感染处理。

（2）个别患者对羊肠线过敏，治疗后出现局部红肿、瘙痒、发热等反应，甚至切口处脂肪液化，羊肠线溢出，应适当作抗过敏处理。

（3）神经损伤。如感觉神经损伤，会出现神经分布区皮肤感觉障碍。运动神经损伤，会出现神经支配的肌肉群瘫痪。如损伤坐骨神经、腓神经，会引起足下垂和足大趾不能背屈。发生此种现象，应及时抽出羊肠线，并经予适当处理。

第八节　电针疗法护理规范

一、电针疗法概念

电针疗法是指在刺入腧穴的针具上，用电针机通电，将电流刺激和针刺结合起来治疗疾病的方法。一般是在毫针针刺的基础上，通过针体对机体导入不同性质的电流。

二、适应证

电针疗法的应用范围很广，除一般针刺的适应证外，还可用作针刺麻醉、电针休克等。

电针疗法目前常用于瘫痪、麻痹、肌萎缩、神经痛、精神病、脑血管意外后遗症、小儿麻痹后遗症、胃肠疾病、心绞痛、高血压等疗效较好。胆道蛔虫病、胆石症、尿路结石、内脏下垂、尿失禁、尿潴留等。各种痛症，痹症，痿症，心、胃、肠、胆、膀胱、子宫等器官的功能失调，癫狂，肌肉、韧带、关节的损伤性疾病等。

在针刺麻醉手术中，电针更有独特的优点。

三、禁忌证

1. 带有心脏起搏器、心血管支架的患者禁止使用。
2. 极少数对电流特别敏感的患者，使用后若有不适，暂停用本仪器进行治疗。
3. 疲乏、饥饿或精神高度紧张时。
4. 皮肤有感染、瘢痕或肿痛部位，出血倾向及高度水肿。
5. 小儿囟门未闭合时的头顶腧穴部位。

四、评估要点

1. 评估患者心理状况和体质状况。
2. 评估患者病情状况和针刺部位皮肤情况。
3. 评估患者文化程度和对疼痛的耐受程度。

五、护理操作规范要点

1. 用物准备　治疗盘、75%的酒精、无菌棉球、无菌毫针盒、次性针灸针、无菌棉签、清洁弯盘、电针仪、屏风等。
2. 术者按要求着装，洗手、戴口罩。
3. 核对、解释、评估。携用物至床旁，再次核对患者。
4. 协助患者松开衣着，按针刺部位取适宜体位。
5. 选好腧穴后，先用拇指按压穴位，询问患者有无感觉。
6. 消毒进针部位，选取合适的毫针，检查针柄是否松动、针尖是否有钩等，术着消毒手指。
7. 根据针刺部位，选择相应的针刺方法，正确进针。
8. 得气后调节针感，打开电针仪，根据患者的病情调节波形、波幅、波宽、频率等。时间为30分钟。
9. 治疗结束后，先关电源，再起针，检查针数。
10. 协助患者穿衣，安置舒适卧位，整理床单。
11. 整理用物，洗手，记录并签名。
12. 护理要点

（1）在使用电针机前，必须先把强度调节旋钮调至零位（无输出），再将电针机上每对输出的两个电极分别连接在两根毫针上。

（2）一般将同一对输出电极连接在身体的同侧，在胸、背部的穴位上使用电针时，不可将两个电极跨接在身体两侧，更不应让电流从心脏部位穿过。通电时调节电钮，使电量从无到有由小到大。切忌由大到小，或忽有忽无，忽小忽大。电量的大小因人而异，一般以患者感到舒适为度。

（3）临床治疗，一般持续通电15分钟左右，从低频到中频使患者出现酸、胀、热等感觉或局部肌肉作节律性的收缩。

（4）单穴使用电针时，可选取有主要神经干通过的穴位（如下肢的环跳穴等），将针刺入后，接在电针机的一个电极上，另一极则接在用水浸湿的纱布上，作为无关电极，固定在同一经络的皮肤上。如果在互相邻近的一对穴位上进行电针时，两根毫针之间要以干棉球相隔，以免短路，影响疗效，损坏机器。

（5）治疗结束后，应先将电量降至岑值，关闭电源，然后从针柄上除去电极夹，并将刺入组织的毫针拔出。术终还要注意清点针数，检查针刺部位，以免发生遗针或继发出血。

六、注意事项

1. 每次治疗前，检查电针器输出是否正常。治疗后，须将输出调节电钮等全部退至零位，随后关闭电源，撤去导线

2. 电针感应强，通电后会产生肌收缩，须事先告诉患者，让其思想上有所准备，便能更好地配合治疗。电针刺激强度应逐渐从小到大，不要突然加强，以免出现晕厥、弯针、断针等异常现象。

3. 患有严重心脏病者，在应用电针时应严加注意，避免电流回路经过心脏。在邻近延髓、脊髓部位使用电针时，电流的强度要小些，切不可做强电刺激，以免发生意外。

4. 在左右两侧对称的穴位上使用电针。如出现一侧感觉过强，这时可以将左右输出电极对换。对换后，如果原感觉强的变弱，而弱的变强，则这种现象是由于电针器输出电流的性能所致。如果无变化，这说明是由于针刺在不同的解剖部位而引起。

5. 曾作为温针使用过的毫针，针柄表面往往因氧化而导电不良。有的毫针柄是用铝丝绕制而成，并经氧化处理成金黄色，导电性能也不好。这类毫针最好不用，如使用须将输出电极夹在针体上。

6. 在使用电针时，如遇到输出电流时断时续，往往是电针器的输出部分发生故障或导线根部有断损，应修理后再用。

7. 毫针经多次使用后，针身容易产生缺损，在消毒前应加以检查，以防断针。

第九节　刮痧疗法护理规范

一、刮痧疗法概念

刮痧疗法是用边缘光滑的嫩竹板、瓷器片、小汤匙、铜钱、硬币、玻璃，或头发、苎麻等工具，蘸食油或清水在体表部位进行由上而下、由内向外反复刮动，用以治疗有关的疾病。

二、适应证

本疗法临床应用范较广。以往主要用于痧症，现扩展用于呼吸系统和消化系统等疾病。

1. 痧症（多发于夏秋两季，微热形寒，头昏、恶心、呕吐，胸腹或胀或痛，甚则上吐下泻，多起病突然）　取背部脊柱两侧自上而下刮治，如见神昏可加用眉心、太阳穴。

2. 中暑　取脊柱两旁自上而下轻轻顺刮，逐渐加重。

3. 伤暑表证　取患者颈部痧筋（颈项双侧）刮治。

4. 伤暑里证　取背部刮治，并配用胸部、颈部等处刮治。

5. 湿温初起（见感冒、厌食、倦怠、低热等症）　取背部自上而下顺刮，并配用苎麻藤油在腘窝、后颈、肘窝部擦。

6. 感冒　取生姜、葱白各10g，切碎和匀包布，蘸热酒先刮擦前额、太阳穴，然后刮背部脊柱两侧，也可配刮肘窝、腘窝如有呕吐者加刮胸部。

7. 发热咳嗽　取颈部向下至第四腰椎处顺刮，同时副治肘部、曲池穴。如咳嗽明显，再刮治胸部。

8. 风热喉痛　取第7颈椎至第7胸椎两旁（蘸盐水）副治并配用拧提须部前两侧肌肉（胸锁乳突肌）约50次。

9. 呕吐　取脊柱两旁自上而下至腰部顺刮。

10. 腹痛　取背部脊柱旁两侧刮治。也可同时刮治胸腹部。

11. 疳积　取长强穴至大椎穴处刮治。

12. 伤食所致呕吐腹泻　取脊椎两侧顺刮。如胸闷、腹胀刷痛可在胸腹部刮治。

13. 头昏脑涨　取颂背部顺刮。配合刮治或按揉太阳穴等。

14. 小腿痉挛疼痛　取脊椎两旁（第5胸椎至第7腰椎）刮治同时配用刮治腘窝。

15. 汗出不畅　取背部、胸部顺刮。如手脚出汗不畅者，可在肘部、腘窝处刮治。

16. 风湿痹痛　取露蜂房100g，用酒浸3日后，蘸酒顺刮颈、脊柱两旁，同时取腘窝、肘部或痛处刮治，每日2次。

三、禁忌证

1. 凡危重病症，如急性传染病、重症心脏病、高血压、中风等，应即送医院治疗，禁用本疗法。

2. 凡刮治部位的皮肤有溃烂、损伤、炎症均不能用本疗法如初愈也不宜采用。

3. 饱食后或饥饿时，以及对刮痧有恐惧者忌用本疗法。

四、评估要点

1. 评估患者病情是否危重，是否适合本疗法。

2. 评估患者刮治部位皮肤情况。

3. 评估患者心理素质。

五、护理操作规范要点

1. 先暴露患者的刮治部位，用干净毛巾肥皂，将刮治部位洗擦干净。

2. 刮治手法　施术者用右手拿取操作工具，蘸植物油或清水后，在确定的体表部位，轻轻向下顺刮或从内向外反复刮动，逐渐加重，刮时要沿同一方向刮，力量要均匀，采用腕力，一般刮10～20次，以出现紫红色斑点或斑块为度。

3. 一般要求先刮颈项部，再刮脊椎两侧，然后再刮胸部及四肢部位。

4. 四肢部位：从大腿开始，向下刮，每次只能刮一个方向不能像搓澡一样来回的刮，静脉曲张者则需由下往上刮。

5. 如果有出血性疾病，比如血小板减小症者无论头部还是其他部位都不能刮痧。如果有神经衰弱，最好选择在白天进行头部刮痧。

6. 刮痧一般约20分钟，或以患者能耐受为度。

7. 护理要点

（1）医治刮痧时应避风和注重保暖，应避酷寒与风口。

（2）下肢静脉曲张者，宜由下而上选用相应办法。

（3）不要运用其他的代用品刮痧（如铜钱、塑料晶、瓷器、红花油，好得快）。

（4）刮痧出痧后饮一杯温开水（最好为淡糖盐水），并歇息15～20分钟。

（5）头部，脸部不用抹油，保健刮可隔衣刮拭。治病出痧有必要运用专门的刮痧油。

（6）每次只医治一种病症。每次医治时刮拭时间不行过长，严格把握每次刮痧只医治一种病症的准则。

（7）要知道病况，辨证施治，审病求因，断定刮拭的部位。

（8）刮痧后洗浴的时辰：医治刮痧后，通常约3小时即可洗浴。

（9）依据患者病情、寒热、表里、阴阳选用办法。

（10）不要面向电风扇刮痧、尽量避风。

（11）刮完，在痧退后再刮痧，平常能够补刮，以加强退痧效果。

（12）刮痧出痧后30分钟以内忌洗凉水澡。

（13）刮痧之前，为了避免划破肌肤，还要在肌肤外表涂层润滑剂，香油、色拉油都能够用。最好选用专的刮痧油。

（14）刮痧时，有一定量的毛细血管出血，然后再行吸收这是增加抵抗力的一种办法。

（15）保健刮痧，不用抹油，不用刮出痧来，从头到足每个部位，每条经脉都刮拭8次，每天3～10分钟。

（16）怕疼的患者，可先泡热水澡或热敷再刮痧，以减轻痛苦。

六、注意事项

1. 治疗时，室内要保持空气流通，如天气转凉或天冷时应用本疗法要注意避免感受风寒。

2. 不能干刮，工具必须边缘光滑，没有破损。

3. 初刮时试3～5下即见皮肤青紫而患者并不觉痛者，为本疗法适应证。如见皮肤发红患者呼痛，则非本方法适应证，应送医院诊治。

4. 要掌握手法轻重，由上而下顺刮，并时时蘸植物油或水保持润滑，以免刮伤皮肤。

5. 刮痧疗法的体位可根据需要而定，一般有仰卧、俯卧、仰靠、俯靠等，以患者舒适为度。

6. 刮痧的条数多少，应视具体情况而定，一般每处刮2～4条，每条长2～3cm即可。

7. 刮完后应擦干油或水渍，并在青紫处抹少量祛风油，让患者休息片刻。如患者自觉胸中郁闷，心里发热等，再在患者胸前两侧第三、四肋间隙处各刮一道即可平静。

8. 刮痧后患者不宜发怒、烦躁或忧思焦虑，应保持情绪平和。同时，忌食生冷瓜果和油腻食品。

9. 如刮痧后，病情反而更加不适者，应即送医院诊治。

第十节　掐法护理规范

一、掐法概念

掐法是指以指端（多以拇指端）甲缘重按穴位，而不刺破皮肤的一种治疗方法，称掐法。又称切法、爪法。明·方贤《奇效良方·针灸门》："掐者，凡下针于所部分经络，用手上下掐抹之使气往来，推之则行，引之则止"。

二、适应证

掐法适用于头面及手足部痛觉敏感的穴位，如人中、老龙（出自《幼科铁镜》，位于中指爪甲根部正中后0.1寸处，主治惊风，高热抽搐，虚脱气闭，昏迷不醒等）、十王（十王为经外奇穴名出《外台秘要》，于手足十指背侧，沿爪甲根正中点向皮肤部移行约0.1寸处，指甲根后正中赤白肉际处，左右计20穴）等穴。可达开窍醒脑，回阳救逆之效，主治小儿惊风、昏、中风不语、头晕、昏厥、阳痿、痫症发作。

三、禁忌证

掐法是强刺激手法之一，不宜反复长时间应用，更不能掐破皮肤。掐后用揉法，以缓和刺激，减轻局部的疼痛或不适感。

四、评估要点

1. 评估患者疾病情况。
2. 评估患者心理状况和体质情况。
3. 评估患者对疼痛的敏感性。
4. 评估患者文化程度和认知程度。

五、护理操作规范要点

1. 术时手指垂直用力按压，用力由轻到重，不能抠动，以免掐破皮肤。
2. 掐后常继以按揉，以缓和刺激，减轻局部疼痛感。
3. 掐法次数一般掌握在5～6次，不宜反复长时间应用。
4. 掐法为重刺激手法，取穴要准。
5. 术时有酸、麻、胀、疼痛感觉。

六、注意事项

1. 要垂直向下用力，不可抠动，以免损伤治疗部位的皮肤。
2. 掐后可在治疗部位上用拇指螺纹面轻揉以缓解疼痛。

第十一节　捏脊疗法护理规范

一、捏脊疗法概念

捏脊疗法是指用双手拇指指腹和食指中节靠拇指的侧面在小儿背部皮肤表面循序捏拿捻动的一种治病的方法。常用于治疗小儿"疳积"之类病症，所以又称"捏积疗法"，属于小儿推拿术的一种。

二、适应证

捏脊疗法有疏通经络、调整阴阳、促进气血运行、改善脏腑功能以及增强机体抗病能力等作用。在健脾和胃方面的功效尤为突出。临床常用于治疗小儿疳积、消化不良、厌食、腹泻、呕吐、便秘、咳喘、夜啼等症。此外，也可作为保健按摩的方法之一。现代捏积疗法主要用在营养不良、消化功能紊乱、贫血、佝偻病、厌食证等的治疗，也有用于治疗急、慢性痢疾，遗尿症，神经官能症，高血压的。捏积疗法适用于疳积、厌食、腹痛、呕吐、便秘等消化系统疾病：神经系统疾病，如睡眠障碍、小孩脾气急躁、爱哭闹等。从现代医学角度来讲，疳积包括消化不良、营养不良、消化功能紊乱、肠道寄生虫病，以及由于上述疾病迁延不愈而并发的贫血、佝偻病和多种维生素缺乏症。

三、禁忌证

1. 当小儿出现如感冒、急性腹泻等急性疾病时，不适宜行捏脊疗法，需驱逐病邪后才能行捏脊疗法。

2. 脊柱部皮肤破损，或患有疖肿、皮肤病者，不可使用本疗法伴有高热、心脏病或有出血倾向者慎用。

四、评估要点

1. 评估患者疾病情况是否适于捏脊疗法。
2. 评估患者体质情况和对疼痛的敏感性。

五、护理操作规范要点

（一）捏脊

1. 捏脊的具体操作方式有两种：一种是用拇指指腹与食指、中指指腹对合，挟持肌肤，拇指在后，食指、中指在前。然后食指、中指向后捻动，拇指向前推动，边捏边向项枕部推移。另一种是手握空拳，拇指指腹与屈曲的食指桡侧部对合，挟持肌肤，拇指在前，食指在后。然后拇指向后捻动，食指向前推动，边捏边向项枕部推移。上述两种方法可根据术者的习惯和使用方便而选用。

2. 两手沿脊柱两旁，由下而上连续地挟提肌肤，边捏边向前推进，自尾骶部开始，一直捏到项枕部为止（一般捏到大椎穴，也可延至风府穴）。重复3～5遍后，再按揉肾俞穴2～3次。一般每天或隔天捏脊1次，6次为一个疗程。慢性疾病在一个疗程后可休息1周，再进行第二个疗程。

（二）捏脊操作方法

1. 捏脊的部位为脊背的正中线，从尾骨部起至第七颈椎。即沿着督脉的循行路线，从长强穴直至大椎穴。如头面部症状明显（目红赤、痒涩畏光、鼻腔红赤、牙齿松动、牙龈溃烂、面黄肌瘦、唇红烦渴、面红烦急、惊悸咬牙等）者，可捏至风府穴。捏拿完毕，再按肾俞穴。

2. 施术时患者的体位以俯卧位或半俯卧位为宜，务使卧平卧正，以背部平坦松弛为目的。

3. 在捏脊的过程中，用力拎起肌肤，称为"提法"。每捏三次提一下，称"捏三提一法"；每捏五次提一下，称"捏五提一法"：也可以单捏不提。其中，单捏不提法刺激量较轻，"捏三提一法"最强。

4. 施术时可根据脏腑辨证，在相应的背俞穴部位上用力挟提，以加强针对性治疗作用。如厌食提大肠俞、胃俞、脚俞呕吐提胃俞、肝俞、膈俞；腹泻提大肠俞、脾俞、三焦俞；便秘提大肠俞、胃俞、肝俞；多汗提肾俞、照明俞、肺俞；尿频提膀胱俞、肾俞、肺俞；烦躁提肝俞、厥阴俞、心俞；夜啼提胃俞、肝俞、欧阴俞；失眠提肾俞、脾俞、肝俞；呼吸系统病症提肾俞、肺俞、风门等。

（三）护理要点

1. 时段　捏脊最好在小儿早上起床后或晚上临睡前进行，疗效较好，小儿的配合度也较高。捏脊前要先脱去小儿的衣服露出整个背部，让小儿保持平趴的姿势，力求背部平、正、肌肉放松。

2. 温度　捏脊时室内温度要适中，捏脊者的指甲要修整光滑，以免划伤小儿的细嫩皮肤。捏脊者的手部要先暖一暖，不要用冰凉的手给小儿进行捏脊，以免小儿受到刺激无法平趴，或者让宝宝受冻生病。捏脊的手法宜轻柔、敏捷，用力及速度要均等，捏脊中途最好不要停止。

3. 时间　捏脊时，最好是晨起时或晚睡时捏脊，不要在饭后一小时内捏脊，不要在小儿哭同或睡着时捏脊。每次捏脊的时间不宜太长，以3~5分钟为宜，以免宝宝身体裸露时间过长，导致着凉感冒。

4. 手法

（1）开始做时手法宜轻巧，以后逐渐加重，使小儿慢慢适应。

（2）要捏捻，不可拧转。

（3）捻动推进时，要直线向前，不可歪斜。

5. 年龄　婴儿必须在会翻身自行俯卧时才可以给予捏脊疗法，若婴儿太小，就强行将其行俯卧位，可能造成婴儿不必要的损伤，甚至在捏脊过程中出现窒息。因此，捏脊疗法适于半岁以上到7岁左右的宝宝。年龄过小的宝宝皮肤娇嫩，掌握不好力度容易造成皮肤破损；年龄过大则因为背肌较厚，不易提起，穴位点按不到位而影响疗效。

六、注意事项

1. 本疗法一般在空腹时进行，饭后不宜立即捏拿，需休息2小时后再进行。

2. 施术时室内温度要适中，手法宜轻柔。

3. 体质较差的小儿每日次数不宜过多，每次时间也不宜太长，以3~5分钟为宜。

4. 在应用此法时，可配合刺四缝、开四关、药物、针刺、敷脐等疗法，以提高疗效。

第十二节　按摩疗法护理规范

一、按摩疗法概念

运用手、指的技巧，在人体皮肤、肌肉组织上连续动作来治病这种方法，叫作按摩疗法。

二、适应证

扭伤、关节脱位、腰肌劳损、肌肉萎缩、偏头痛、前头后头痛、三叉神经痛、肋间神经痛、股神经痛、坐骨神经痛、腰背神经痛、四肢关节痛［包括肩、肘、腕、膝、踝、指（趾）关节疼痛］。面神经麻痹、面部肌肉痉挛、腓肠肌痉挛。因风湿而引起的如肩、背、腰、膝等部的肌肉疼痛，以及急性或慢性风湿性关节炎、关节滑囊肿痛和关节强直等症。

其他如神经性呕吐、消化不良症、习惯性便秘、胃下垂、慢性胃炎、失眠、遗精、慢性腹泻、遗尿以及妇女痛经与神经官能症等，都可考虑使用或配合使用按摩手法。

三、禁忌证

1. 各种急性传染病、急性骨髓炎、结核性关节炎、传染性皮肤病、皮肤湿疹、水火烫伤、肤溃病、肿瘤以及各种疮疡等症。

2. 孕妇不能按摩肩井穴、合谷穴、三阴交穴、昆仑穴、小腹部、腰骶部和髋部；女性经期不应做腰骶部与双髋部的按摩。

3. 某些久病过分虚弱的、素有严重心血管病的或高龄体弱的患者，均禁忌按摩。

4. 传染性疾病，脓毒血症，精神病，疾病的急性期病情危重有高热，神志不清，血液病有出血倾向，结核，恶性肿瘤，按摩局部有较严重的皮肤病、皮肤损伤或炎症（如蜂窝组织炎、丹毒、脓肿、骨髓炎等），均不适应按摩治疗。

5. 骨折未愈合、韧带和肌肉断裂的固定期，均不宜按摩治疗。

6. 年老体弱、血压过高，以及心、肺、肾等重要脏器功能严重损害者，应慎用或禁用按摩治疗。

四、评估要点

1. 患者能理解治疗目的并积极配合操作。

2. 局部皮肤有无破损。

3. 患者感觉温暖、舒适，病情好转对操作满意，达到了护理目的。

五、护理操作规范要点

临床上使用按摩手法的种类很多，学派不一，动作不同。按其作用力的方向可分为如下5种。

（一）推揉类（平面用力手法）

推揉类有推法、揉法、摩法、擦法、抹法。

1. 推法　用手指或手掌在人体某一个部位或穴位上做前后、上下或左右的推动。推法在应用时所用的力量须由轻而重，根据不同部位而决定用力大小。用力大时，作用达肌肉、内脏；用力小时，作用达皮下组织。一般频率50～150次／分，开始稍慢，逐渐加快。推法根据不同的部位和病情可分为拇指推、手掌推、肘尖推、拳推。

推法的主要作用是舒筋活血，解痉止痛，增加皮肤强性，促进肌肉生长，消除疲劳和使肌肉放松。

2. 揉法　用手指或手掌面在身体某个部位做回旋揉动。

揉法的作用力一般不大，仅达到皮下组织，但重揉时要作用到肌肉。频率较慢50～100次／分，一般是由轻到重再至轻。此种手法较温和，多在疼痛部位或强手法刺激后使用，也可在放松肌肉、解除局部痉挛时用。操作时手指和手掌应紧贴皮肤，与皮肤之间不能移动，而皮下的组织被揉动，幅度可逐渐扩大。根据按揉的部位不同可分为拇指揉、大鱼际揉、肘揉、掌揉等等。

揉法的主要作用是消肿止痛，活血化瘀，消积理气，助消化等。

3. 摩法　用手指或手掌在身体某一部位或穴位上，做皮肤表面顺、逆时针方向的回旋摩动。操作时指或掌不要紧贴皮肤，在皮肤表面做回旋性的摩动，作用力温和而浅，仅达皮肤与皮下。摩法的频率根据病情的需要面定，一般慢的30～60次／分，快的100～200次／分。此法多用单手摩，也可用双手摩。常用在按摩的开始，或疼痛较剧烈的部位及用强手法按摩后，使肌肉放松。摩法转动方向一般是顺时针方向运动，摩法根据不同部位有指摩、掌摩、掌根摩三种。

摩法的主要作用是疏气活血，消肿止痛，消积导滞，健脚和胃，调补脏腑，增强皮肤弹性等。

4. 抹法　用手指或手掌平伏按于按摩部位后，以均衡的压力抹向一边的一种手法。其作用力可浅在皮肤，深在肌肉。其强度不大，作用柔和。一般常用双手同时操作，也可单手操作。根据不同的部位有指抹、掌抹、理筋三种方法。抹法不同于推法，它的着力一般较推法为重，推法是单方向的移动，抹法则可根据不同的治疗位置任意往返移动。抹法的频率也较推法慢。

抹法的主要作用是开窍，镇静，清醒头目，扩张血管和增加皮肤弹性等。

5. 擦法　用手指或手掌在皮肤上来回摩擦的一种手法。其作用力浅，仅作用于皮肤及皮下。其频率较高，达100～200次／分。对皮肤引起反应较大，常要擦到皮肤发红，但不要擦破皮肤，故在操作时多用介质润滑，防止皮肤受损。此法可单手操作，根据不同的部位有指擦和手掌擦。

擦法的主要作用是益气养血，活血通络，加快血液循环，消肿止痛，祛风除湿，湿经散寒等。

（二）按拍类

按拍类有按法、掐法、拨法、振法、弹法、拍捶法、踩跷法、搓法。

1. 按法　用手指或手掌在身体某处或穴位上用力向下按压。按压的力度可浅到皮肉，深达骨骼、关节和部分内脏处。操作时按压的力量要由轻而重，使患部有一定压迫感后，持续一段时间，再慢慢放松。也可以有节律的一按一松，这种按压法在操作时一定要注意按压的强度与频率，不可过重、过急，应富有弹性。按法在施术时根据不同部位，不同疾病及不同治疗目的，可分为拇指按、中指按、拳按、掌按、肘按。此外，尚有利用按摩工具按压等。

按法的主要作用是通经活络，散瘀止痛，矫正畸形等等。

2. 掐法　用拇指、中指或食指在身体某个部位或穴位上，做深入并持续的掐压。掐法刺激较强，常用于穴位刺激按摩。操作时用力须由小到大，使其作用为由浅到深。掐法用在穴位时，可有强烈的酸胀感觉称"得气"反应。掐法也可称指针法，是以指代针的意思。另与掐法近似的一种指切法，是用一手或两手拇指做一排排轻巧而密集的掐压，边掐边向前推进。此法一般用于组织肿胀时，将其向前方推散，而使肿胀散开。

掐法的主要作用是刺激穴位，疏通经脉，消肿散瘀，镇静安神开窍等。

3. 拨法　将手指端嵌入软组织缝隙中，然后做横向地拨动。拨法的刺激很强，局部可有酸胀反应，用的力更应以患者能忍受为度。另有一种称刮法，也是用手指端摸到软组织有肥厚或硬结处做刮按的手法。副拨的方向可根据病变部位走向而定。拨法和刮法的主要作用是缓解肌肉痉挛，松解组织粘连，舒筋通络，滑利关节，消肿止痛等。

4. 振法　用指端或手掌紧压身体某一部位或穴位上做持续震颤的一种手法。操作时主要依靠前臂和手都的肌肉持续用劲发力，使力量集中于指端或手掌，形成震动力，使按摩部位随之而发生震颤。操作时要着力实而频率快，使其有向深部渗透的感觉。有些部位的穴位振法，用手振比较累，可以使用电振器做治疗。

通常每个穴位可做1分钟左右。振法可单手操作，也可用双手重叠操作。根据治疗部位不同可分为指振法、掌振法和电振法三种。

振法的主要治疗作用是放松肌肉，调节神经，解痉止痛，消除疲劳等。

5. 弹法　用手指背面弹打身体某一部位的方法。弹时用拇指或中指扣住食指，然后食指发出拨动滑脱，使食指指背在背部着力弹打。弹打的强度需由轻而重，着力也要有弹性，以不引起疼痛为宜。此手法多用单手操作，适用于关节部位，弹时可沿关节周围进行。

弹法的主要作用是通利关节，放松肌肉，祛风散寒，消除疲劳。

6. 拍捶法　用手指或手掌轻巧地拍打身体某一部位的方法叫拍法，用空心拳或拳侧面捶击身体某部位的方法为捶法。拍法着力较轻，多用于胸廓、背部及表浅的关节部位；捶法作用力较重，可达肌肉、关节与骨骼。捶法轻而缓慢的操作可使筋骨舒展，重而快速的捶击可使肌肉兴奋。不论拍、捶在操作时要以腕发力由轻而重，由慢而快，或一阵快，一阵慢交替操作。动作要协调、灵活，着力要有弹性。可单手操作，也可双手操作。根据病变部位不同而分别选用拍、捶的治疗方法。拍法可分为指拍、指背拍和掌拍。捶法可分为直拳捶、握拳捶和侧拳锤。

捶法的主要作用是行气活血，放松肌肉，祛风散寒，消除肌肉疲劳，缓解局部酸胀等。

7. 踩跷法（也称脚踩法）　用脚掌踩踏人体某一部位并做各种动作的一种方法。可以脚同时踩按、也可两脚交替踩按。在踩踏时以脚掌前部着力于治疗部位，一松一踩，力量要适宜，切不可过力。频率要慢，做腰部治疗时应与患者呼吸相配合，切忌迸气。在治疗时，若患者不愿配合或要求停止治疗，决不能勉强。此法多用于腰骶部及四肢的近侧部。一般常用于腰椎间盘病变的治疗。踩跷法是按、压、揉、推几种手法的结合，且按摩强度较大。此法应用时要慎重，对年老体弱、小儿均不宜用。

8. 㨰法　用手背部着力在身体上滚动的一种手法。操作时将掌指关节略为屈曲，以手掌背部近小指侧部分，紧贴于治疗部位上，连续摆动腕掌部，进行前臂旋转和腕关节屈伸的协调运动。为了使滚动力集中到手指，在滚动前将手腕稍屈，各指略微伸开，手背平贴推拿部位以助发力。后再将手收回成原半握拳状。如此一滚一回有节律地着力按压，滚动向前频率100次／分左右。滚动时力量要均匀，使手背之滚动压力持续作用于被按摩部位上。均不可发生跳动、击打或摩擦。法的作用较深，以达肌肉层为度。其作用面也较大，多用于软组织面积较大和肌肉较丰满的部位。此法一般单手与双手交替操作，也可双手同时进行，或借助器械操作。

㨰法主要作用是舒筋活血，解痉止痛，强筋壮骨，滑利关节，缓解肌肉，筋膜的痉挛，消除疲劳。

（三）捏拿类

捏拿类有捏法、拿法、搓法、捉法。

1. 捏法　将皮肤提起，作用于皮肤与皮下组织。捏法有两种。一种是用拇指和食、中两指相对，挟提皮肤，双手交替捻动，向前推进。手法强度可轻可重。轻的，患者感到温和舒展；重的，患者则感到酸胀。频率可快可慢，快者100次／分以上，慢者30～60次／分。另一种手握空拳状，用食指中节和拇指指腹相对，挟提皮肤，双手交替捻动，向前推进。捏法可用单手操作，也可用双手操作。捏法常用于治疗小儿疾患，如食欲不振、消化不良、腹泻，也可用于成年人按摩。

2. 拿法　用拇指与食、中指或其他手指相对做对应钳形用力、捏住某一部位或穴位，做一收一放或持续的揉捏动作。拿法不同于捏法，力最集中指尖上，而是指腹和手指的整个掌面着力。使用拿法时，腕要放松灵活，要由轻到重，再由重到轻。在拿法的同时可结合提法，提拿并用。多在提拿某个肌腹时用，作用力要与肌腹时用，作用力要与肌腹相垂直。即纵行肌腹横向提拿，横行肌腹纵向提拿。此类手法强度比较大，被治疗者反应明显，一般以提拿时感觉酸胀、微痛，放松后感觉舒展、轻快的手法强度合适。通常是做定点拿、揉、提的手法，也可做移动拿、揉手法。拿法可根据不同疾病、不同部位，采用指拿，四指拿、五指拿和抖动拿等。速度可快可慢，要有节奏，要连续，不可忽快忽慢，忽轻忽重。

拿法的主要作用是缓解肌肉痉挛，调节、兴奋神经，通络散寒，消除疲劳等。

3. 搓法　用双手在肢体上相对用力进行搓动的一种手法。其作用力可达肌肉、肌腱、筋膜、骨骼、关节囊、韧带等处。强度轻时感觉肌肉轻松，强度大时则有明显的酸胀感。频率一般30～50次／分，搓动速度开始时由慢而快，结束时由快而慢。搓法有掌搓和侧掌搓两种。

搓法的主要作用是疏散经络，调和气血，通利关节，松弛肌肉消除疲劳等。

4. 提法　是指医者用双手对按而向上提，或双手按于施治部位使劲向上（反方向）提，或垂手拿起的手法。在临床分为顿提法和端提法两种。

（1）顿提法患者正坐，医者立于患侧，嘱患肢抬举过头并伸直（手心向内），医者的左手握食指、拇指，右手握无名指、中指、小指，先缓慢导引放松局部，再使劲上提3次，每提1次关节可发出1次弹响。但操作时避免使用暴力。

（2）端提法患者正坐，医者立于患者背后，双手虎口置于患同侧耳垂下，拇指于耳后高骨处，食指于下颌角缘，置准贴实后，双手同时用力向内合立并向上提。但施本法时，必须注意双手虎口必须对准患者同侧耳垂下后侧，并将患者头部卡于两手之中同时应严密观察患者，切勿压及颈总动脉，造成危险。

（四）牵抖类

牵抖类有抖法、引伸法等。

1. 抖法　抖动身体的一种方法，也是属于被动运动按摩。操作时握住患者远端，在牵拉的同时做上下，或左右的抖动。即像抖动绳子一样用柔劲来抖动肢体，使肢体随着抖动的力量似波浪样的起伏。根据不同部位、不同疾病，抖动的次数也不同。抖法一般多应用于腕、上肢、下肢和腰部。此法的力量作用于肌肉关节、韧带，具有舒展筋骨、滑利关节，消除疲劳、整复和恢复解剖位置的异常。如腰椎间盘突出症常采用抖法来进行治疗。

2. 引伸法　在肌肉放松时被动地牵伸关节的一种方法。本法属于特殊的被动性运动按摩。此种方法的作用力，可使关节发生一时性超过正常生理活动幅度的运动。这种操作技巧较难要顺势而行，使引伸的动作有劲而不蛮，幅度大而不野，达到恰如其分，恰到好处的程度。引伸法可有上肢引伸、下肢引伸、腰部引伸等多种。引伸法的治疗作用是牵伸关节挛缩，纠正关节错位，增强肢体的活动能力等。

（五）运动类

运动类有屈伸法、摇法、板法、背法。

1. 屈伸法　对有活动障碍的关节，帮助其伸展和屈曲波动活动的一种方法，屈伸法也可称展法或伸展法.属于被动运动按摩。此法必须顺其势，不可用暴力，伸展力要作用在引起关节挛缩的软组织上，以克服其牵拉力，利用反向作用力而使关节活动范围加大。运动的方向要按各关节正常的运动方向和角度进行。在活动时一定要用缓慢、均衡、持续的力量慢慢加大其可能屈伸的幅度，并在此幅度范围内连续活动，使其逐渐增加同伸活动的角度。当屈伸到最大角度后要固定1～2分钟，然后再慢慢放松还原。如此反复数次。此法在操作时要注意患者的体位，应置于能使被运动的关节达到充分活动，并保证被按摩者不会因疼痛的闪躲而发生意外的体位。屈伸法适用于人体各个关节。

屈伸法的作用是松解粘连，滑利关节，增加肢体活动能力等。

2. 摇法　以关节为轴心，做肢体顺势轻巧的缓慢回旋运动。本法属于被动运动按摩。在施术时要将体位安置合适，摇动的动作要缓和稳妥，速度要慢，幅度应由小到大，并要根据病情，适可而止。同时也要注意被运动关节的正常生理活动范围。摇法常用来预防和治疗各种关节活动功能障碍。双轴和多轴关节都可做环绕运动治疗，如腕关节摇动等等。

摇法的作用是松解粘连，滑利关节，增加肢体活动能力，恢复体力等。

3. 扳法　扳法可以在人体几个部位应用，如肩、髋、腰、颈等。使用一手压住人体某一部位，另一手扳动其他部位，两者使用力量相等、作用相反的外力，使关节旋转或伸展。扳法也属于被动运动按摩手法，常用于治疗四肢关节的功能障碍及脊椎小关节的交锁与错位等症。故此也可认为是正骨手法的一种。扳法不是一个大幅度的被动运动，在施术时必须将要扳动的关节极度伸展或旋转，在保持这一位置的基础上，再做一个稍微加大幅度的运作。扳动时一定要因势利导，了解正常关节活动范周，不可超出生理功能。根据用力方向和施行方法的不同，有侧扳、后扳、斜扳等几种。

扳法的主要作用松解粘连，帮助复位，滑刮关节，缓解痉挛，消除疼痛，牵伸肌肉、韧带之作用。

4. 背法　医者和患者背靠背站立。医者两肘屈曲挽住患者肘弯部，然后弯腰屈膝，以臀部着力顶住患者腰部，将患者背起，使其双脚离地。做左右方向的摆动和上下方向的抖动，使腰部有牵动感。在施术时要注意肘部勾紧不要滑脱，属患者不要打挺。

背法常用于治疗急性腹扭伤、腰椎间盐病变、腰肌劳损等病症。

六、注意事项

1. 明确诊断，选用穴位，确定手法，做到心中有数，考虑全面，有中心有重点。

2. 根据不同疾病与按摩部位的不同，采用合适的按摩体位。这个体位要使患者舒适，治疗方便，有利于各种手法的操作。不论是自我按摩或由别人按摩，都要注意。

3. 按摩的操作程序、强度、时间，需根据治疗中患者的全身与局部反应及治疗后的变化随时调整。并应掌握急则治"标"缓则治"本"的原则。

4. 做好患者的解释工作，嘱患者不要紧张，肌肉要放松，呼吸自然，宽衣松带。做腰背和下腹部的按摩，应先排空大小便。患者在过饥、过饱以及醉酒后均不适宜按摩，一般在餐后2小时按摩较妥。对患者要耐心、认真、亲切、负责，使患者对医生既信任又能配合治疗。自我按摩时也要注意放松和时间安排。

5. 按摩时操作者的双手要保持清洁、温暖、勤修指甲，不要损伤被按摩部位的皮肤。并要注意室温及被按摩部位的保暖。

6. 在单独检查异性患者和进行按摩时，要态度庄重、严肃。尤其给女患者按摩时，应避开乳房、阴部。如治疗上需要，应先与患者讲明，取得患者同意后进行治疗，同时要有第三者在场（患者家属或其他女同志）。

7. 对于保健按摩（不论是自我按摩，还是由一人操作）定要持之以恒，方能达到防治疾病、强壮身体的目的。

8. 在按摩结束之后，被按摩者应感到全身轻松舒适，原有症状改变。有时会有不同程度的疲劳感，这是常见反应。按摩后要注意适当休息，避免寒凉刺激，更不要再度损伤。应配合治疗保持治疗效果。

第十三节　正骨疗法护理规范

一、正骨疗法概念

正骨疗法是指用推、拽、按、捺等手法治疗骨折、脱臼等疾病，使移位的骨折端正确地复位并治疗软组织损伤的一种治疗方法。

二、适应证

1. 大部分的骨折，如尺桡骨骨折、胫腓骨骨折等。

2. 各部位关节脱位以及下颌关节脱位等。

3. 各部位软组织损伤，如腰关节扭伤、距小腿关节扭伤、腕关节扭伤等。

4. 各部位软组织慢性劳损，如腰肌劳损，关节退生性变所致的关节疼痛、功能障碍等。

5. 损伤后遗症，如骨折后关节僵直粘连等。

6. 内伤，如胸胁内伤、腰部岔气等，但对老年骨质疏松患者慎用

三、禁忌证

1. 高热、急性传染病、骨髓炎、骨关节结核、骨恶性肿瘤、血友病等。

2. 手法区域有皮肤痛或化脓性感染的患者。

3. 诊断不明的急性脊柱损伤或伴有脊髓压迫症状的不稳定性脊柱骨折或者脊柱重度滑脱的患者。

4. 肌腱、韧带完全断裂或部分断裂者。

5. 妊娠3个月左右的妇女患者、慢性腰痛者。

6. 精神患者患骨伤疾患而对手法治疗不合作者。

7. 其他，如患有严重内科疾病者。

四、评估要点

1. 复位时间原则上越早越好，此时局部肿胀不严重，疼痛少手法操作容易。但如肢体严重肿胀，亦可等待肿消后再进行。但儿童不要等待，例如，儿童肱骨髁上骨折局部严重肿胀者，应及早医治，迅速用手法使骨折端复位，以减少松质骨出血和对软组织的损伤，使肿胀能较快消退，防止肿胀进一步发展。

2. 要有完善的医治方案，手法复位往往是在瞬间完成的，因此手法复位前必须制订一个比较完善的方案，做到心中有数。方案包括：

（1）明确病史和骨折情况。在有条件的情况下，医治前认真阅读X线照片或报告单，了解骨折移位情况，如不够了解，复位时就达不到目的，甚至错诊。

（2）医者和助手在医治前要达成共识、才能配合默契，以免增加患者痛苦。

（3）准备好外固定的器材，以便复位后马上固定。

（4）根据医治应用的手法，复位者将医治手法、步骤及执行中的注意事项向助手交代清楚，以便助手在手法上主动配合。

（5）尽量缩短医治时间，受伤者不单肢体受伤，心理上亦很害怕，特别是小孩表现出不合作。因此，应对患者进行安慰使其转移注意力，同时以轻快的手法医治。

3. 在手法复位时，要尽量减少伤员的恐惧和疼痛，对于一般的骨折和关节脱位，在复位前采用手法按摩、推拿，分散伤员注意力，使之尽快适应。医者思想集中、沉着、果敢、敏捷、准确，做到手法轻、准、快。

4. 伴有循环障碍和神经损伤的骨折，不可急于医治，须慎重拟订复位方案。

5. 折骨矫正法不宜滥用于陈旧性骨折，术前必须进行认真仔细的分析。

6. 早期开放性骨折，应遵循外科无菌原则，在严格清毒扩创的前提下，施行正骨

手法，使骨折对位，然后做创口缝合或引流，并根据具体情况采用外固定或内固定等治疗方法。

五、护理操作规范要点

（一）常用操作手法

1. **手摸心会** 用手指指腹触摸骨折局部，并用心体会，手法由轻逐渐加重，由浅及深，从远到近了解骨折移位情况，是分离还是骨碎等，医生在头脑中要建立一个骨折移位的立体形象。

虽然通过X线片可清楚地看到骨骼的形态，但X线片只能给人以平面的指示，而手摸心会有助于了解全貌。因此，手摸心会是临床运用其他手法对证施治的先导手法。

2. **拔伸牵引** 整复骨折的起始手法。由一人或是数人持握骨折远近端，先使肢体在原来畸形的位置下，沿肢体纵轴方向对抗牵引，然后按照正骨步骤改变肢体方向，持续牵引以矫正肢体的短缩畸形，恢复肢体长度，为其他正骨手法的实施创造条件。

3. **旋转屈伸** 近侧骨折段位置不易改变，远端段因失去连续可以活动，故应用旋转、屈伸、外展、内收等方法，整复骨折断端的旋转或成角移位。

4. **提按端挤** 用于整复骨折侧方移位的方法，古称捺正。骨折的侧方移位分为前后侧移位和内外侧移位；前者用提按法纠正，后者用端挤手法矫正。医者一只手固定骨折近端，另一只手握住骨折远段，或上下提按，或左右端挤。

5. **摇摆触碰** 用于横断、锯齿型骨折，可使骨折面紧密接触，增加复位的稳定。用双手固定骨折部，在助手维持牵引下轻轻左右或上下方向摇摆骨折远端至骨擦音消失称摇摆法。触碰法可使骨折端紧密嵌插，医生一只手固定骨折部，另一只手轻轻叩击骨折远端。

6. **挤捏分骨** 用于矫正两骨并列部位骨折移位的手法医者用两手拇指及食、中三指由骨折部的掌背侧对面挤捏或夹挤两骨间隙，使骨间膜紧张，靠拢的骨折断端便分开，远近骨折端相对稳定，并列的双骨折就能像单骨折一样一起复位。

7. **折顶回旋** 折顶法用于矫正肌肉丰厚部位的骨折，且较大的重叠移位仅靠拔伸牵引法不能矫正者。双拇指并列抵压骨折突出的一端，两手余指环抱骨折下陷的一端，用力挤按突出的端使骨折处原有成角加大至30～50°，当骨折端的骨皮质接近后骤然用环抱的四指将远折端的成角伸直，进行反折，矫正畸形。回旋法用于矫正背向移位的斜形骨折、螺旋形骨折、软组织嵌入骨折。双手分别握住远近折端，按原来骨折移位方向逆向回旋，使断端相对。

8. **推拿按摩** 本法是理筋手法在整复骨折时的具体运用，目的是骨折复位后调理骨折周围受损的筋络，但使用理筋手法时要轻柔，仅作为结束时的辅助性手法。

（二）护理要点

1. 护理工作对骨折的治疗顺序尤为重要。患者的被褥床单、内衣要经常换洗，保持清洁，尤其患部更应注意。

2. 大、小便时要保持患肢稳定。要防止褥疮的发生，经常注意勿使夹板移位及保持绷带的松紧度。要很好调理饮食和起居。

3. 饮食方面，骨折初期阶段，宜食稀粥、水果、蔬菜类，牛、羊等的新鲜奶酪、酸奶、奶油等，禁食肥肉、酒、鱼肉等食物。中期阶段，宜食炒米，小米等谷物类、牛、羊和猪等之软骨、肝、肾及瓜类及黄豆等于营养之物、并经常给羊骨汤，禁食病死畜肉、醋及豆腐之类食物。后期宜食五谷类，牛奶，雉、鸡、鹌鹑等禽肉和蛋、蔬菜，禁食变质之肉类及不易消化之生冷食物。

4. 起居方面，宜在安静、凉爽的环境中疗养，睡眠要充足心情要舒畅；慎勿忧虑与劳累过度，绝对禁止房事。

5. 功能锻炼是骨折治疗全过程中不可缺少的辅助疗法。它可以进一步改善局部和全身血液循环，使患部获得充足的养料，有助于加速骨痂形成。促进骨折愈合。

6. 正骨治疗后首先注意的是静养，不要急于运动，从事体力劳动的患者，不要急于上班干活；因为这是错位或是侧弯的关节还没有完全地固定好。

7. 改变过去不好的生活工作习惯，不要坚持长时间一个姿势，尝试着改变自己的习惯，比如原来习惯有右手干活或是提东西改成左手或左右手交替着。

8. 全身正骨患者最好坚持仰卧姿势休息，因为仰卧可以使脊椎保持直立状态，避免刚刚正骨完成导致脊椎再次缓慢错位。

六、注意事项

1. 在治疗时，患者不能空腹，更不能酒后治疗，要精神放松，安静，呼吸自然，体位要保持正确，应相信医生，积极配合治疗。

2. 接受治疗前排除大小便，以免在治疗时出现不适。

3. 接受治疗时，如果出现疼痛，麻木，头晕、恶心等不适症状，及时与医生沟通。

4. 治疗中可能会听到复位的声响，属于复位过程中正常情况，不要紧张。

5. 偶尔出现不舒服也不要紧张，因为被调整好的脊椎也会有新的适应过程，24小时后即能适应。要求做到：坐正、站直、躺平。如果症状不能解除，请及时联系医生。

6. 因为错位后相应的骨关节韧带以及肌肉都会因为错位而出现相应的变化，来适应错位的位置关系，部分患者在治疗后会在不同的时期出现疲劳症、酸痛甚至其他不舒服症状，在清晨睡醒觉或者一个姿态过久之后尤为明显，属于恢复期正常反应。部分患者会出现再次错位，所以需要短期内（1~5天）再次调整整复，逐渐达到正常。

7. 每次整脊复位部分不应太多，治疗后患者不要刷烈运动。可以做相关的康复练习。

第十四节　放血疗法护理规范

一、放血疗法概念

放血疗法又叫刺络疗法、刺血疗法、泻血疗法、针刺放血疗法，是指用针具或刀具刺破或划破人体特定的穴位和一定的部位，放出少量血液，以治疗疾病的一种方法。

二、适应证

放血疗法有消肿止痛、祛风止痒、开窍泄热、镇吐止泻、通经活络、镇定、止痛、泻热、消脚、急救、解毒、化瘀等功效适用于瘀证和寒证，痹证，萎证，腰病，坐骨神经痛、头痛、眼痛、血栓，青少年痤疮，银屑病，湿疹等。

三、禁忌证

1. 贫血、低血糖、有血液病或出血倾向者，肝肾或心脏有严重疾患、孕妇及有习惯性流产史者，婴儿或年老体弱者不宜放血。

2. 在临近重要内脏部位，切忌深刺。

3. 患者暂时性劳累、饥饱、情绪失常、气血不足等情况时，应避免刺血。

四、评估要点

1. 评估患者体质的强弱、气血的盛衰以及疾病的虚实属性轻重缓急等情况。

2. 评估患者疾病的虚实属性、轻重缓急等情况。

3. 评估患者的心理素质及对放血疗法的认知度。

五、护理操作规范要点

（一）常用放血方法

1. 刺络法　该法又分点刺、挑刺、散刺等刺法。

点刺有速刺（对准放血处，迅速刺入1.5～3.0mm，然后迅速退出，放出少量血液或黏液。该法运用较多，大多数部位都宜采用）、缓刺（缓慢地刺入静脉1～2mm，缓慢地退出，放出少量血液，适用于腘窝、肘窝、头面部放血）之分。点刺法针具可选用三棱针或粗毫针。常有3种点刺形式。

（1）直接点刺法：先在针刺部位揉捏推按，使局部充血，然后右手持针，以拇、食二指捏住针柄，中指端紧靠针身下端，留出针尖0.1～0.2寸，对准已消毒过的部位迅速刺入。刺入后立即出针，轻轻挤压针孔周围，使出血数滴，然后以消毒棉球按压针孔即可。此法适于末梢部位。如十二井穴、十宣穴及耳尖穴等刺血。

（2）挟持点刺法：此法是将左手拇、食指捏起被针穴处的皮肤和肌肉，右手持针刺入0.5～0.1寸深。退针后捏挤局部，使之出血。常用于攒竹、上星、印常等穴位的刺血。

（3）结扎点刺法：此法先以橡皮带一根结扎被针部位上端，局部消毒后，左手拇指压在被针部位下端，右手持针对准被刺部位的脉管刺。立即退针，使其流出少量血液。待出血停止后，再将带子松开，用消毒棉球按压针孔。

挑刺是针刺入皮肤或静脉后，随即针身倾斜，挑破皮肤或静脉放出血液或黏液，适用于胸、背、耳背静脉等处的放血。此法操作时以左手按压施术部位两侧，使皮肤固定，右手持三棱针或粗圆针，将腧穴或反应点挑破出血；或深入皮内，将部分纤维组织挑出或挑断，并挤压出血，然后局部盖上消毒敷料并固定。常用于治疗目赤肿痛、丹毒、乳痈、痔疮等疾病。

散刺法又称"丛刺刺""围刺"，用集束针在一定的部位做叩刺，刺数多、刺入浅，以有血珠渗出为度，适用于扭挫伤、脱发、皮肤病等。同时还经常配合拔罐疗法。散刺操作方法是用三棱针在病灶周围上下左右多点刺之，使其出血。此法较之点刺法面积大且刺、针多，多适用于皮肤病和软组织损伤类疾病的治疗，如顽癣、丹毒、局部瘀血等。

叩刺法是在散刺基础上的进一步发展，所用针具为皮肤针（梅花针、七星针或皮肤滚刺筒均可）。操作时，以右手握住针柄后端食指伸直压在针柄中段，利用手腕力量均匀而有节奏地弹刺，叩打一定部位。刺血所要求的刺激强度宜大，以用力叩击至皮肤上出血如珠为度。此法对某些神经性疼痛、皮肤病均有较好的疗效。

割点法是以小眉刀或手术刀切割穴位皮肤、黏膜或小静脉，放出适量血液，然后盖以消毒敷料即可。割点切口一般长0.5cm左右，小静脉则以割破1／3为度。

针罐法，即用针刺加拔火罐放血的一种治疗方法。多用于躯干及四肢近端能扣住火罐处。操作时，先以三棱针或皮肤针刺局部见血（或不见血），然后，再用拔火罐。一般留火罐5～10分钟，待火罐内吸出一定量的血液后起之。本法适应病灶范围较大的丹毒、神经性皮炎和扭挫伤等疾病的治疗。

2. 划割法　多采用小眉刀等刀具，持刀法以操作方便为宜使刀身与划割部位大致垂直，然后进刀划割。适用于口腔内膜、耳背静脉等处的放血。

（1）三棱针：由不锈钢制成，分为粗、细两种，针尖部有三面三棱，十分锋利，粗针长7～10cm，针柄直径2mm，适用于四肢、躯干部位放血。细针长5～7cm，针柄直径1mm，适用于头面部及手足部放血。

（2）小眉刀：长7～10cm，刀刃长1cm，十分锋利。

（二）护理要点

1. 刺络时间环境　阴暗、潮湿、晦暗、冷冻、黑夜等阴气过旺时机不宜泻血；应在阳气回升的天气和上、中午为主（9：00～18：00），视情况可灵活处理。

2. 放血的量

少量：如小豆样，例如耳尖、头部、四肢指（趾）尖、末梢神经等。

中量：0.5～10ml，例如劳损、炎症、关节部位、急性扭伤等。

大量：1～60ml，例如镇静安神、腰腿痛等。

六、注意事项

1. 放血前首先给患者作好解释工作，消除不必要的顾虑。

2. 放血前必须吃东西，待休息平静。

3. 放血针具必须严格消毒，防止感染。

4. 随时关注患者在放血调理过程中的身体状况反应。

5. 针刺放血时应注意进针不宜过深，创口不宜过大，以免损伤其他组织。划割血管时，宜划破即可。

6. 放血后24小时不宜冲凉。

7. 体质虚弱、贫血、孕妇、产妇、凝血机制不良者、呈针血者、重大疾病患者也禁止使用放血疗法。

8. 传染病患者不宜放血。

9. 饥饿、紧张、疲劳、大汗、大泄之后不宜进行放血治疗。

10. 切忌刺中动脉，故在有动脉分布的部位刺时，极宜谨慎。

11. 患者治疗期间的配合。

（1）治疗当天最好不洗澡。

（2）治疗期间不要受凉、受寒和过度劳累。

（3）治疗期间需要活动。

第十五节　蜂针疗法护理规范

一、蜂针疗法概念

蜂针疗法是利用蜜蜂（工蜂）的螯针针刺于人体的经络穴位，通过蜂针液（蜂毒）的药理作用和经络穴位的调整作用防治疾病的一种方法。

二、适应证

1. 神经、肌肉系统疾病　如各种神经痛、神经炎；如面神经炎、运动神经原疾病、周围神经损伤、头痛、多发性肌炎、中风后遗症等。

2. 变态反应与免疫性疾病　如类风湿性关节炎、风湿病、过敏性鼻炎、强直性脊柱炎、皮肌炎、硬皮病等。

3. 骨关节病　如颈椎病、肩周炎、腰扭伤、各种关节炎、椎间盘突出症、关节滑膜炎、骨质增生等。

4. 内科疾病　高血压、肝炎、支气管哮喘、甲状腺功能亢胃肠功能紊乱、老年性痴呆等。

5. 外科疾病　胆石症、腱鞘囊肿、蹠鞘炎、脂肪瘤、血栓闭塞性脉管炎、红斑性肢痛症、扭挫伤等。

6. 妇科疾病　卵巢囊肿、子宫肌瘤、痛经、慢性盆腔炎、更年期综合征等。

7. 儿科疾病　舞蹈病、遗尿等。

8. 五官科疾病　听神经炎、耳鸭耳、下颌关节综合征、虹膜炎等。

9. 皮肤科疾病　荨麻疹、银屑病、带状疱疹等。

三、禁忌证

1. 心肺功能衰竭、肝肾功能障碍者。

2. 严重过敏反应患者，体虚难以接受者。

3. 重动脉硬化、月经期、孕妇、手术后者慎用。

4. 淋巴结持续肿大、疼痛，蜂针减量或停针也难以消肿者。

5. 血压过高，有高血压危象者。

6. 低血压患者。

四、评估要点

1. 临床表现、既往史及药物过敏史。

2. 蜂针治疗部位的皮肤情况。

3. 对蜂针的耐受程度及心理状况。

五、护理操作规范要点

（一）蜂针的使用方法

摘取蜂针可捏住蜜蜂尾部用镊子夹取，或用消毒纱布缠数层于小木板上，将活蜂尾部贴近纱布，蜂针刺入纱布后弃蜂取针，迅速点刺或散刺经穴。每日或隔日一次，或每周一至数次。

1. 直刺法　将需要治疗的局部皮肤消毒后，用镊子挟着活蜂腰段，对准穴位或痛点，由于蜂受到刺激有做出自卫的本能反应，蜜蜂则自然将尾针刺入，蜂毒通过螫针注入人体。若蜜蜂不放蜂刺时，可轻压蜂的胸部。一般留针10～20分钟后将蜂刺拔出。

最初治疗蜂量一般由1～2只开始，每天增加一只，但如遇严重过敏反应，如发热、全身风疹等证时，应减量；或维持在2～3只蜂的水平，待度过蜂毒的过敏期后，再逐渐加量。过敏期以后所用蜜蜂只数视患者的体质和病情而定，每天8～15只。每天或隔日治疗一次，15次为一疗程。每疗程之间休息3天至1周。

2. 散刺法　用镊子将蜂螫针从活蜂尾部拔出，夹持住蜂针，在患部找与疾病相关的经脉、腧穴点刺，即出，一般镊不离针，随刺随拔。一只蜂针分刺三五点，多至十几点，最后可将蜂刺留针几分钟。

本法适用于面部、畏痛者、高敏体质患者。散刺法治疗可以减少过敏产生的机会。此法为散刺、轻刺、浅刺，痛苦少，患者易于接受。拔蜂刺时，用牙科或眼科镊，挟住蜂刺的上1／3与下2／3交界处，挟的部位过上易夹住毒囊，太下易夹伤蜂刺。挟蜂刺时用力要均匀，用力太大会损伤蜂刺，用力太小易使蜂刺滑落。蜂刺拔出后要即时使用，否则会使蜂毒大量排出而失去治疗的作用。注意散刺时用力要适中，刺要垂直，否则蜂刺会断，无法刺入其他点。

3. 点刺法　与散刺法相似，但每针1穴，镊可离针，留针几秒钟。该法仅能刺3～5点。适用于畏痛者、高敏体质患者、蜂毒疗法的初期及面部等。注意点同散刺法。

（二）护理要点

治疗前将受螫部位用温水和肥皂洗净，然后用镊子捏住蜜蜂的头部，尔后将蜜蜂尾部置于选定的皮肤位置上.蜜蜂本能会将蜂针刺入皮肤，轻提蜜蜂身体，使蜜蜂身体与蜂针脱离，15～30分钟后，取出螫针，即完成蜂疗过程。蜂针治疗后应观察10～60分钟，看有无不良反应。

面部散刺时少选穴位，并浅刺0.5mm左右，轻刺、随刺随拔。局部炎症严重时，轻刺患部，并以远处穴位为主。治疗口腔疾病，直接在病变齿跟部施针。耳穴蜂针能治疗全身疾病。

六、注意事项

（一）注意治疗的时间与部位

蜂针疗法虽然对许多疾病有良好疗效，但并非任何时候与部位均适宜蜂针治疗。初期及未过反应期的患者，宜用少量蜂针已度过反应期的患者，蜂针用量不可过大。同时要注意蜂针治疗的部位。在头面部穴以少刺为佳。

1. 在头部，反应较大且迅速，尤其是未过反应期的患者，易产生强烈反应，影响生活与工作。

2. 头部穴针后如果肿胀，影响面部美观。

3. 由于蜂针刺后大部分人的针刺局部会有色素沉着，虽然该色素沉着是可消退和可逆性的，却不易很快消退。

初期反应期间，以肌肉丰富处及四肢伸侧面为佳，因针刺屈侧面，尤其是关节部位，易妨碍关节的活动，影响生活。

（二）严格控制使用的蜂针量

蜂针疗法的蜂针量并非多多益善，适量蜂针可治人，多量蜂针可杀人。必须严格控制蜂毒与蜂针只数，即蜂量。蜂针量不应该贪多求快，人体的耐受性是有一定限度的，并不是蜂针量越多病就越容易好。蜂针治疗的疗效与蜂针液刺激数量并不呈正比有的患者每次1~2只蜂针毒液就可见效、但有的患者50~60针似乎也难以满足其要求。蜂量过大，可影响机体的免疫功能，超过机体的解毒能力，易出现过敏反应。

（三）防止不良反应产生

对于接受蜂针疗法的患者，治疗前要消除其紧张。对过饥、过疲、大汗、重病体虚、大失血、血糖低等情况的患者.要防止晕针等不良反应。如遇瘙痒，不应用手去抓挠，以免损伤皮肤，造成感染。为避免过敏反应的发生，在初期的反应期内，应在蜂针治疗后，让患者在蜂疗室内留观30分钟，如出现反应可即时对症处理。

（四）严重过敏患者应即时送医院处理

由于患者的机体机能反应不同，在蜂针用量过大的情况下有时难免会出现蜂针的过敏反应。如遇到严重的蜂针过敏者除就地急救外，应立即送医院进行救治，要遵医嘱，以免贻误病情。

（五）正确对待过敏反应，坚持治疗，取得疗效

要帮助患者消除对蜂疗的恐惧心理，让其树立信心，坚持治疗才容易出现良好的疗效。对于初期的过敏反应，医生应该尽量避免，尤其是严重的反应；同时，让患者意识到这些反应只是暂时的，坚持治疗反应就会减弱，甚至消失。尤其是对一些顽固性疾病，更不是一朝一夕就能治愈的，而要经过较长的时期，才可见明显效果。

绝大多数蜂螫伤仅有局部红肿和刺痛，数小时后可自行消失只有蜂针过量，医者又不懂得蜂针治疗规律及疾病变化规律时，才有可能导致全身中毒反应，如可有头晕、头痛、不安等表现，轻者一般可在数小时内消失。

蜂针疗法过敏反应的轻重，主要取决于人体本身的内在因素而不是疗效好坏的指标，反应的轻重可以作为掌握治疗时间及蜂刺数量的依据。临床上只要严格遵守蜂针疗法的操作规程，使用蜂针疗法是比较安全的。

第八章 生命体征监测

第一节 体温监测

一、体温形成的机制

人体不断地进行着能量代谢，而能量代谢和物质代谢紧密相关。糖、脂肪、蛋白质这3种营养物质，在代谢氧化过程中释放出大量的能量，其中50%左右的能量变为体热，以维持体温，并不断地以热能的形式散发于体外。另有45%的能量转移到三磷腺苷（adenosine triphosphate，ATP）的高能磷酸键中，以供机体利用。机体利用的最终结果仍转化为热能而散发于体外。由于上述代谢过程使机体的产热与散热保持着动态平衡，即正常体温。

二、体温调节的机制

正常情况下，人的体温保持在相对恒定的状态，通过大脑和丘脑下部的体温调节中枢的调节及神经体液的作用，使产热和散热保持动态平衡。人体产热主要是通过内脏器官尤其是肝脏的代谢和骨骼肌的运动而进行的，散热则是通过辐射、传导、对流、蒸发等方式进行的。

辐射散热：辐射散热是机体的热能以热射线（红外线）的形式，直接向周围温度较低的物体传递热能，其间不需要空气或其他介质传递，即在真空环境中也可进行传递，约占机体散热总量的60%。影响辐射散热的因素，主要是机体与环境之间的温度差。周围物体的温度越低，散热作用越大，反之则小。如果环境温度高于体温时，机体反而要接受高热物体的辐射热。其次与机体有效散热面积的大小相关，如四肢外侧及其末端的散热效应大于内侧及躯干，故皮温较低。

传导散热：传导散热是机体直接接触温度较低的物体时所进行的热能传递。体内深部组织器官的温热，就是经逐层组织向体表传递的。这种散热作用的大小与所接触物体之间的温度差和接触面积大小及其导热性有关。因此，胖人由于皮下脂肪层较厚，传导散热作用较差，故较瘦人略厌热。

对流散热：对流散热是机体附近的空气层接受机体辐射和传导的热能后膨胀上升而带走热能，外围较冷的空气继续补充流至身体附近。所以风速越大，散热作用越大。

蒸发：是液体变为蒸气的过程。蒸发散热占总散热量的20%~30%。在33.8~35℃气温中，蒸发是主要的散热方式。水分由肺脏和皮肤排出化为蒸汽，无感蒸发占一定比例，人体每日约有300mL水分由皮肤蒸发，约500mL水分由肺蒸发。

机体以不同方式散热的比例，随着身体情况和环境的温、湿度而改变。与产热和散热有关的活动，包括血管舒缩、出汗、寒战与喘气。

三、影响体温的因素

人体内部温度虽然比较恒定，但在正常生理状况下，受昼夜、性别、年龄、肌肉活动及其他因素的影响，仍可产生一定幅度的波动。

1. 昼夜变化　体温一般在清晨2~6时最低，下午2~8时最高，但变化范围不超过1℃。这种周期性变化，可能与人体的昼夜周期活动规律有关。如长期上夜班工作的人，其体温就呈现夜间偏高。而白天偏低的变化。

2. 性别　女性体温比男性高约0.3℃，且女性的基础体温还随其月经周期波动，即在月经期和月经后至排卵前的时期内体温略偏低，排卵日的体温最低，排卵后至下次月经前的时期内，体温又略升高。

女性在妊娠期体温也略高于孕前。这种变化可能与体内黄体素或其代谢产物的作用有关。

3. 年龄　新生儿尤其是早产儿的体温调节功能及汗腺发育不完善，加之体表面积相对较大、皮下脂肪较薄、肌肉不发达、运动力弱等原因，其体温易受环境温度的影响而暂时变动，低时可达35℃或不升，高时可超过37℃。儿童由于代谢率高，体温略高于成人。老年人代谢率低，则体温偏低。

4. 进食及运动因素　进食后尤其进蛋白质食物后，机体代谢率增快，产热量增加，体温增高；当机体运动时，特别是剧烈运动时，由于体内热量骤增，大大超过散热量，也可使体温暂时升高。

5. 环境因素　无论何种原因造成的传导（传导是指机体的热量直接传至与之接触的物体上）、对流、辐射、蒸发等，某一散热机制发生障碍时，均可使体温升高。

6. 情绪因素　情绪激动和精神紧张，可使交感神经兴奋释放出肾上腺素、甲状腺素及肾上腺皮质激素，代谢率增高，而使体温一过性增高。

四、体温的监护

（一）正常体温及其变动范围

临床上正常体温通常用腋窝、口腔、直肠温度正常体温为标准。人体的正常温度比较恒定，但在身体不同部位测得温度略有不同，以上3个部位进行体温测量，其温度差一般不超过1℃。其正常值：口腔温度舌下为36.2~37.0℃；腋窝温度为36.0~36.6℃；直肠温度为36.5~37.5℃。

体温并不是固定不变的，体温可随性别、年龄、昼夜、运动和情绪的变化等各种因素而出现生理性变动，但在这些条件下，体温的改变往往在正常范围内或呈一过性改变。其变动范围应不超过1℃。

（二）异常体温

体温高于或低于正常为异常体温。

1. 发热　在致热原的作用下或体温调节中枢的功能障碍时，使产热增加，而散热不能相应地随之增加或散热减少，体温升高超过正常范围，称为发热。发热是临床常见的症状。临床上发热的原因大致可分为两类：感染性发热和非感染性发热。各种病原体如病毒、细菌、真菌、螺旋体、立克次体、支原体、寄生虫等感染引起的发热属于感染性发热。非感染性发热包括无菌性坏死性物质的吸收引起的吸收热、变态反应性发热、体温调节中枢功能失常引起的中枢性发热。

（1）根据体温升高的程度，可将发热分为低热（口腔温度不超过38℃）、中度热（口腔温度38.0～38.9℃）、高热（口腔温度39～40℃）、过高热（口腔温度40℃以上）。

（2）根据体温发热的过程，一般分为3个阶段。

体温上升期：其特点为产热大于散热。患者主要表现为畏寒、皮肤苍白、无汗，甚至寒战。

高热持续期：其特点为产热和散热在较高水平上趋于平衡，体温维持在较高状态。患者主要表现为颜面潮红、皮肤灼热、口唇干燥、呼吸和脉搏加快。

退热期：其特点为散热增加而产热趋于正常，此时体温恢复正常的调节水平。患者主要表现为大量出汗和皮肤温度降低。

（3）根据体温变动的特点，常见的热型有4种。

1）间歇热：发热期与正常或正常以下体温期交替有规律地进行，如疟疾等。

2）弛张热：体温在39℃以上，波动幅度大，24小时内温差达2℃以上，但在波动中始终未降到正常，常见于败血症。

3）稽留热：体温一直升高，而且波动的幅度很小，多见于急性传染病，如肺炎等。

4）不规则热：是一种常见热型，一日体温变化极不规则，且持续时间不定，常见于流行性感冒，肿瘤患者发热等。

发热时，体温突然退至正常，称为骤退；逐渐恢复至正常，称为渐退；体温降至正常后又有短期发热，称为复发。

2. 体温过低　体温在35℃以下称为体温过低。可见于早产儿及全身衰竭的危重患者。

体温过低，开始时可出现寒战，当体温继续下降时，四肢开始麻木，并丧失知觉，血压下降，呼吸减慢，甚于意识丧失，出现昏迷。

五、温量体温的方法

（一）目的

通过观察体温的变化，了解患者的一般情况及疾病的发生、发展规律，协助医生做出正确诊断，为预防、治疗、护理提供依据。

（二）评估

1. 患者的一般情况，如年龄、性别、文化程度、意识、疾病类型、抗生素的使用等，判断适宜采用何种测体温的方法。

2. 30分钟内患者有无进食、活动、坐浴、冷热敷、情绪波动等影响体温的生理因素存在。

（三）计划

目标／评价标准

（1）患者能叙述测体温的目的。

（2）患者能配合测量体温。

（3）患者能说出体温的正常范围及影响体温的生理因素。

（四）实施

将消毒的体温计用纱布擦干，甩水银柱至35℃以下，置容器内携至病房。对新入院患者应予解释，根据病情选择测量方法。

1. 腋下测温法　为患者解开胸前衣纽，擦干腋下汗液，将体温计放于腋窝深处，紧贴皮肤，嘱患者屈臂过胸，10分钟后取出，查看度数，记录。

2. 口腔测温法　将口表水银端放于患者舌下，嘱患者闭口，勿用牙咬。3分钟后取出，擦净，查看度数，记录。

3. 直肠测温法　患者取屈膝侧卧位，肛表水银端涂以润滑剂，然后将肛表徐徐插入肛门3～4cm，3分钟后取出擦净，用卫生纸为患者擦净肛门，盖好被，安置患者躺卧舒适，查看度数，记录。

4. 注意事项

（1）测温前后，应检查体温计的数目，检查有无破损，水银柱是否甩至35℃以下，甩表时，切勿触及他物。

（2）测量体温部位周围，注意是否有冷、热源，如冰袋、热水袋等。患者是否吃过生冷、热食物，是否灌肠、坐浴、冷热敷等，如有上述情况须隔半小时后方可再测。

（3）凡精神异常、昏迷、小儿、口鼻手术、呼吸困难等患者不可测口表。测温时应守护在旁。

（4）凡腹泻、直肠或肛门手术等患者不可测肛表。极度消瘦患者不宜测腋表。

（5）体温与病情不符时，须在监护下重测，必要时可同时做肛表和口表对照，予以复查。

（6）测口温时，如体温计水银槽头被咬破水银误服，应立即口服牛奶、蛋清，或在不影响病情的情况下，服大量粗纤维及胶囊内装棉花吞服。

（7）测量完毕，将体温计甩至35℃以下，消毒备用。

5. 体温曲线的绘制

（1）将所测体温绘于体温单上，符号为：口温"●"，腋温"¤"，肛温"◎"。用蓝笔画于体温单相应格内，相邻两次温度用蓝笔相连。

（2）物理降温半小时后所测体温，画在降温前温度的同一纵格内，用红圈表示，以红虚线和降温前的温度相连。

（3）如体温和脉搏在体温单的同一点上，则先画上体温符号，再用红笔在其外划一圆圈。

6. 体温计的消毒与检查方法　体温计须每周消毒一次，遇有污染随时消毒，传染患者设专用体温计，用后单独消毒。

常用消毒溶液有：0.5%～1%过氧乙酸、70%酒精等。

消毒方法：将用过的体温计先浸泡于过氧乙酸液中，5分钟后取出冲净、擦干，再放入另一盛过氧乙酸消毒液的容器中浸泡半小时后取出，用水冲净擦干备用。口表、腋表、肛表应分别清洁、消毒。

检查方法：为保证体温计的准确性，应将全部体温计的水银甩至35℃以下，放入40℃以下的温水内，3分钟后取出检视，体温计之间相差0.2℃以上或水银头有裂痕者取出不用。

第二节　脉搏监测

一、脉搏的产生与生理变化

当心脏收缩时，动脉血管内压力增加，管壁扩张；心脏舒张时，血压下降，血管壁回缩。大动脉管壁这种有节律的舒缩，向外周血管传递，就产生了脉搏。因此在正常情况下，脉率和心率是一致的，当脉搏微弱难以测到时，应测心率。

（一）脉搏的速率

正常脉搏的速率与心率一致，在安静状态下每分钟60～100次（呼吸一次脉跳四次），男性60～80次／分钟，女性70～90次／分钟。正常人于饭后、体力劳动及情绪激动时均可使脉搏增快，所以检查时应在安静状态下进行。婴儿的脉率可达130次／分钟，至3岁左右约为100次／分钟。

病理情况下，脉搏可增快或减慢，成人脉搏每分钟超过100次／分，称为脉率增快，见于发热（体温每升高1℃，脉搏每分钟约增加10～15次）、甲状腺功能亢进、贫血、疼痛、休克、心脏疾病等。脉搏在60次／分钟以下，称为脉搏徐缓，见于颅内压增高（反射作用）、梗阻性黄疸（胆盐兴奋迷走神经）、完全性房室传导阻滞及迷走神经张力过高等。但脉搏徐缓也可见于久经锻炼的运动员和体力劳动者。

（二）脉搏的节律

脉搏的节律是心室收缩节律的反映，正常人的脉搏规则、强弱一致。健康的青年及儿童可出现呼吸性不整脉（窦性心律不齐），即吸气时脉搏加快，呼气时脉搏减慢。

当心脏的激动起源失常或激动传导失常时，可产生各种心律失常。在脉搏节律上表现为规则（快而规则或慢而规则）和不规则（快而不规则或慢而不规则），后者称为不整脉，见于频发期前收缩、心房颤动、室上性心动过速伴房室传导阻滞等。

（三）强弱或大小

脉搏的强弱或大小决定于动脉充盈度和周围血管的阻力，即与心搏量和脉压大小有关。心搏量增加，周围动脉阻力较小时，则脉搏强而大，称为洪脉，见于高热、甲状腺功能亢进、主动脉瓣关闭不全等情况；反之，脉搏弱而小，称为细脉或丝脉，见于心功能不全、主动脉瓣狭窄。

（四）波形

波形是将血流通过动脉时动脉内压力上升和下降的情况用脉波计描记出来的曲线。临床上常见的脉波有：水冲脉，脉搏骤起骤降，急促而有力；交替脉，为一种节律正常而强弱交替出现的脉搏；奇脉，在吸气时脉搏明显减弱甚至消失。

二、异常脉搏的监护

（一）频率异常

1. 速脉（数脉）　成人脉率每分钟在100次以上称为心动过速。临床多见于发热、甲状腺功能亢进等患者。

2. 缓脉（迟脉）　成人脉率每分钟在60次以下称为心动过缓。临床多见于颅内压增高、房室传导阻滞的患者。

（二）节律异常

1. 间歇脉　常由期前收缩所致，在一系列正常均匀的脉搏中，出现一次提前的搏动，其后出现一补偿性间歇，称间歇脉，并可由有规律的间歇，形成二联律和三联律。祖国医学对数而不规则的间歇脉称促脉，缓而不规则的间歇脉称结脉，有规律的间歇脉称代脉。

2. 脉搏短绌　其特点是心律完全不规则，心率快慢不一，心音强弱不等，脉搏完全不规则，强弱不等，心率快于脉率，故临床上心房纤颤患者，须同时测量心率和脉率。

（三）脉搏强弱的改变

1. 丝状脉（细脉）脉搏如丝，快而细微，多见于心力衰竭、休克的患者。

2. 洪脉动脉充盈度和脉压较高，脉搏强大有力，多见于高热、高血压、甲状腺功能亢进等患者。

（四）脉搏紧张度的改变

动脉硬化时管壁变硬、失去弹性而且呈迂曲状，用手触摸有紧张条索感。

（五）异常脉搏的护理

1. 如果诊脉不能准确反映心脏动脉搏动次数时，应同时听诊，如细脉患者需两人同时分别听心率与数脉率。

2. 如果患者首次出现脉搏异常又无法判明原因时，应行心电图检查，进行分析。

3. 诊脉不满意时，应改变诊脉肢体的姿势，保持放松或局部垫软垫以突出诊脉部位的动脉，可得到满意的诊脉效果。

4. 偏瘫患者患肢的脉搏若较难测得，应改在健侧肢体测量。

5. 脉搏异常的患者常心理负担较重，应针对性地做好解释和心理安慰，使其解除顾虑。

三、脉搏的测量

凡表浅靠近骨骼的大动脉均可以用来测量脉搏。常取的部位有桡动脉，其次为颞动脉、颈动脉、面动脉、肱动脉、股动脉、足背动脉及胫后动脉等。测量时护士应备有秒针表和记录单。

（一）目的

通过观察脉搏的变化，可间接了解心脏的情况，观察疾病的发生发展规律，为诊断、治疗、护理提供依据。

（二）评估

1. 患者的一般情况，如年龄、性别及目前病情和治疗情况。

2. 患者30分钟内有无剧烈活动、情绪波动等影响脉搏的生理因素存在。

3. 患者有无偏瘫、功能障碍。

（三）计划

1. 目标／评价标准

（1）患者能叙述测脉搏的目的。

（2）患者能配合测量脉搏。

（3）患者能说出脉搏的正常范围及其生理变化。

2. 用物准备　治疗盘内备有秒针的表、笔、记录本、听诊器（必要时）。

（四）实施

1. 诊脉前使病人处于安静状态，手臂放在舒适的位置。

2. 用食指、中指、无名指的指端按桡动脉处，压力大小适中，以清楚触到脉搏为度，计数1分钟脉率。

3. 脉搏异常及心脏病患者复验，以求准确。

4. 注意事项

（1）不可用拇指测量，因拇指小动脉搏动易与患者的脉搏相混淆。

（2）脉搏细弱者，测量困难时，可改测心率代替触脉。若与病情不符应重测。

（3）如患者有脉搏短绌时，应由两人测量，一人数脉搏，一人听心率，同时数1分钟，以分数式记录：心率／脉率／分钟。

（4）7岁以下患者可免数脉搏。

5. 脉搏曲线的绘制　脉率以红点"●"表示，相邻的脉搏用红线相连。心率以红圈"○"表示。用骨棒制成上述符号，用红油印打印在体温单上，相邻的心率也用红线相连。在脉率和心率两曲线之间用红笔画线填满。

第三节　呼吸监测

一、呼吸产生的机制

呼吸是人体内、外环境之间进行气体交换的一种生理功能。主要是吸入氧气，呼出二氧化碳。呼吸运动是由呼吸肌的节律性收缩与舒张形成的。呼吸肌为骨骼肌，无自律性。呼吸的节律性活动受神经系统及化学、物理因素的调节。平静呼吸时，吸气肌、膈肌、肋间外肌收缩，肋骨、胸骨上抬，膈肌下降，胸腔容积变大，肺内压低于大气压，此时气体进入肺内，完成吸气动作；然后吸气肌松弛，胸廓被动回缩，膈肌上升，肺内压高于大气压，肺内气体排出，完成呼气动作。

二、呼吸的生理变化

健康人在平静状态下的呼吸运动具有稳定的节律，这是通过神经中枢及神经反射性调节来实现的。当二氧化碳浓度增高和缺氧时，可通过神经反射或直接作用于呼吸中枢。另外肺牵张反射，也可改变呼吸节律。呼吸运动还受颈动脉体和主动脉化学感受器的呼吸反射影响，当二氧化碳浓度高到一定程度或酸碱度降低时也会发生反应，影响正常的呼吸运动。此外，呼吸运动的节律还可受意识的支配。

正常健康人平静呼吸时，呼吸频率为16～20次／分钟，呼吸率与脉率之比为1：4，新生儿的呼吸频率约44次／分钟，随着年龄的增长而减少。运动、情绪等因素也可影响呼吸频率。每次平静呼吸的气体交换量（即一次呼吸的气体容积）称为潮气量，正常人约为500mL。

三、异常呼吸的监护

（一）异常呼吸

1. 速率的改变　由于发热、缺氧等原因可使呼吸增至每分钟40次；某些药物中毒、颅内压增高等，可使呼吸减慢至每分钟10次以下。

2. 呼吸困难　由呼吸的速率、深浅度和节律的改变而造成。分为呼气性呼吸困难（见于支气管哮喘、肺气肿等）、吸气性呼吸困难（见于异物、白喉、肿瘤所造成的呼吸道狭窄）、混合性呼吸困难（吸气、呼气均费力，见于肺炎、肺不张、胸膜炎等）。

3. 潮式呼吸　潮式呼吸又称阵-施氏呼吸。是一种周期性呼吸异常，由于高度缺氧、呼吸中枢的兴奋性降低，使呼吸中枢受抑制。呼吸变浅变慢，以至呼吸停止。由于呼吸停止，血液中氧分压进一步下降，二氧化碳分压逐步升高，达到一定程度后，缺氧对颈动脉体与主动脉体的化学感受器刺激作用加强，二氧化碳分压的升高，则刺激延髓的二氧化碳敏感区，两者的共同作用，反射性的刺激呼吸中枢，开始了呼吸，使呼吸加深加快，达到高峰后，由于呼吸的进行血氧分压升高，二氧化碳分压又降低，减少了对呼吸中枢的刺激作用，呼吸又逐渐减弱以至暂停，从而形成了周期性的变化称潮式呼吸。

4. 间断呼吸　又称毕奥氏（Biol）呼吸。表现为呼吸和呼吸暂停现象交替出现。其特点是有规律的呼吸几次后，突然停止呼吸，间断一个短时间后，随即又开始呼吸。如此反复交替。间断呼吸产生的机制同潮式呼吸，为呼吸中枢兴奋性显著降低的表现，但比潮式呼吸更为严重，多在呼吸停止前出现，常见于颅内病变或呼吸中枢衰竭的患者。

5. 深度呼吸　又称库斯莫氏（Kussmaul）呼吸。是一种深而规则的大呼吸，多见于代谢性酸中毒，如糖尿病酮症酸中毒。

6. 浮浅性呼吸　是一种浅表性不规则的呼吸，有时呈叹息样，见于濒死的患者。

7. 蝉鸣样呼吸　即吸气时有一种高音调的音响，多由于声带附近阻塞，使空气进入发生困难所致。多见于喉头水肿痉挛、喉头异物时。

8. 鼾声呼吸　由于气管或大气管内有较多的分泌物潴积，使呼气时发出粗糙的鼾声。多见于深昏迷者。

（二）异常呼吸的护理

1. 评估患者目前的健康状况如有无咳嗽、咳痰、咯血、发绀、呼吸困难及胸痛等主要症状。

2. 适当的休息与活动　如果病情需要卧床休息，护士应向患者解释其重要性，同时要创造一个良好的休息环境；如病情好转允许增加活动量，要注意患者对增加的活动量的耐受程度，以能耐受不疲劳为度。

3. 保持一定的营养与水分　选择易于咀嚼和吞咽的食物，注意患者对水分的需要，记录24小时出入量。指导患者进餐不宜过饱，避免产气食物，以免膈肌上抬，影响呼吸。

4. 吸氧　保持呼吸道通畅。

5. 心理社会支持　护士应发展和保持及患者之间的治疗性联系，多与患者沟通交流，同时重视患者对群体关系的需求。

6. 健康教育　戒烟限酒，养成规律的生活习惯；教会患者噘嘴呼吸、腹式呼吸等呼吸训练的方法。

四、呼吸的测量

（一）目的

测量患者每分钟的呼吸次数，观察、评估患者的呼吸状况。

（二）评估

1. 患者的一般情况，如年龄、性别、意识，目前病情和治疗情况。

2. 患者30分钟内有无剧烈活动、情绪波动。

（三）计划

1. 目标／评价标准

（1）患者能说出测呼吸的目的。

（2）患者能配合测量呼吸。

2. 用物准备　治疗盘内备秒表、笔、记录本、棉签（必要时）。

（四）实施

1. 在患者安静情况下测量，将手放在患者桡动脉处，似数脉搏状。但注意观察患者胸部和腹部的起伏，一呼一吸为1次。

2. 成人和7岁以上儿童数30秒后乘2，如呼吸不规则数1分钟。

3. 注意事项观察患者呼吸的节律、频率及深浅度，危重患者呼吸微弱不易观察时，可用少许棉花置于患者鼻孔前，观察棉花吹动情况，记录1分钟呼吸次数。

4. 呼吸曲线的绘制用蓝"O"表示，相邻的呼吸用蓝线相连。

第四节 血压监测

一、血压形成的原理及影响因素

（一）血压形成的原理

血压（Blood Pressure，BP）是指血管内血液流动时对血管壁所施的侧压力。压力来源于左心室收缩产生的推动力和血管对血流的阻力。当心脏收缩时，动脉血压达到最高值，称为收缩压（systolic pressure）；心脏舒张时，血压降低，在舒张末期血压降至最低值，称为舒张压（distolic pressure）。两者之差为脉压（pulse pressure）。测量的血压是判断心功能与外周血管阻力的最好方法。

（二）影响血压的因素

1. 心排血量　在安静状态下，心脏每分钟排血量约4L血液，当参加大运动量活动时，每分钟输出量可达30～40L。而当心排血量减少时，血压即下降。

2. 循环血量　如大出血致循环血量减少时，对动脉的压力亦相应减少，而使血压降低；增加循环血量时，如输血，可加大对动脉的压力，而致血压升高。

3. 心率　心率增快在一定限度内是一种加大排血量的因素，所以它与动脉血压成正变。在搏出量和外周阻力不变的条件下，心率越快，动脉血压也越高，不过此刻舒张压升高更明显。这是因为心室每收缩一次射入大动脉的血液有2／3左右是在心舒期流至外周。当心率增快时，心舒期缩短，致使大动脉中所增加的血液来不及全部流出，导致舒张期末大动脉血液容积与血管容积比值较前增大。所以每当心率增快时，动脉血压的升高主要表现为舒张压升高，故脉压减小；反之亦然。

4. 外周阻力　外周阻力是构成血流阻力的各种因素的总称，有妨碍血液从大动脉向外周血管流动的作用；相对而言，也可以将其认为是一种"增加"大动脉血液容积的因素，所以它也与动脉血压成正变。在排血量不变的条件下，外周阻力越大，动脉血压就越高，不过此刻舒张压升高比较明显。这是因为在这种情况下，大动脉血液流出困难，导致舒张末期大动脉血液容积与血管容积比值较前增大。所以每当外周阻力增加时，动脉血压的增高主要表现为舒张压升高，故脉压减小；反之亦然。

5. 大动脉管壁弹性　大动脉靠其弹性而具备被动扩张和弹性回缩的能力。射血期内大动脉扩张，血管容积扩大，血液对其管壁的侧压力降低，使收缩压不致过高；心舒期大动脉的弹性回缩，血管容积减小，推动血液向外周流出，防止了血液对其管壁的侧压力急剧下降，使舒张压不致过低。这是大动脉管壁弹性对动脉血压显示的缓冲作用的两个方面的表现。此外，大动脉管壁弹性在显示其缓冲作用的同时，大大降低了动脉血压的波动幅度（脉压），起到滤波作用，以保证输给组织的血流尽可能地平稳。

二、异常血压的监护

（一）异常血压

1. 高血压（hypertension）　目前基本上采用1999年2月WHO／ISH高血压治疗指南的高血压定义：未服抗高血压药情况下，成人收缩压≥140mmHg和（或）舒张压≥90mmHg。95％的患者为病因不明的原发性高血压，多见于动脉硬化、肾炎、颅内压增高等，最易受损的部位是心、脑、肾、视网膜。

2. 临界高血压　成人血压值在正常和高血压之间，如收缩压高于18.6kPa（140mmHg）而低于21.3kPa（160mmHg），或舒张压高于12kPa（90mmHg）而低于21.7kPa（95mmHg），称为临界高血压。

3. 低血压　成人收缩压低于12kPa（90mmHg），舒张压低于6.6kPa（60mmHg），称为低血压。

4. 脉压的变化　脉压增大，常见于主动脉瓣关闭不全、主动脉硬化等；脉压减小，可见于心包积液、缩窄性心包炎等。

（二）异常血压的护理

1. 密切监测血压　定时间、定部位、定体位、定血压计。

2. 观察病情　指导患者按时服药，观察药物的不良反应；注意有无潜在的并发症发生。

3. 休息与活动　注意休息，减少活动，保证充足的睡眠时间。

4. 环境　安静、舒适，温湿度适宜。

5. 情绪　保持稳定，减少导致患者情绪激动的因素。

6. 饮食　易消化、低脂、低胆固醇、高维生素，富含纤维素，根据血压的高低限制盐的摄入；避免刺激辛辣食物。

7. 健康教育　戒烟限酒；保持大便通畅，必要时给予通便剂；养成规律的生活制度；学会观察有无高血压并发症的先兆。

三、测血压的方法（以测肱动脉血压为例）

（一）目的

通过观察血压的变化，可以了解循环系统的功能状况，为诊断、治疗、护理提供依据。

（二）评估

1. 患者的一般情况　如年龄、性别、意识以及目前的病情、治疗情况、合作程度。

2. 30分钟内患者有无吸烟、活动、情绪波动。

3. 患者有无偏瘫、功能障碍。

（三）计划

1. 目标／评价标准

（1）患者能叙述测血压的目的。

（2）患者能配合测量血压。

（3）患者能说出血压的正常范围，并判断何为高血压、何为低血压。

2. 用物准备　治疗盘内备血压计、听诊器、笔、记录纸。

（四）实施

1. 测量前患者须休息片刻，取坐位或卧位。

2. 露出上臂伸直（袖口不宜过紧），掌心向上，使患者心脏、肱动脉与血压计零点处于同一水平。

3. 放平血压计，驱尽袖带内空气，将袖带平整地缠于上臂，使其下缘距肘窝2～3cm，松紧适宜。

4. 戴好听诊器，将其放在肘窝内侧，摸到肱动脉搏动处，用手固定。

5. 打开水银槽开关，关紧橡皮球气门，握住输气球向袖带内打气至肱动脉搏动消失。注意打气不可过猛、过高。

6. 微开气门，使水银柱缓慢下降，听到第一声搏动即为收缩压，以后搏动渐渐增大，至搏动声突然变弱或消失，即为舒张压。

7. 测毕，解去袖带并排尽空气，拧紧气门上开关，按要求将血压计放好。

8. 协助患者穿好衣袖，安置舒适的位置休息。

9. 记录结果，采取分数式，即收缩压／舒张压（kPa）。

10. 注意事项

（1）测量血压前，询问患者有无高血压病史。

（2）检查血压计水银有无破损，是否保持在"0"处，橡胶管及气球有无漏气。

（3）袖带不宜过宽或过窄，成人一般10～12cm，小儿袖带宽度为上臂的1／3～1／2。过宽测得血压偏低，反之偏高。松紧度适宜，过紧测得血压偏低，反之偏高。

（4）测量血压时，血压计"0"位与肱动脉、心脏在同一水平，以防肢体过高，测得血压偏低。肢体过低，则测得血压偏高。

（5）发现血压听不清或异常时，应重测，行使水银柱降至"0"度再测。

（6）对偏瘫的患者，应在腱侧肢体测量；对上肢有大面积烧伤、脉管炎、血管畸形等病变时，可测量下肢腘窝动脉处。

（7）测量血压时，应将血压计放平，充气不宜过猛，勿使汞柱超过玻璃管最高刻度。

（8）测量完毕，必须将袖带内气体排尽，将血压计向水银槽方向倾斜45°，使水银全部进入水银槽内，关闭水银槽开关。携带时应保持水平位置，勿震动，应定期检测。

11. 电子血压计的使用方法　应用电子血压计测量血压时，将袖带平整无折地缠于上臂中部，使传感器位于脉搏明显处，开启电源开关，指示灯亮，按下打气电钮，袖带内即自行充气，这时电表指针移动，待稳定时，二指针所指读数分别为收缩压和舒张压，然后记录；如患者须定时测量血压，则按下计时电钮（如每5分钟、15分钟、30分钟……测一次），到时血压计能自动显示出读数。

参考文献

1. 牛阳. 回回药方研究［M］. 银川：阳光出版社，2010.

2. 孙秋华. 中医护理技术及临床应用［M］. 北京：人民卫生出版社出版，2013.

3. 高如宏. 回医特色诊疗技术［M］. 银川：阳光出版社，2014.

4. 腾红丽. 民族医特色诊疗技术规范［M］. 北京：中国医药科技出版社，2015.

5. 青海省藏医药研究院. 藏医药学精要述评［M］. 西宁：青海民族出版社，2015.

6. 董教峰. 当代蒙医学基础理论［M］. 北京：人民卫生出版社出版，2016.

7. 秦元梅，杨丽霞. 常用中医护理技术操作指南［M］. 郑州：河南科学技术出版社，2016.

8. 张奇文. 中国灸法［M］. 北京：中国中医药出版社，2016.

9. 徐桂华，胡慧. 中医护理学基础［M］. 北京：中国中医药出版社，2016

10. 李小寒. 基础护理学［M］. 北京：人民卫生出版社出版，2017

11. 符文彬，徐振华. 针灸临床特色技术教程［M］. 北京：科学出版社2017.